中医战略
自主发展之路

贾谦 等

——

著

中医古籍出版社
Publishing House of Ancient Chinese Medical Books

图书在版编目（CIP）数据

中医战略：自主发展之路 / 贾谦等著 . — 2 版 . —
北京：中医古籍出版社，2022.12

ISBN 978-7-5152-2595-1

Ⅰ . ①中… Ⅱ . ①贾… Ⅲ . ①中国医药学—发展战略
—研究 Ⅳ . ① R2

中国版本图书馆 CIP 数据核字（2022）第 215643 号

中医战略：自主发展之路

贾 谦 等 著

策划编辑 李 淳
责任编辑 吴 迪
封面设计 王 磊
出版发行 中医古籍出版社
社 址 北京市东城区东直门内南小街16号（100700）
电 话 010-64089446（总编室）010-64002949（发行部）
网 址 www.zhongyiguji.com.cn
印 刷 廊坊市靓彩印刷有限公司
开 本 710mm×1000mm 1/16
印 张 31.25
字 数 420千字
版 次 2022年12月第1版 2022年12月第1次印刷
书 号 ISBN 978-7-5152-2595-1
定 价 188.00元

作者及单位名单

（按姓氏笔画排序）

王文奎　　北京泰一和中医药研究所
仲海亮　　中国科学技术信息研究所
刘鸿泰　　科技部后勤服务中心
杜艳艳　　中国科学技术信息研究所
杨巨平　　北京谦益和中医药研究院
肖格格　　贵州理工学院
吴运高　　中国科学技术信息研究所
吴克峰　　南开大学
应光荣　　大道（北京）书院
张晓彤　　北京崔月犁传统医学研究中心
张超中　　中国科学技术信息研究所
陈永杰　　国务院研究室
陈光曼　　光明日报社
陈　峰　　中国医学科学院药用植物研究所
欧阳卫权　广东省中医院
周立华　　河南中医药大学
赵志耘　　中国科学技术信息研究所
赵春芝　　北京春枝堂中医医学研究院
施安丽　　广东省中医院
贾　谦　　中国科学技术信息研究所
曹　彩　　国家食品药品监督管理局
盛志刚　　清华大学清北中医药跨界工程研究院
傅俊英　　中国科学技术信息研究所

出版说明

从 20 世纪 90 年代开始至今，中国科学技术信息研究所持续开展中医药战略与政策研究三十年，成绩斐然，其中有开创，有辉煌，也有坚守，均对我国中医药事业发展做出了应有的贡献。

在众多研究者中，贾谦研究员躬逢其时，承前启后，集思广益，从善如流，以坚定的民族自信心和高度的历史责任感，对中医药的战略地位、优势特色、发展困境、未来展望等进行了详尽研究，讲出了中医药人的心声，成为中医药发展战略研究领域中的代表性人物，被王永炎院士誉为"中医药旗手"，也被民间中医引为"知心人"。

2007 年，中医古籍出版社曾以《中医战略》为名，结集出版了贾谦研究员等人的研究成果，邓铁涛、朱良春等国医大师和同道欣然作序，一时洛阳纸贵。此后又有研究报告和文章问世，其思想主旨依然一贯。事实上，贾谦研究员"迷途知返"后对中医药的认识已成"一家之言"，特别是其提出的建立"以中医为主，中西医并重的医疗保健体系"的战略目标，对当代学人跳出思维樊篱，提升"境界"，重塑"格局"，进而启迪民智，开创新风，皆具"镜鉴"作用，亦可使我国卫生、科技、农业、教育、文化等领域的政策研究者、制定者、执行者群体获益。今对该书重新编次，修订再版，既可为我国中医药和人文社会科学的学术精品库建设增砖添瓦，也是对已去世十周年的贾谦研究员最好的纪念。

编者

目 录

战略篇

反思篇

医魂篇

经世篇

自主篇

序一 中医何以谢贾谦

中医问题，是一个重要的学术问题，更是一个重大社会问题。中医学的内涵涉及哲学、社会科学和生命科学，关系民生福祉和民族繁衍，容易引起各行各业关注。

贾谦先生是物理学专业出身，又在中国科学技术信息研究所工作，属于现代科学专家。在这个岗位上看待中医问题，既是应尽的责任，又具科学的视野。占科学前沿之利，无保守护短之嫌。他搭建了一个极好的平台，从体察民情出发，以问题为导向，聚焦中医问题，组织专家讨论，关心民间中医的工作和命运，研究中医发展的战略问题，探索中医发展的自身规律，不断向中医部门力陈意见，提供建议。

1997 年至 2010 年，我从国家中医药管理局退休以后，负责中国民族医药学会的工作，了解很多基层中医药和民族医药的基本情况，我对他的许多意见都是赞赏的、支持的。

贾谦先生对中医事业的热爱和执着精神，令人感佩。他深入基层调查研究，直接接触民间中医，倾听他们的意见，对民间中医取得的成就，充分肯定；对他们受到的歧视和挤压，深表同情。他仗义执言，据理力争，从而成为民间中医的知心朋友。他对中医的西医化问题也非常担忧，认为长此下去，会导致中医的实际消亡。而这一切，都归结于西方医学体系对传统医学的改造，他认为中医的发展必须按照中医的自身规律，走中医自己的路。

贾谦先生是中医的诤友，他开辟了一条耿介正直的言路，使当代中医药管理部门从另外一个渠道听到许多真知灼见。我总觉得，贾谦先生健在的时候，我们对他的意见，听取太少。他走了以后，更感到他的珍贵。中医何以谢贾谦？这正是今天对他的无穷思念之中，应该考虑的问题。

国家中医药管理局原副局长　诸国本

原发表于 2016 年 2 月 22 日《中国中医药报》，

是"中医自身发展规律学术研讨会

暨纪念贾谦先生去世三周年纪念会"的书面发言

序二 贾谦未竟的心愿

今年1月9日早晨，贾谦老师因病去世。我曾与贾老师相处八年，是他指导的博士后。他生前曾多次公开说，中医药发展的希望在民间，他拖着病体参加的最后一次活动也是民间中医的收徒仪式。作为一位中医战略研究专家，他为什么这样说和这样做？

读过贾谦文章的人都能够感受到，他敢于反思，敢于承认错误，敢于讲话。能做到上述三点并不容易。孔子说："好学近乎知，力行近乎仁，知耻近乎勇。"儒家推崇的知、仁、勇"三达德"，贾谦老师庶几近之。或许发端于此，他主笔的中医战略研究报告影响遍及海内外。应当说，他对中医药事业发展中存在的问题是有深切体会的，所提出的战略性应对方案也是经过深思熟虑的，但他把民间中医的发展提升到战略高度，认为这才是中医的未来希望，很多人还是不以为然。

了解贾谦的老朋友们都知道，他是性情中人，有些话听起来似乎有些非理性，只是转念一想，那些话又确乎合理，而且在已被理性化的人口中是断然讲不出来的。以前大儒程颢讲"天理"，说那是他自己"体贴"出来的。贾谦老师后来与民间中医朝夕相处，他的看法也应是"体贴"出来的。

提及民间中医，很多人的脑海里浮现的可能只是一个个的个体，他们大多没有学历，没有职称，没有合法的行医资格，也没受过多少临床和科研训练，因此行医风险很大，需要政府部门加以管理，甚至加大打击力度，加以查处。可是贾谦老师没有这样看和这样做，他从整体上看到了这个群体的优势，认为他们是原生态的中医，能够代表中医的传统。对比之下，受过现代教育的中医，虽然从一个个的个体上看起来也都不错，具有合法性，但是一旦从整体上加以把握，其基本特征却是失去了传统的中医。至今为止，尚没有多少学者和管理者对这个现象进行深入思考，贾谦老师却独具只眼，大胆地肯定民间中医作为一个整体的优势，认为这个优势亟待发挥，认为只有这样，才能找回几被湮灭的作为原创的中医传统。

从此出发，他认为对待民间中医，不能再走以前改造中医的老路，几十年的教训已经很深刻。若是对民间中医仍然是先强调补其短，而不是首先扬其长，势必重蹈覆辙，即便届时再进行扶持，仍然会感到力不从心。因此，为了中医传统的固本培元，贾谦老师大声疾呼，应当发展民间中医，给他们空间。

随着我国中医药发展政策的逐渐开明，许多民间中医的行医资格问题在慢慢解决，但其传承问题仍然让人揪心。在中医药得不到支持的那些年，很多老中医都因为待遇太低，心灰意冷，不愿意再让子女以中医为业，致使中医乏人乏术问题成为制约中医药事业发展的瓶颈。对广大民间中医来说，由于得不到支持，上述问题愈加严重。也许在受过现代教育的人士看来，民间中医大多只有奇技异能，属于"民间疗法"，传承价值不是太大。只是，当把"民间"放大放远以后，上述看法就难以站得住。

细心了解民间中医的传承谱系就会发现，很多民间中医的背后都有非常精彩的故事，他们的一技之长是多少代人耳提面命传承的结果，代表的正是现代人所缺失的中医的完整文化谱系。和单纯的就业不同，民间中医的传承是"就道"，为了完成自己的使命，避免遭受"闭天道"的谴责，他们往往豁出性命以保证传统不断绝在自己手里。时至今日，人们大多看不惯民间中医身上的"习气"，贾谦老师对他们却是奉若上宾，深知他们的价值所在。为了弘扬这个传统，他尽其所能，全力支持民间中医的自发传承，直至生命的最后时光。

不知起自何时，民间中医成了一个"社会问题"。回过头想想，当人们自己鄙视自己传统的时候，这个社会就已经出了问题。如今社会本身在看待民间中医方面就有问题，倘若继续把民间中医作为问题来看，看破了的话，所谓的"社会问题"其实是个假问题。贾谦老师应当是看穿了这个问题，因此才把民间中医看成中医的未来和希望。作为一个历史遗留下来的"社会问题"，自然不能假定它不存在，但也可以假定当历史进入新的一页的时候，先前的假定也就自然失效。也就是说，自然会有那么一天，当人们都能够敬畏传统的时候，民间中医就能够大放光彩。也许贾谦老师正是这么想的，他总是鼓励民间中医无论多苦多难都要坚持下去，并且自己身体力行，和他们同甘苦，共患难。去世之后，他的存款甚至仅剩半个月的工资，到了入不敷出的境地。

王勃有言："老当益壮，宁移白首之心？穷且益坚，不坠青云之志。"贾谦老师为人们广知，其实是在他退休之后。但当他转向支持民间中医时，由于这又是一片未开垦的处女地，人们对他的了解似乎不多。其实按照传统来看，不仅医患是一家人，中医也不太分官方和民间。如今一切泾渭分明，看似进步，其实不然，受损害的正是中医药的服务能力，乃至国家和人民本身。中医治病，本有"患为本，医为标"之训，不幸的是当今的患者都已经遭遇"舍本"之患，遑论民间中医！如果说连民间中医都难以浮出水面，那么"人人都是医生"的大计更难付诸实施。贾谦老师本是战略家，可惜用情太深，没有等到传统复兴的那一天。

张超中

原发表于 2013 年 4 月 12 日《中国中医药报》

鸦片战争，英帝国主义的大炮，轰开了腐败的清政府的大门，中华民族一连串国耻接踵而至。帝国主义的大炮不仅打破了国门，汹涌而来的西方文化除了给我们带来西方文明的优秀部分之外，也带来了如鸦片烟一样的东西，使东方之龙，睡梦不醒，逐步地对中华文化博大精深可宝贵的部分失去信心，甘心一切臣服于西方文化脚下。这就是近百年中华文化的现实，中医药学所处的时代背景。

一

中国近代史，是中国人民深受三座大山压迫的历史；中医近代史，也是一部中医被压迫史，中西医不平等史，这个不平等不是外来的，是中国人自己制造的！

辛亥革命之后，北洋政府于 1912 年公布《中华民国教育新法令》，有西医药教育的部分，但没有中医药教育方面的规定，这就是"民元教育系统漏列中医"事件，引发了中医近代史上首次抗争请愿活动。教育总长汪大燮公然说："余决意今后废去中医，不用中药。所谓立案一节，难以照准。"这次斗争无结果，从此民国时期的中医药教育，不为国家正式承认。

1929 年 2 月，南京政府卫生部召开第一届中央卫生委员会议，由余云岫提出《废止旧医以扫除医事卫生之障碍案》，此案若果实行则我国之中医将于 20 世纪中期绝灭矣。余氏精心策划，如：（1）现有旧医实行登记给予执业。旧医登记期限至 1930 年年底为止（等到这批中医完了，中医药学便断子绝孙了）。（2）凡登记之旧医参加补充训练，学习西医至 1930 年止，凡不参加者、未获证书者，即令停业，50 岁以上旧医可以免受补充教育。（3）禁止登报教授旧医及学术宣传。（4）禁止成立旧医学校。

这一废止中医案在会上通过了，但遭到中医药界的抗争。

原序一

在强大的社会压力下，南京政府不得不做出让步，将废止中医案搁置。但南京政府对中医采取轻视、歧视与排斥的政策从未终止。20 世纪上半叶，时间不长，但对中医药事业及学术上的打击，影响严重。而这一段时期，三亿多中华儿女的保健者仍然是中医中药！汪大燮曾在 1913 年 12 月 29 日接见要求为学会立案的北京医学会的代表时说："我国拟全部废中医，恐一时难达目的，目前我国所有西医不敷全国之用也。"以中华人民共和国成立前中医人数约 50 万，还有药商、药工、药农等，这是一个多么大的数字！废止中医药，这个人民的保健网便彻底破碎了，其严重后果不堪设想。但比这更重大的是，一个有五千年历史的中华文化国宝消失了。

为什么当时的卫生行政部门要消灭中医呢？

汪大燮 1913 年 12 月 29 日还有一段话，道破了玄机。他说："按日本维新已数十年，其医学之发达，较之我国不啻天壤。"这就是要在中国消灭中医的思想根源。中医药事业受到严重的打击，中医有识之士感到中医药已临绝境了，这就是 20 世纪上半叶中医可悲的历史。

我们回顾一下，20 世纪初我国留学外国的留学生中，以留学日本者为多，而一心要消灭中医的人也多是留学日本者。余云岫就是留日归来，回国后一直是从事废止中医之活动的干将；鲁迅批判中医，他也是留学日本的；国学大师梁启超，虽经医疗事故，把他的好肾错当坏肾割除了，他仍然认为比相信阴阳五行好。梁启超是维新派，自然要向日本维新学习。日本的明治维新，经日本国会投票，只超过少数票便把汉方医（中医）废掉了。徒子徒孙们返国后要走日本的路，不顾中国之国情与民族利益，要消灭中医。然而历史已经证明，消灭中医的政策，是极端错误的，目前有人要为余氏翻案，这案是翻不了的。如果余云岫的方案能贯彻执行，那么中国的医药卫生很自然就将成为日本国的附庸了。这段历史，值得人们深思。

二

1949 年在中国共产党领导下，推翻了三座大山，中医与全国人民一道翻身得解放。中医有机会参加 1950 年 8 月第一届全国卫生大会。但令人遗憾的是，会议领导把余云岫安排到中医代表组参加会议。中医组哗然，反对与之同座，但最后被说服了，在团结中西医的方针下，接受其参加。会上余氏又一次得意地提出一番教导中医之意见，并于会后洋洋得意。中医真正受不平等对待之开始是在王斌担任国家卫生部副部长之后。他接过余云岫的接力棒，用改造中医的方法，取代废除中医。王斌思想在其大作《在一定的政治经济基础上产生一定医药卫生组织形式与思想作风》之中尽露无遗。如：认为中医是封建社会的产物，是封建医，应随封建社会的消灭而消灭。他说："取消他们是为了人民，但我们今天还没有足以满足人民的医药供应的力量，取缔旧医会造成人民对我们的误会，因此我们对旧医限地医应该采取团结的方针。……他们有严重行会观念，技术的秘密化，师徒的封建传统，与某些技术上的垄断与居奇，医学的非科学性和唯心的思想方法。……在技术上改造，是应该介绍初步的科学医学知识……开短期训练班，经训练合格者给予医助资格，并在训练班中启发他们客观地来认识过去，停止其今后招收学徒。至于中药，我们应当接过来予以科学的研究，将来归入我们的中华人民共和国药典中去。"王斌在东北卫生部发表此文后，卫生部向全国推荐，然后王斌被提升为中央卫生部副部长。他上任之后便推广其改造中医之政策，全国中医参加进修班学习西医。这一歧视中医的政策为毛泽东所察觉，由《健康报》发表公开点名批判王斌的文章。《健康报》1955 年 2 月 4 日发表了朱健写的题为《批判王斌轻视中医的资产阶级思想》。卫生部机关报《健康报》自 2 月 4 日开始，对以王斌为代表的歧视中医的资产阶级思想展开了批判，引发全国性的批判文章 40 多篇，3 月 11 日《健康报》并以《积极参加批判王斌轻视中医的思想斗争》为题发表社论。

1955 年 11 月 19 日中央卫生部副部长贺诚同志在《人民日报》第 3 版上，发表了《检查我在卫生工作中的错误思想》，文中说："我对传统中医的错误思想，长时期内没有得到根本性的改变……如 1952 年底前中医问题上的错误，已较为明显了，但我在第二届卫生行政会议上则认为中西医团结这一基本问题已大体解决。……更为严重的问题是 1954 年冬，党中央毛主席指出中医工作犯有方针性错误的文字指示下达之后，我更错误地认为自己在中医问题上的主张同中央基本一致……在这种不正确的思想情况下，自然不会立即地主动地进行对王斌对待中医的错误思想的批判。"最后还说："在干部的选拔和使用上不是首先注意政治品质，王斌问题是一个突出的例子……他在中医、西医和医学教育问题上发表的文章，我没有及早给予严肃的批判，这就是对他的错误思想的默认和支持，助长了他的思想毒素的传播。"

王斌继承余云岫的衣钵，用改造中医以消灭中医之政策，受到党中央的严肃批判告一段落。

1955 年我国成立了中医研究院，1956 年在北京、上海、广州、成都成立了四所中医学院，这是中医事业的第一个春天！1958 年第一届西医学中医毕业，毛泽东在卫生部的报告上批示"中医药学是一个伟大的宝库，应当努力发掘，整理提高"。并强调要正确贯彻中医政策以促进中医学的发展。1958 年以后差不多全国各省都成立了中医学院，这充分说明党中央国务院是十分重视中医药事业发展的。

"文化大革命"来了，一方面大倡一根针一把草以淡化中医，另一方面提倡"中西医结合是中国医学发展的唯一道路"。于是有些中医学院合并于西医学院而名为"新医学院"，其结果，中医又一次遭到打击。

但各种打击，也没有把中医打倒，原因在于中医治病就是有疗效，群众拥护，老百姓离不开中医。例如：20 世纪 40—50 年代，广州每天诊治百多名病人的名医不少，防病治病中医是绝对的主力军，但以后西医医院多起来了，加上公费医疗报销等制度原因，急危重症的患者都往西医医院送，中医过去靠家庭病床治疗急危重症的舞台没有了，结果反而错误地认为中医治不了急症！舞台没有了，不少名老中医逐步驾鹤去了。中医学院成立之初又忙于师资与教材的建设，忽视中医医院的建设。医院建设也得不到卫生行政部门的支持。比如我校第一附属医院直到 20 世纪 60 年代才有一个小小的门诊部，20 世纪 80 年代才有一百多张病床，而老一辈临床家纷纷老矣！

20 世纪下半叶，世界医学突飞猛进，我国中医仍处于不平等地位，少量的大学生虽然培养出来了，中医的临床水平却没有得到提高。中医百年来推而不倒，靠的是临床显效，现在却有日趋淡化之危险！人们不认为不平等待遇是主要原因，而归咎于中医理论的落后。

中医最大的不平等，不仅在于环境条件等因素，更主要的是——"科学主义"对中医的发展是最大的障碍。中华人民共和国成立几十年了，中医是否"科学"？仍在辩论不休！普遍认为中医药要现代化，不能缺少西医的帮扶与改造而忽视中医药学自身的发展。因此"重西轻中"成为中医药发展最大的绊脚石。可以说"科学主义"一切以西方文化为准则，这是西方文化带给我们的精神鸦片。最令人痛心的是"重西轻中"思想已深入中医内部，据说中医博士生如果案头有一本《黄帝内经》便会受到同学们的嘲讽，这已不是个别现象了。

"重西轻中"的现象早被卫生部原部长崔月犁所觉察，当他视察某地一所中医医院时竟看到一个"中医科"的科室牌子。因而促使他于1982年召开了著名的衡阳会议——全国中医医院和高等教育工作会议。会议讨论制定了《关于加强中医医院整顿和建设意见》《全国中医医院工作条例（试行）》《努力提高教育质量、切实办好中医医院》等文件。这次会议特别强调了中医单位要保持和发扬中医特色问题，增加中医事业经费问题，解决中医后继乏人、乏术等重大问题。这是一次正确的关系重大的会议，后来却遭到一部分人的异议。但在崔月犁部长和吕炳奎局长的共同努力下，1986年1月经国务院会议做出《关于成立中医药管理局的决定》，并于同年12月正式成立直属国务院由卫生部代管的国家中医管理局，开始改变"西医在朝，中医在野"的局面，中医药事业迎来了又一个春天。统观20世纪这一百年，中医在坎坷的道路上前行，若论中医药的正常发展，应从此起计，只14岁耳！

回顾20世纪这一百年，余云岫的消灭中医政策可以说是失败了，但王斌改造中医的思想影响并未因其被批判、被撤职而彻底消失。王氏之阴魂，凭借"科学主义"这一精神鸦片直渗透到中医药队伍之中，使中医药事业危机四伏。

进入21世纪，中医药学术在2003年SARS之战中，发挥了人所共知的威力，现在又向世界医学第一难题"艾滋病"进军。如能取得突破性的发展（已有一些眉目），21 世纪的中医药学术就会开始腾飞了。

21 世纪是一个新的世纪，中医的第三个春天来了！首先是中国科技部于 2005 年把中医药作为重大科研项目纳入国家"973 计划"。2005 年 12 月党中央国务院将"中国中医研究院"正式更名为"中国中医科学院"。从此，中医药学是不是科学这个百年论证，可以休矣，岂不快哉！

改革开放之后，经济发展，国家昌盛，中国走在和平崛起的光明大道上。中医药与国家同呼吸共命运。中医药的发展现在得到党中央和国务院的高度关怀与强有力的支持，中医药在 21 世纪得到发展是肯定的。但经过一百年的不正常待遇，已经病疾缠身，仔细盘点中医药之家底，未容乐观也。中医之发展是快是慢，取决于正确的战略措施，中医发展越快，越有利于国计民生，正如毛泽东所说"一万年太久，只争朝夕"了。此时得读贾谦同志之大作——《中医战略》深为感动。觉得这是一部关系国家、民族、文化发展的"软科学"的成功之作。本书是经过精心设计，深入调查研究，以热爱中华，热爱中医药学的炽热的感情与高度的智慧写成的好书。故乐为之序。

参考文献

[1] 邓铁涛 . 中医近代史 [M]. 广州：广东高等教育出版社，1999.

[2] 吕嘉戈 . 挽救中医 [M]. 南宁：广西师范大学出版社，2006.

2006 年 8 月 6 日

中医药学是中华民族传统文化中的一枝奇葩，有无限的蕴藏、广博的内涵，确实是原创性医学，成熟的理论医学，代表了未来医学的发展方向。可是，近一百多年来，中医的命运，却是坎坷艰辛，步履困重，令人焦虑。有识之士多次上书呼吁，特别是以贾谦同志为首的一批具有高瞻远瞩战略眼光的专家，组织颇有分量的专题研讨，如《重新确立中医药的战略地位》《中医药走向现代化的发展战略》《只有中医药才能解决中国13亿国人健康》《走出误区，重铸中华医魂》等，这是为中医呼吁、为中医呐喊、为抢救中医的黄钟大吕，是振奋人心、鼓舞斗志的号角，是中流砥柱，是力挽狂澜的柱石。诸公之举，厥功伟矣，当载之史册也！

我认为中医的事业，是大家的事业，也是世界人民的事业，需要大家一齐努力，推动这个事业的不断发展壮大。但是，要搞好这项工作，必须摆正继承与发扬、传统与创新的关系。要搞好继承，不能丢了传统，不能走了样，不能用西医的标准评价、代替中医，中医有自己的体系，有自己的标准。当然，中医事业，也是一个不断创新与发展的事业，只有创新才能与时俱进，也才符合人民群众的需要。但创新不能背弃传统，不能丢了中医的特色，丢了特色，也就没有了优势。特色优势是中医无穷生命力之体现，精髓之所在，必须紧紧抓住特色，发挥其优势，解决当前一些疑难杂症，减少化学药品的不良反应，"回归自然"，让人民享受健康长寿，颐养天年，度百岁乃去的幸福。

中医药事业，在党的中医政策指引下，有了较大的发展，但是，前进中还有暗流、阻力，需要我们保持清醒的头脑，振奋精神，跟上时代步伐，才能立于不败之地。本书大力为中医呼吁，为中医鼓劲，出谋划策，指明方向，推动中医药事业开拓前进，我读后深受激励，敬佩之余，乐而为之序，并为同仁推介。

虚度九秩，丙戌九月于南通

原序三

对于战略的问题，绝对不是我的强项。贾谦同志不以老耄舍我，希望我能为其著作写序，一定有他的目的。我想大约便是孔子所说："以吾一日长乎尔，毋吾以也。"（《论语·先进》）今年，马齿八十有七，这么个年岁，大可不必顾忌我口吐真言了。从医七十载，开门问疾苦，闭户阅沧桑，晨夕共芸编蠹卷，扬榷千古事，我也真想为中医事业说点话。

中医走过几千年，到现在是处在一个历史的转折点，振兴中医既是国策，也是民意，更是中医的心声。我想说几点：第一，要让国策与民意之间建立"直通车"。层层传达，掺杂己意，变为变调已成常事，国策怎能执行？民意怎能付实？第二，中医与西医接轨很难，中医与国际接轨更难，一个是天雷，一个是地火，碰撞出现惊天动地现象是事实，但非接轨。那么，中医应该与谁接轨，这个对象应该是"现代化"，现代化的管理、现代化信息、现代化科技。中医事业与时俱进，一定要贯彻胡总书记讲的"可持续发展观"，应顺时代、应顺国情、应顺民意。第三，稳定中医队伍，中医在某些综合医院出现"塌方"危象，人心思走，真担心再过若干年中医科成了"明日黄花"。第四，中医药知识产权需要立法保护，加大对名老中医药专家经验的研发力度，尽快抢救有可能失传的绝技。第五，保存中医特色，创新不能偏离中医理论的方向。可能还有一些，一时就想到这些，先讲出来。

通过《中医战略》一书，我能看到他善于发现问题，善于分析问题，还设想到解决问题的方法，提出来供决策部门参考，能直言胸臆，能从战略高度来为中医把脉开方，让中医界掌握更多信息，正确定位，对广大中医无疑也是"及时雨"。这一价值也非同小可。因此，我衷心感谢作者对中医药事业的贡献，乐为之序。

颜德馨　序于餐芝轩

2006 年 9 月 16 日

原序四

拜读《中医战略》，恍如醍醐灌顶，茅塞顿开。全书从中医药学发展的战略高度，高瞻远瞩，针对近代百余年来的中医药曲折起伏史，以及发展缓慢的深层次原因，联系当前中医药现状和走向，揭示其根本关键在于民族虚无主义的流毒至深且广，甚至在中医药界也不自觉地受到这种思潮的干扰。

全书以大量信息为依据，客观地反映了中医药在医、教、研多方位的异化和质变，极有见解地分析了这些问题的原因，提出解决问题的措施和建议，不尚空谈，为科技界高层领导提供行情，进行决策，起到了参谋作用。特别对中医中药的一体化发展，以医带药，用中医药理论指导临床，研发新的中药，纠正废医存药所带来的失误，更是用心良苦。

作者对中医药的优势和特色，做了具体的列述；对中西医学两种不同理论体系，做了比较研究。表明中医药学只有走自主发展创新之路，才能走向世界，为全人类做出更大的贡献，避免陷入自我萎缩的恶性后果。

贾谦教授与我从神交到相识、相知已久。他负责承担中医药战略研究多年，不断求索，逐步深入，而且能够勇于修正完善某些不足的论点，纠正《中药现代化发展战略》一书中的误导，充分凸显他治学严谨、一丝不苟的学者风范，读之使我倍受教益。

余从事中医医、教、研六十余年，每常自我求索，究竟中医路在何方，大有"剪不断，理还乱"之憾。今恭读先生大作，对中医药的发展战略，提出全方位、多角度、多层次的真知灼见，又一次触发了我的"中医之心"、老骥伏枥之志。"一石激起千层浪"，我深信《中医战略》的问世，必将引发广大中医药工作者的深思与共鸣，领导决策者的支持，使中医药在科技界开出灿烂之花，走向美好的明天。

周仲瑛序于金陵琢璞斋

2006 年 8 月 20 日

原序五

　　江泽民同志曾说：一个民族如果忘记了自己的历史，就不可能深刻地了解现在和正确地走向未来。溯夫上古时期，我国先民通过仰观俯察，认识到人和自然的天地万物，都是相互联系、相互依存、相互对立、相互制约，保持着平衡、统一、协调、和谐而不断发展，不断变化，是一个统一的整体，即《庄子·逍遥游》所谓"天地与我并生，万物与我为一"，《吕氏春秋·有始览·有始》所谓"天地万物，一人之身也，此之谓大同"者也。从而产生了我国古代的整体论观念。同时，又将人从天地万物中分别出来，专门研究人体组织结构和生活起居及其抗病能力。《吕氏春秋·恃君览·行论》说："舜于是殛鲧於羽山，副之以吴刀"，表明在原始社会，我国先民就实行过"尸体解剖"，以观察人体内脏的形态结构，而外形则"切循度量"而得之。在人们的生活饮食上，大量的考古发现证实，仅就河姆渡文化为例，古代农业的发展，提供了足够的粮食，使人们从吃"粥"进而为吃"饭"，增强了体质，并有剩余粮食饲养家畜而为人们提供肉食。根据萧山跨湖桥新石器时代遗址，考古"发现了盛有煎煮过的草药的小陶釜"，说明"史前期人们早已认识到自然物材的药用价值"。在与疾病作斗争中，还发明了"砭石""灸疗""按摩""导引""行气""熨法""浴法""放血"及"钻颅""剖腹"等治疗和养生方法。迨至社会发展到春秋战国时期，我国出现了"礼崩乐坏，思想活跃，诸子蜂起，百家争鸣"的局面，各门自然科学和技术都得到了很大发展，如天文、气象、历法、农业、数学、冶炼等都发展到了一定高度，医药也积累了极为丰富的实践经验和一些理论知识，这就客观上提出了对长期观察得到的解剖实践经验，医疗实践经验和生活实践经验进行总结、整理、提高、统一学术思想的要求。在这种背景下，战国末期各国医学家，聚集一起交流各自积累的经验，采用当时最先进的哲学思想为指导，依据"求大同，存小异"原则，将各国实践经验，进行了一次全面总结整理，使之升华到理论高度，写出了具有划时代意义的一部医学巨著

《黄帝内经》，创造了比较完整和比较系统的中医药学理论体系。这个理论体系，包含着阴阳五行，脏腑经络，营卫血气，精、神、津液，七情六淫与药物的四气五味、升降浮沉和组方的君臣佐使等基本理论，以及丰富多彩的治疗方法。它是战国以前古代医学家长期与疾病作斗争的经验总结，有着丰富的医疗实践经验为基础。它具有辩证思维方式，认为人体各部是一个统一的整体，医学世界也是一个统一的整体，使我国古代经验科学上升到古代理论科学，而有别于西方古代科学。它具有东方文化的特征，与西方医学有着"质"的差别。它是我中华民族的一份宝贵文化遗产，是屹立在世界东方的伟大的医学科学。

中医药学理论体系一创立，它就规定了我国医学的发展方向，指导着中医药学临床实践。随着我国社会的发展，两千多年来，它在保障我们民族繁衍昌盛的过程中，受到了临床实践的严格检验。它是一个开放系统，具有无限包容性，在临床实践的严格检验过程中，不断地创造了新经验，产生了新理论，充实了新内容，得到了不断巩固和发展，并将自己医学的理论和经验知识输出国外，到日本，到朝鲜，到越南，到东南亚，为世界人民的健康做出过贡献。同时，中医药学也吸取了于自己有益的其他国家和民族的医药知识，如倭硫黄、高丽参、安南桂、波斯青黛、耆婆方、婆罗门按摩法及眼病理论等，以充实发展自己。中医药学在18世纪以前，一直是在世界的前列。

在1840年的鸦片战争中，世界列强用坚船利炮轰开了中国的大门，中国沦入了半殖民地半封建社会，随着西方的文化侵略，传教士来到中国，带来了西方医学，展示了西方近代医学科学的文明，首先清末中医学家唐宗海表示了欢迎，吸纳了西方医学内容，欲与其汇而通之，并写成了《中西汇通医经精义》一书，但终因二者的文化差异，内部没有同一性，故汇而未能通。而丁福保、吴挚甫等则把西医捧为至善至美，对民族传统中医文化则肆意诋毁，恶毒攻击，彰显其民族虚无主义的嘴脸。余云岫则公然举起了"独尊西医"的大旗，主张在我国消灭中医。1929年，在第一次中央卫生工作委员会议上，提出了一个《废止旧医以扫除医事卫生之障碍案》，南京政府即据之下达"废止中医令"，企图在全国一举消灭中医。当时激起了全国中医药界和有识之士的坚决反对和强烈抗议，并组织代表团到南京请愿，南京政府被迫取消了"一切废止中医的法令"，中医赢得了生存空间，全国中医遂议定以向南京请愿成功的"三月十七日"为"国医节"，以资纪念"请愿"的成功！

中华人民共和国成立后，1950 年全国第一次卫生工作会议上，余云岫又伙同宋大仁、江晦鸣联合提出了《改造旧医实施步骤草案》，即他们的"四十年消灭中医计划"，得到了卫生部当时主要负责人的欣赏。1952 年开始在全国贯彻实施，对中医进行登记，用西医科目考试中医，用西医学内容进修改造中医，把中医推上了灭亡的边缘，幸而当时毛泽东主席有所察觉，严厉批评了卫生部当时主要负责人，纠正了错误，挽救了中医，并在全国创建了中医的教学、医疗和科研基地，以谋发展中医。遗憾的是，民族虚无主义思想的阴魂不散，有一个幽灵在中医机构内徘徊游荡，使党和政府的中医政策无法正确地贯彻落实。脱离中医药学实际，完全从西方搬来一套管理模式和方法，又在"中医科学化""中西医结合""中医现代化"等没有阐明确切实质的口号诱导下，导致了全国大部分中医院不姓"中"，大部分中医人员西医化而患上了"失语症"，没有自己的学术，没有自己的思想，没有自己的语言，唯西洋医学的马首是瞻，跟在洋人屁股后面爬行，洋步亦步，洋趋亦趋，唯洋是崇，甚至有人叫嚷："中医治病，必须要洋人点头。"使中医药学名存实亡，有其人无其术。中医药学受到了严重的损害，中医药文化不绝如缕！而怀着西方文化霸权主义同样心态的中国人，则要对中医药学文化落井下石，肆意诬蔑"中医不但是伪科学还是反科学"，声称"要告别中医中药"，充分暴露了他们"要彻底消灭中医药，彻底消灭中华文化"崇洋媚外的嘴脸！

我们看到，中医药学将成为世界各国人民的共同财富，那是消灭不得的，也是消灭不了的。由于化学药品所产生的不良反应，药源性疾病在世界范围内迅猛增加，数百种西药被禁止使用。人们的保健和治疗都要求回归自然，中医药学自然首当其选，从而为中医药学走向世界开辟了道路。中医药学以自己的独特疗效和少有不良反应的优势走向世界，既可以自己的医学内容为所在国人民的健康事业做出贡献，又可以自己的整体论思想促进所在国科学技术的发展。

恩格斯在《自然辩证法》一书中说过"自然研究家尽管可以他们所愿意采取的态度，他们还是得受哲学的支配"。众所周知，近代科学是以"还原论"为其哲学基础的。近代科学在还原论思想指导下，统治了科学四百年，为社会创造了财富，改善了人们生活，但也显现了它给人们带来的严重灾害。由于它的掠夺性开发，导致了资源枯竭，生态失衡，气候变暖，灾害频发，严重威胁着人们的生存。还原论走到了它的尽头。以还原论为思想基础的西医学，对重大传染性疾病的治疗似乎已无能为力。1955年石家庄流行的乙型脑炎，20世纪80年代江苏、江西流行的出血热，2003年广东、北京流行的非典型肺炎，以及当前对艾滋病的治疗等，都显现了中医药学的治疗优势，显现了中医药学整体观在消灭疫病方面的强大威力，显现了中医药学的无限生命力！中医药学的整体论思想，给世界科学的发展带来了希望！

1. 美国学者雷斯蒂沃（S. P. Restivo）在1979年就预言说："从21世纪开始认识的新科学可能出现在中国，而不是美国或其他地方。"（见《科学史十论》第四论）

2. 耗散结构理论的创建者，曾获诺贝尔奖的普里戈津（I. Prigogine）1979年说："我们正向新的综合前进，向新的自然主义前进。这个新的自然主义将把西方传统连同它对实验的强调和定量的表述，同以自发的自组织世界的观点为中心的中国传统结合起来。"1986年他又在《探索复杂性》一书中说："中国文化具有一种远非消极的整体和谐。这种整体和谐是各种对抗过程间的复杂平衡造成的。"（见《科学史十论》第三论）

3. 协同学（Synergtics）的建立者，德国物理学家哈肯（H. Haken）说："我认为协同学和中国古代思想在整体性观念上有很深的联系。""虽然亚里士多德也说过整体大于部分，但在西方，一到对具体问题进行分析研究时，就忘了这一点，而中医却成功地应用了整体性思维来研究人体和防治疾病，从这个意义上说中医比西医优越得多。"他说，西方的分析式思维和东方的整体性思维都是他建立协同学的基础。（见《科学史十论》第三论）

4. 2001年10月28日英国《自然》杂志主编菲利普·坎贝尔（P. Campbell）博士在接受本书作者之一姜岩的采访时指出，在可预见的未来，信息技术和生命科学将是世界科技中最活跃的两个领域，两者在未来有交叉融合的趋势。他说，从更广的视野看，生命科学处于刚刚起步阶段，人类基因组图谱刚刚绘制成功，转基因技术和克隆技术也刚刚取得实质性突破。他说："目前对生命科学的研究仍然局限在局部细节上，尚没有从整个生命系统角度去研究，未来对生命科学的研究应当上升到一个整体的、系统的高度，因为生命是一个整体。"他认为，从原则上说，未来对生命科学的研究方法应当是西方科学方法与中国古代科学方法的结合，中国古代科学方法重视从宏观、整体、系统角度研究问题，其代表是中医的研究方法，这种方法值得进一步研究和学习。（见《东方科学文化的复兴》第七章第四节）

5. 英人彼得·詹姆斯（Peter James）说："为了取得非凡的成果，中国的古代医学肯定也在理论与实践的结合上下功夫。公元10世纪，中国的炼金术士研制了最早的天花接种疫苗，为免疫学奠定了基础。涂有含菌物质的棉球往往被放置在鼻孔内。16世纪，这种技术在中国得到广泛的应用并从那里传到土耳其，进而使西方人对预防接种有了初步的认识。现代医学仍然可以从古代世界备受低估的医治者那里学到大量的东西，这些人的成就是相当惊人的。"（见《世界古代发明·医学》）

6. 我国著名科学家钱学森在中华全国中医学会迎春座谈会上的讲话指出：中医现代化，我觉得还是对的，而且中医的现代化关系重大。我从前在给您（吕炳奎）的信上无非是说中医的现代化是整个医学的前途嘛，现在我还加点儿码，中医现代化可能引起医学的革命，而医学的革命可能要引起整个科学的革命。所以我们一定要向前走……中医要是真正搞清楚了以后，要影响整个现代科学技术。中医的理论和实践，我们真正理解了，总结了以后要改造现在的科学技术，要引起科学革命。也就是美国的科学哲学家讲的，科学革命就是科学的一个新的飞跃。这些认识，这几年我越来越深刻。（摘自1983年2月第1期《中医通讯》）

7. "这种整体性、辩证性观念具体表现为在宏观上特别重视天人关系的和谐，在微观上则重视事物内部关系的协调。最能体现这种整体性和辩证性观念的学科是医学。我们在上文说过，中医特别强调阴阳的相互消长、平衡，强调对病因的综合考察，讲究辨证施治，这是这种观念的集中体现。"（见《中国历史十五讲》第三章）

8. 中科院院士、中国科技大学校长朱清时说："当前我国传统的中医在世界上越来越受欢迎，这并非偶然。中医从整体上去研究复杂的人体，擅长综合地把握它们的规律，并用符号化方法描述它们（阴／阳、内／外、寒／热、虚／实）。西医则把人体分解成系统—器官—细胞—分子，擅长从这些单元的状态推知身体的状态。20世纪上半叶，西医的这种'还原论'式的研究方法，以至于学术界很多人把以中医学为代表的用整体论方法发展起来的中国传统科学文化视为不科学。现在中医受欢迎，不仅是由于大量实践的检验，更重要的是因为分子生物学的发展，使我们对疾病的本质和中医的机制有了进一步的了解，所有疾病都可以直接或间接归于某些细胞复制出现异常。除基因疾病外，细胞复制出错的原因，既与细菌或病毒的入侵有关，也受复制过程中溶剂（细胞质等）的成分、浓度、酸碱性和温度等物理化学性态的影响。"（见《东方科学文化的复兴》第五章第二节）

9. 朱清时等又说："中医是中国古代整体论思想在理论和实践两方面的集大成者，是人类文明的一朵奇葩。中医认为，宇宙是一个和谐而统一的有机整体，人体也是一个和谐而统一的有机整体，中医以这种整体观来看待宇宙及人体。中医曾一度在世界范围内包括中国被误解，特别是在20世纪上半叶的中国，很多人认为中医是骗人的把戏，包括鲁迅也曾持这种观念。不过学西医出身的鲁迅后来也认识到自己的偏颇。最近几十年来，随着复杂科学的兴起，全世界对中医有了更深刻的认识。以中国古代整体论思想为基础的中医不仅将大大促进全世界医学的发展，而且它的一系列思想和方法可应用于探索生命现象等复杂科学领域，甚至可以应用于解释整个宇宙的诞生与演化。"（见《东方科学文化的复兴》第七章第五节）

总之，由于复杂性科学的出现，中国古代整体论思想得到了世界科学家的肯定，一旦和现代科学相结合，就可能成为世界科学发展的灵魂，引领世界科学的第二次革命；另一方面，在全国中医药学领域里，提出了一些不合实际的错误口号，受其诱导，使中医药学陷入了异化的危机，而濒临灭绝的境地。中国科学技术信息研究所贾谦同志带领的课题组，以高度责任感，以对民族文化负责，对 13 亿人口健康负责的精神，多少年来一直深入实际，对中医药事业现状及历史进行了长期的调查研究，并深入"非典"流行区调研访问和到文楼村[1]考察其治疗的实际情况，写出了多项很有价值的报告。《春秋·左传》说："人谁无过？过而能改，善莫大焉！"贾谦同志先对中药认识有误，旋即反思而改正之，并坚持了"天下兴亡，匹夫有责"，而不随流逐波。只有无私才能具有修正错误，坚持真理的品格，从而才能站在国家民族利益的高度，根据中医药学的思想基础、理论思维、治疗和药源优势、13 亿人民的健康以及我国现阶段经济情况的国情，提出了建立"以中医为主，中西医并重的医疗保健体系"，并指出中医药学代表了未来医学的发展方向。

近日贾谦同志带领的课题组拟将多年来研究成果，分为"我的反思与立场""需要重新确立中医药的战略地位""只有中医药才能解决 13 亿国人健康""走出误区，重铸中华医魂"等，整理成书，颜曰《中医战略》，索序于余。余以为其思想敏锐，见解宏远，其超俗脱尘之论，令人耳目为之一新。它的面世必将为人们对我国医药卫生事业提供新思路，产生新认识，给 13 亿人民的健康带来有益的影响；必将催促人们对中医药文化认识的猛醒，敲响民族虚无主义的丧钟，有利于复兴中医药文化，促进中医药学术，繁荣中医药事业，故乐为之序。

岁次丙戌年仲秋之月，李今庸序于湖北中医学院，时年八十有二

1　河南省驻马店市上蔡县文楼村，20 世纪 90 年代大量村民因有偿献血感染艾滋病。

原序六

国家中长期科技发展规划明确提出"战略前移，战略下移，模式转变，系统整合"的发展战略。在医学领域，世界卫生组织（WHO）在"迎接 21 世纪的挑战"报告（1996）中指出："21 世纪的医学，不应该再继续以疾病为主要研究对象，应当以人类健康作为医学研究的主要方向。"1999 年的世界科学大会，其任务是："一、要总结 20 世纪的科学对人类生存和发展的影响。二、承诺 21 世纪的科学，应当站在全人类更好地生存和发展的高度，去观察问题和思考问题。"

一、战略前移 模式转变

1962 年卡逊（R. Carson）发表《寂静的春天》，揭示农药化肥的滥用所带来的生态破坏，引发了对环境保护的重视。医学界从农学化学化的教训中得到启示：抗生素犹如农药，激素犹如化肥，外源性的替代和补充，对生命健康产生不利影响。1970 年人们鉴于医药源性疾病的教训，提出了"从哪里去寻找健康的钥匙"的问题。拜因豪尔（H. H. Beinhauer）等认为：医学的发展要有质的飞跃，在诊疗思想上，不能专注于疾病的病因、病理、病位，应转向机体的防卫抗病反应及其调节机制上来。1977 年，恩格尔（O. L. Engel）提出医学模式的转变问题。他认为，现在统治着西方医学的是生物医学疾病模式，这种医学模式已成为一种文化上的至上命令，即它已获得了教条的地位。它强调疾病的一切行为现象，都必须用物理和化学的原理来解释，任何不能做上述解释的，一律从疾病的范畴中清除出去。它把敢于对生物医学疾病模式的终极真理提出疑问，并主张建立更加有用的医学模式的人，视为异端而加以排斥。

是生物医学疾病模式的教条统治，导致近代的中医思想危机。"废医存药"论废弃中医学的诊疗思想，导致中医的主体缺失和角色错位。把"证从属于病"，使中医自我窄化为下医和粗工。

梁启超、陈独秀、胡适、余云岫等是都承认中医治病有效，问题是：为什么中医不识病而能治病。梁启超的问题是为什么"中医尽能愈病，总无人能以其愈病之理喻人"。陈独秀认为问题在于中国的"医学不知科学：既不解人体之构造，复不事药性之分析，菌毒传染更无闻矣"。

的确，中医学几千年来的发生发展并没有建立在人体构造的病理定位，菌毒传染的病因学和药性分析的化学物质基础及其药理学基础之上。可是胡适认为："西医能说清楚他得的什么病，虽然治不好，但西医是科学的。中医，能治好他的病，就是说不清楚得的什么病，所以，中医不科学。"人们由此认为，中医科学化，就是学习疾病医学，用病因、病理、病位的诊疗思想和方法研究中医，以便用科学来说明中医的愈病之理。余云岫进一步从诊疗思想这一根本问题上否定中医，他认为："阴阳五行，三部九候之谬，足以废中医之（诊断）理论而有余；治病必求本、用药如用兵二语，足以废中医之治疗（思想）而有余；研究国药、试用成方，足以发扬国产药物而有余。"中医的诊疗思想因为没有涉及病因、病理、病位，没有按疾病医学那样说清楚他得的是什么病，所以认为中医诊疗思想不科学。但是中医又能治好他的病，看来这疗效只能归在药物方剂这些实物身上。废医存药论，废的是中医诊疗思想，也废弃了运用中医诊疗思想的实践主体——中医。

废医存药论的研究中医，也就是用疾病医学的"有效成分作用靶点论"的替代疗法和补充的疗效观念，去研究中医和方剂的中药现代化路径。然而在 1961 年全国第一届药理学术讨论会上，交流了各地中药药理筛选实验结果，大多是阴性结果，少数阳性结果的，又比同类西药大为不如，又一次引发中医工作的大滑坡。

1954 年中医开始进入西医院，中西医能够合作共事。徐衡之先生发现，对西医诊疗思想及其指标体系，应该做到"心知其意，不为所囿"。不能受其束缚，才能充分按中医诊疗思想去帮助解决西医所疑难的问题。1959 年章次公先生更意识到，中医"欲求融合"现代科学技术，"必先求我之卓然自立"。首先要在诊疗思想这个根本问题上，守住自己的阵地。

1993 年，有 14 个国家参加的"医学的目的再审查"国际研究计划，报告指出："当代世界性的医疗危机，不但在发达国家为然，许多发展中国家也有过之而无不及。究其根源就在于近代医学模式：主要针对疾病的（诊疗）技术，统治医学的长期结果。"WHO 指出，在人类健康长寿的影响因素中，现代医疗只占 8%。也就是说，即使是一流的设备，一流的人才，百分之百的努力，也就只是 8%。这是因为疾病医学的诊疗思想，只局限在"努力找病，除恶务尽"的消极疾病观。

余云岫否定中医诊疗思想的"治病必求于本"的"本"，他是用物质科学的对象性思维，把对象定位在"病"字上，认为要回答"病从何来"的本质原因，中医说不清楚他得的什么病，于是中医不科学。不懂得中医学作为一种医学的创生性实践，是关于生命健康实践的意向性思维，把意向定位在"治"上。要回答的是"治向何去"的本，是从哪里出发的"实际"，治向何去的"目标"，依靠什么样的"动力"，利用什么条件的"价值标准"。物质科学的对象性思维，要求客观化和量化地向后向下向外认知方向，去回答病从何来？病位在哪里？什么性质的病理？什么原因的病因？生命健康治理实践的意向性思维，是向前向上向内致思方向，回答生命活动自我健康能力的主体开放自组织演化调节功能的目标动力学，这才是中医真正的"愈病之理"。中医的诊疗思想（养生保健治病必求于本）是努力发掘，加以提高，主旨在于"寻找健康的钥匙，团结真正的朋友"。

近代中医的学术思想危机，当代世界性的医疗危机，都是根源于近代医学模式，只是针对疾病的诊疗技术统治医学的长期结果。根源于把医学的实践功能本质，简单地转换成疾病对象的认识论的知识论科学，是医学的物质科学化的结果。

医学研究的战略前移，就是从疾病医学前进上升为健康医学：从向后向下向外认知方向的结构本质原因性认识论，前进上升为向前向上向内致思方向的生命健康功能目标动力学实践。从生物医学疾病模式向人类健康生态目标实践的医学模式实行转变。医学模式的转变，根本上应该是医学实践功能的目标模式。

二、战略下移 系统整合

医疗服务战略下移要以人为本：应该为最广大的基层服务，为工农大众服务。"努力找病，除恶务尽"的诊疗思想，容易造成人们对疾病的过度恐惧和对药物的过度依赖，造成医疗费用不断上涨，国家和家庭都不堪重负。追求高精尖仪器，发展诊断疾病的工具，轻视和无视患者的主观感受的诉说，造成医患关系的隔阂和紧张。追求有效成分作用靶点论的替代疗法和补充疗法的疗效观，无视机体自身的防卫抗病反应及其调节机制，外源性的替代和补充手段广泛应用，不利于生命自身的健康能力的发挥。

费耶阿本德（P. Feyerabend）评论说："中国的政府复兴传统医学，使多元性扩散成为可能，以推动医学的发展。这种扩散一定要由非科学的力量来克服科学的阻力才有可能。"真理标准的讨论，实践权威的恢复，使1982年把"发展我国传统医药"列入宪法。最近吴仪副总理要求中医界"认真继承中医学术本质的科学内涵和特色优势"。高强部长批评了中医界对特色优势的淡化。科技部把中医理论列入国家重点基础研究专项。国家"973计划"提出：中医诊断和治疗的基础科学问题。2003年香山科学会议提出：中医基础理论的建构和研究方法等都是从根本上要求对中医学术本质的正确理解。

中医学术本质的根本在于诊疗思想：是谁的学？为谁的术？诊断要发现什么和如何去发现？治疗要实现什么和如何去实现？

1. "医师，聚毒药，以供医事"（《周礼》）是中医学术的本质功能。

2. 医事："上医医国，上医医未病之病（养生）；中医医人，中医医欲病之病（保健）；下医医病，下医医已病之病（治病）。"

3. 养生保健治病必求于本的中医诊疗思想。

4. "天地之大德曰生"，生命的厚德载物，和而不同，和实生物的宇宙演化论，是指导中医诊疗思想的理论基础。

5. "赞天地之化育"的创生性实践生生之道，是中医学的实践观念。

6. "天人合德"的生态共演，人类健康生态目标实践，是中医学的目标医学模式。

7. "生化之宇"，升降出入的主体性开放，自组织演化，稳态适应性目标调节，是中医学对象特征。

8. 向上向前向内致思方向的生命实践意向性思维，是中医学的思维特征。

9. 努力发掘，加以提高，寻找健康的钥匙，团结真正的朋友，通变合和的辨证论治生生之道，是中医学的实践基础。

10. "究天人之际"，从人与其生存环境的相互作用的层次关系实际出发，去发现和实现其意义。

11. "通健病之变"，在健康和疾病的转变过程中实事求是地去发现转化的动力和条件。

12. "方技者，皆生生之具"，为人类生命的生存健康发展进化的服务和方法、技术、工具，是中医药的功能本质。

13. "神气应于中"的主体适应性应激反应的自组织演化调节功能目标动力学原理，是中医学对证候行为现象的理论解释。由此形成中医的诊断观和疗效观，建构藏象论和病机论的理论模型，发展养生学和治则学的实践观念。

14. 辨证论治创生性实践的生生之道，其实践优势表现为：务本论道诊疗思想的"楔入效应"；"方技者皆生生之具"的"加和效应"；"天人合德"目标模式的"溢出效应"。

15. "聚毒药以供医事"到"勤求古训，博采众方"的发展"生生之具"的方法技术工具，"览观杂学，及于比类，通合道理"到"发皇古义，融会新知"的发展生生之道的理，是中医学主体开放自组织演化调节的发展模式。

16. "粗工凶凶，以为可攻，故病未已，新病复起"由于"粗工守形，不知求属之道"的"治其旺气，是以反也"，以及由于"不知比类，足以自乱，不足以自明"的追随疾病医学的科学化，导致"废医存药"的主体缺失和角色错位。把"证从属于病"的自我贬值为下医和粗工，是中医学的经验教训。

强调认真继承中医学术本质的科学内涵和特色优势，正是中医现代化的出发点和目标模式——人类健康生态目标模式。也是为了更好地促进中西医结合。因为结合就是"和而不同"。"同则不继"，是因为它不能生成高一级的新事物。中医特色优势的贡献越大，中西医结合的水平就越高。

感谢中医药战略研究课题组的辛勤劳动，做了大量调查研究，提出不少积极建议。鉴于百年来中医的磨难，"成败倚伏游于中"，根本还在于中医学术界的"不知比类，足以自乱，不足以自明"，很难从疾病医学的教条统治中解放出来，把医学的实践本质功能转换成为疾病的认识问题，废弃了自己的诊疗思想。

中医学是一门"赞天地之化育"的生生之道。养生保健治病必求于本的诊疗思想和创生性实践，要求：

1. "究天人之际"的从实际出发。

2. "通健病之变"的实事中求是。

3. "明天人相分"的不同方法。

4. "融百家之言"的通合道理。

5. "循生化之道"的努力发掘加以提高。

6. "用生生之具"的方法技术工具。

7. "助生生之气"的自组织演化调节。

8. "谋生生之效"的生态和谐共演。

这些原理是可以作为中国医学多元化发展基础上系统整合的理论基础。非常感谢中医药战略研究课题推动之功，故敬为之序！

陆广莘

2006 年 9 月 18 日

原序七

美国医学博士曼戴尔松（Robert S. Mendelson，以下简称：曼博士），不仅是一位名医，而且曾任美国知名大医院的院长，著名研究所的研究员，医学院的教授，伊利诺伊州医师执照局的局长，还是美国医学会（AMA—America Medical Association，一个具有超强政治力量的工会组织——美国医师工会）的领袖。他在 1980 年出版了一部巨著，书名为《一个医学叛逆者的自白》（Confession of a Medial Heretic）。这本书再版过无数次，拥有读者无数。他忠实的读者们纷纷站出来，成立了一个叫作全国健康联盟（National Health Federation）的组织，公举曼博士为会长，美国大城小镇都有分会，定期举行集会，并邀请名人演讲，还有定期会刊，这是西方有史以来首次对医药界的大革命。

曼博士书的副题是：如何捍卫自己的生命，不受医生、化学药物和医院的坑害。封面上列出六个重点：（1）医院的年度身体检查是一个陷阱。（2）医院是患者的险地和死所。（3）大多数的外科手术带给患者的伤害大过益处。手术每次必定都是非常成功的，但病人或伤了或死了。（4）所谓疾病化验或检验，检验的体系和过程不合理，简直是乱作一团，即使是科学仪器，也是错误百出，完全不可信任。（5）大多数化学药物不但没有治疗的真实效果，抑且是致病、添病的缘由。（6）X 光的检验是诊断程序的重点和特色，"一张照片胜过千言万语"，但其辐射线对人危害很大，而且检验结果错误频出。因为解读 X 光照片的是人，人就会受偏见、情绪的影响而导致错误的判断。即使是同一位专家，在十年后再次解读同一张照片，也有 75% 的偏差（试验证明）。书中对以上六点，做了详细的说理和举证，使行家读后，觉得：一点也不错，他替我把心里话都说出来了；使外行人读后，如噩梦初醒，觉得是他替我说明我生病时所受到的万般委屈和无辜的灾难。所以曼博士的书一出来，就轰动全美国。

曼博士把"对抗疗法医学"（Allopathy Medicine）（对抗疗法医学，也就是专以化学和器械检验，化学药物治疗，或外科手术治疗为本的医学。就是中国人习惯称为的西医。）一向自诩、一再强调自己"是科学的"，斥为"它是很不科学的，它不过是科学的迷信"，或者说"它是披着科学外衣的迷信"。整个对抗疗法医学的体系是一个充满迷信的大教会，或称为大邪教更妥当。大制药公司是他们的上帝，医院或诊所是他们的大小教堂，赚钱是他们的教义，医生是穿着白色道袍的神父教士，实际上是大药厂的次级推销员（大药厂规定什么病开什么药，医学博士的医生们如敢违背，立刻被解职、处罚，永世不得翻身。比药厂的直接推销员还低一个等次），患者是他们的致富或爬上高梯的试验品和垫脚石。他们至高无上的法宝是化学药物。

一个药品的开发，必须从白鼠身上开始它的程序，一直到批准上市，要耗资百万甚至数亿美元（其中贿赂当道的钱不算），费时十数年。显得这个药品，似乎是经过千锤百炼，对治疗疾病必然是百发百中的，称之为"科学的成品"。可是等到新药面世之后，不到几个月，就出现各式各样的毛病，不但治不了病，所产生的不良反应简直耸人听闻。勉强撑不到几年，这个千呼万唤始出来的圣品，就被淘汰了。在药物不断更多"创新"中，让人感到医学"昌盛""先进"的假面貌，其实绝大多数的药品是带着剧毒的废物。整个"制药"过程是他们故意设计成"难上加难""非常科学""伟大发明"的假象，是在演一出科学的魔术闹剧，以蒙蔽人民群众的耳目。更可恶的是大药厂专门豢养了一批所谓"专家"，替他们合成新的病毒或细菌，制造新的恶疾，配合着政治的需要，去某地散布。然后向他们兜售疫苗、解药。两头烧通，双重牟利。曼博士用大量篇幅详述"疫苗"的反作用，郑重警告世人千万不可迷信他们在"传教"时所说的疫苗功效，因为疫苗里早又埋伏了另一种病毒或细菌，患者会自动再感染、传布，再买他们更多的药品和疫苗。这都是"科学专家"们早已研制好的"圈套和配套"。

曼博士说：医院是合法的伤人或杀人的场所。和一般屠宰场不同的地方是，被伤害的人必须倾家荡产，付出极昂贵的价钱，去被他们宰杀。如果你是穷人，付不起医药费，即使磕破头求他们，他们也不屑浪费宝贵时间来宰杀你，除非他们看中了你的脏器。化学药品是大药厂背后的世界最大富豪们的摇钱树（可与石油比富）。整个医疗系统和政治、法律挂钩，若有病患不愿接受他们的"治疗"，政府法院就立即介入，强制执行。譬如：一个叫作 Ritalin 的化学药品，说是可以帮助学童品行好，学习好。只要有关当局认定哪个学童要服用此药，学童就必须服用，不服用就不准上学，如果家长出面干涉，家长就要被起诉、判刑、罚款和坐牢，60% 的美国学童服用此药。正面的效果，看不大出来，而它的不良反应可大了：不是学童产生忧郁、颓废，严重的甚至自杀，就是使他们性情变得十分暴躁，进而刺伤自己，伤害周围的人。因此，许多家庭条件好的，都令子女退出这个教育体制，改为"家庭教育"（Home Schooling）。

因服用化学药品而致伤、致残，甚至致死的美国人，每年至少 150 万人，这是政府公布的数字。这个"邪教"组织严密，势力大，财富无穷。这套制度不仅危害美国本国的无数哀黎，同时也是对外的战略武器，威逼利诱使别国在医疗制度上必须与它接轨。富豪大佬常公开地说："这比正式掠夺人家的政权更实际，更权威，更没有风险。"因此，当"富豪"要征服一个地方，就去那里"行慈善""做好事"，去"捐赠药品、疫苗"，办一所或多所"医院"。

"全国健康联盟"的最主要纲领是，唤醒民众：生命权是天赋的，维持健康也是人民天赋的权利，人民有权选择对自己最合适及最有利的治疗方针与方法。美国人民有权利在各种现有的医学中，选择一种或多种的治疗方法，譬如：美国除了对抗疗法外，还有多种医学，如：顺势疗法（Homeopathy）、自然疗法（Naturalpathy）、脊椎关节疗法（Chiropractic）、民间疗法（Folks Remedy）、草药疗法（Herbal Remedy——西方传统草药疗法），等等。这些医学和对抗疗法的医学，应该平等，任人选择。政府更不该以政治权力独尊对抗疗法，任由它独霸垄断，把一切其他医学疗法一概定为非法。使用其他医学治疗，无法享受医疗保险。其他医学疗法机构，警察可以随意取缔逮捕。由于曼博士领导人民团结起来，坚决抗争，于是美国政策逐渐放宽，逐步准许各种疗法合法化，或是采取不干涉政策，准许他们自由发展。后来针灸疗法由尼克松总统从中国带回美国，也享受合法化的待遇，准许在美国办中国医学院及各种培训班，这是美国向中国接轨。

其次，"全国健康联盟"的宗旨是鼓励人民认清情况，真正的医疗，应该着重于"预防医学"，所谓"一盎司的预防胜过一磅的（对抗）治疗"。对抗治疗的原理、原则太过人工化，离天然或自然越来越远。譬如：对抗疗法者们太过依赖化学的"抗生素"，本来是要靠它抵制细菌，制止发炎的，但由于杀伐太过，那些先于人类就在地球上生存的细菌是活的，可以适应变化，迅速对死的化学药品产生适应力，并且对抗回来，使化学药品力量减弱失效。不但达不到杀伐的目的，由于它产生的不良反应，反而杀死患者自身的免疫细胞，致使细菌性发炎比之前更厉害，产生更多斩不断的炎症，甚至最后发生癌变。过度的人工化、公式化、僵化，必将毁灭别人，也毁灭自己。因此，"返回自然"是所必需，必能优于不顾一切地往"对抗"的牛角尖里钻。

我对于"全国健康同盟"的主张和实力都比较清楚，因为我被邀请在他们几千人大会上多次演讲。他们对美国民众的福祉和权利是有重大贡献的！他们也是在美国对中国医学心向往之的一股力量，这股力量还正在茁壮、稳定地成长。

中国传统医学，如果从神农氏尝百草开始计算，至少有五千年以上的历史了。五千年智慧的积累，赋予它极丰富的知识、理论、实践和经验。它也是伴随和维护中华民族成长很完整和成熟的科技。是世界上既科学又哲学的另一种独立不改、周行不殆的医学体系。中药的制作，是既科学又不违背自然，适应性超强，不破坏原生命结构，特等的智慧和辩证方法论的结晶。它既是治疗的，又是预防的。同时，它更是中华民族本土科技仅存的硕果，它代表着中国的国魂和中华文化的光辉。《中医战略》一书中已经有了广大而详尽的论证，在此我就不必赘言了。必须赞扬的是：中国科技部对于中医药学的维护和发扬，既是高瞻远瞩的，又展示了魄力和毅力。在中国的历史中占有极为重要和不朽的一页。提到科技部，就必须提到贾谦，贾老先生。他一腔爱国家、爱民族、爱中华文化的真诚和热血，他和他的团队为中国医药学的无私辛劳和奉献，是当代楷模，令人衷心敬佩。还有尊敬的、年高德劭的、医术高明的邓铁涛老先生，他是中国医学的中流砥柱，衷心祝愿他：福如东海，寿比南山。

知彼知己，百战不殆；不知彼不知己，每战必殆。曼博士提供我们知彼的重要资料，贾老先生提供我们知己的重要资料。祖国的中医药卫士们，运用之妙，就存乎我们的一心了。

张绪通写于美国内华达州雷诺市

2006 年秋

中医学是中华民族的瑰宝，她不仅有系统完整的科学理论，而且具有丰富的临床经验。几千年来，为繁荣昌盛中华民族，保障人民生命健康，起到了巨大作用。中医学像一颗璀璨的明珠，普照着神州大地，其光辉正波及全球，为世界医学照亮了新的、更为广阔的发展前景。

中医学可以说是千年辉煌，百年受迫。一方面是灿烂的历史和光明的前景，一方面是后继乏人、后继乏术的严酷现实。近百年来，由于帝国主义在我国灌输民族虚无主义，国内一些所谓当代学者，如胡适、余云岫之流，他们一味推崇西方文化，肆意全盘否定伟大的中华民族文化科学。由于中医学起源于中华民族文化，因而中医药首当其冲，便成了他们攻击消灭的对象。他们肆无忌惮地诬蔑中医学是旧医、伪科学，中医工作者是巫医，治好病是心理作用。如胡适说："西医治不好病也是科学，中医治好病也是不科学。"余云岫叫嚣："旧医一日不除，新医不能建立。"他提出："改造旧医，禁学中医，限期消灭中医"等。他们利用职权大肆活动，至1929年，国民党政府终于下了消灭中医令。虽经中医界墨诛笔伐，群起抗议，据理争辩，迫使蒋介石收回了成命，但中医不能合法培养后学，难入大雅之堂，受尽轻视、歧视、排斥之苦，已至自生自灭、奄奄一息之秋，中医多年之迫害史，年老者仍记忆犹新。

中华人民共和国成立后，党中央非常重视中医学。第一次全国卫生工作会议即将"团结中西医，预防为主，面向工农兵"定为我国卫生工作三大方针。但当时身居国家卫生行政部门要职的王斌等，仍秉余云岫等人之衣钵，利用其职权，写文章称："封建社会的政治、经济背景产生的封建医，应随着封建社会的消灭而废除。"提出"中医要科学化，西医要大众化"，对现有中医值得培养的通过培训，改造为西医。当时毛泽东发现这一错误，指示在全国批判王斌等人的错误。党中央随之制定了党的中医政策，毛泽东提出："中国医药学是一个伟大的宝库，应当努力发掘，加以提高。"20世纪80年代，党中央将发展我国传统医药纳入了宪法，并提出中西医并重的方针，因而在此前后全国各省大都成立了中医医、教、研机构，培养了一大批中医新生力量，使中医药这门科学，在组织机构上有了自身发展的基地，中医药出现了空前的大好形势。

随着左倾路线的干扰，特别是"文化大革命"十年对中医的摧残，余云岫、王斌等人虽已不在，但其影响未尽，虽然社会上公然提中医不科学的语调听不到了，但是换汤不换药，仍有人以各种不同形式否认中医之科学。他们有时虽也承认中医药的疗效，但不承认中医学术是一门科学。工作中以与中医截然不同的西医理论和实验方法来验证中医药是否有实用价值，他们提出"中医要现代化"的漂亮口号，但又说中医学术必须和西方医学接轨才能实现。尤其近年来，西方医学成了医学界唯一的科学标准，甚至成了科学主义。中医药的学术理论和科研成果等，凡不符合西医科学标准的，都被列为待验证，或武断认为不科学，甚至是反科学。由于中医不能按自身的学术理论体系向前发展，加之西医在医、教、研机构和人员上成倍以至成数十倍的增长，导致了中医后学者重西轻中，甚至抛弃中医学西医。全国上等级的中医院中很少有人能以中医的理、法、方、药诊治疑难大病，基本上都成了"中西医结合"医院，甚至逐渐在西化，因而出现了在中青年中缺乏名中医的危象。中医后继乏术，已成严重危机，甚至也可说中医学术已面临存亡的边沿。

由于中医药的特有疗效，几千年来，深深扎根于亿万人民群众心中。国民党政府下令消灭中医，未能得逞。西方医学传入中国，但也替代不了中医。可怕的是中医自身乏术，不能运用中医药治疗疾病，这将必然淡化人民群众对中医药疗效的承认和信赖，甚至日久将不知中医药能否治病。这是中医自身毁灭，较之以往最危险之路。

党和政府已发现中医学术面临危机之困境，并十分重视中医事业的发展。温家宝在第十届三次全国人大代表会议政府工作报告中指出："积极发展中医药事业。"吴仪副总理在多次讲话中指出了中医药发展的方向和重要性。国家科技部将中医药纳入了重大科研项目，并组织研究中医发展战略。2006年党中央和国务院将"中国中医研究院"正式更名为"中国中医科学院"。全国各省市也都纷纷制订了中医药发展计划和措施。特别是随着世界自然科学的不断向前发展，中医药学术理论体系的科学性日益显明，并为国内外很多科学家认为是更先进的科学。同时，中医药在防治疾病的疗效方面，也逐步得到世界大多数人民的信任。回归大自然，用天然药物，用中医药防治疾病，研究、学习中医药，已成为不可逆转的潮流。近年来，国内外不少科学家提出了 21 世纪是中华文化复兴的世纪，是中医药发展的世纪。中医药再次中兴的曙光，其光芒日益辉煌，她将伴随着祖国全面建设事业阔步前进，为人类健康事业做出更大的贡献。

冰冻三尺，非一日之寒。余云岫、王斌之辈，多年来对中医学任意编造的无限诬陷之词，对中医药学术理论和事业造成的不可弥补的损失，尚要作大量矫正工作，中医事业方能健康发展。贾谦研究员，虽非医药卫生工作者，但他为了祖国文化事业，为了人民及子孙后代的生命健康，多年来不辞劳苦，深入全国各地，调查研究中医药现状。他以科学的态度，无私无畏和求真务实的精神，在不少媒介和有关会议上发表了很多对中医药学有高度科学卓见的文章和言论。现又写出了《中医战略》大作，深为感动。这是一部振兴中华文化、正确认识中医药科学理论、有益祖国建设和人民生命健康的杰著。余对贾谦同志深表钦佩的同时，并乐为之序。

李振华

2006 年 10 月

原序九

我国的中医药事业的现状，引起业内外有识之士越来越多的关注。面对着发展缓慢、问题较多的中医药事业，人们在议论、在反思、在呼吁，希望找到影响中医药发展的症结所在，使中医药走上一条健康的发展道路。在众多的声音当中，中国科学技术信息研究所贾谦同志等主持的中医药战略研究课题组所写的一系列报告和文章最具代表性。他们的报告和文章，都是在全面深入地调查研究取得了大量第一手资料的基础上，以实事求是的科学态度、直言不讳的负责精神，做出的切中时弊的结论。其中包括对中医药的现实价值及其未来战略地位的高度评价，对中医药临床、科研、教育、管理等方面存在问题的深刻剖析和改进意见，对中医药现代化、国际化的反思和未来发展战略的构想等。

今天，中医药战略研究课题组把他们多年研究积累的报告和文章汇编成书，以《中医战略》这个书名问世。我因多年留心于中医药继承与现代化、国际化问题的研究，所以对本书有特殊的亲近感。期盼本书问世以后，能够引起业内外较大的反响与共鸣，促使中医药工作离开误区，走上健康发展的道路。

回顾历史，几千年来，中医药本来是在极少外来干扰的条件下，适应中华民族防病治病的需要，自然而然地发展起来的一门具有独特理论体系和鲜明诊疗特色的医药学。只是到了近百年来，由于西方科学技术的输入及其影响的日益扩大，人们才对如何继续发展中医药有了不同的看法。其中，除了极少数主张全盘西化的观点以外，绝大多数人是抱着良好的愿望，主张中医药与现代科学技术结合并且与国际接轨，以期在科学昌明的时代让中医药能够赶上时代的步伐。这就是近年人们常常提到的中医药现代化、国际化。就当今的时代背景而言，中医药现代化、国际化是大势所趋，问题不在于要不要现代化、国际化，而在于如何现代化、国际化，能否保持发扬中医药的诊疗特色及其理论体系，是现代化、国际化成功或失败的关键。

中医药的诊疗特色及其独特的理论体系，不但在科学技术方面决定了中医药不同于西医药学，而且在管理方面决定了中医药工作不同于西医药工作。不论是中医药单位的微观管理，还是医药卫生管理部门的宏观管理，如果看不到中医药工作的特点，生搬硬套西医药工作的管理模式，结果必然会造成中医药事业的萎缩甚至名存实亡。这方面的教训很多，《中医战略》已经做出了深刻的剖析，我不再赘言，在这里愿就中医药工作的特点谈几点看法。

1.中医药学的源头在基层、在民间：医史研究表明，中医药学的形成与发展，都是源于第一线中医药工作者和广大民众的防病治病实践，而不是出于科学实验。云南白药、季德胜蛇药的问世就是典型事例。即使是在科学实验已经进入中医药研究的今天，启动中医药创新的主要机制仍然是第一线中医药工作者和广大民众的防病治病实践。他们的实践经验尽管还不够成熟，但在中医药知识自然生长发育链条中却是新的生长点。中医药学的源头在基层、在民间的这个特点，决定了中医队伍不同于西医队伍，它的构成应该是多层次的，除了中医师、助理中医师以外，还应包括乡村中医、草药医和一技之长者，甚至在民众之间也应允许进行互助式的简易治疗，如拔罐、刮痧、耳穴贴压等。这样做，不但保证了中医药知识的生长链条不致中断，而且还有助于缓解"看病贵、看病难"的问题。

2.中医药技术带有技艺的特点：从科学技术角度来看，中医药有共同遵守的技术规范，人与人之间的差别只是熟练程度的不同。可是从技艺的角度来看，四诊辨证和辨药犹如艺术品鉴定，处方遣药犹如棋艺，行针调气犹如书法绘画，人与人之间的差别在于功力与悟性的不同。功力与悟性的不同可使人与人之间的差别显著扩大，这就如同著名书画家与初学涂鸦者之间存在天壤之别一样。正因为中医诊疗技术带着技艺的特点，所以师带徒的传承方式应在中医药教育里占有重要位置，不但应该在广大中医药队伍里放手推行师带徒，还应考虑在现行的中医药学院校教育中把课堂讲授与师带徒结合起来，使得学生能够得到老师的口传心授。只要把师带徒长期化制度化，中医药人才和技术就会源源不绝、生生不息。

3.中医从业人员是带有个体劳动性质的复杂脑力劳动者：中医诊疗不

同于西医，不需要医技科室的配合，一个人就可以完成理法方药、理法方穴、理法方术的全过程。即使是在大医院工作的中医，这种个体劳动的特点也毫无改变。由于个体劳动适于个体开业，所以各地应该对中医个体开业采取开放的态度。由于中医年龄越大经验越丰富，所以对离退休的老中医更应该放手。当前，我国的个体诊所绝大多数是中医医疗，所以保护民营医疗机构包括个体诊所的正当权益，实际就是保护中医药事业。反之，就会妨碍中医药事业的发展。以医保为例，不少国家的针灸诊所都已进入医保范围，而我们的中医诊所却因个体性质而被排除在外。这样的做法，表面上是对个体开业者不放心，实质上却是抑中扬西，置中医药事业于非常不利的地位。

4. 中医院不能不以中医临床为主要业务：中医院在我国的中医药事业中占有非常重要的地位。可是现实情况却是我们的中医院有许多名不副实现象，名曰中医实际却以西医临床为主要业务，给中医药事业带来很大的伤害。造成这种现象的根本原因，不在中医院本身，而在于管理部门。一是医药卫生管理部门对中医院和西医院的业务分工缺乏明确的规定和监管措施；二是物价管理部门不了解中医临床的特点，给中医临床检查与治疗规定的收费标准远远低于西医。例如：北京市规定中医师从四诊到处方一次四元，针灸医生从四诊到针刺一次四元，艾灸一次二元，连成本都不够，怎能与西医检查动则数百元甚至上千元相比；三是一旦发生医患纠纷，有关部门不是以中医临床标准鉴定有无诊疗失误，而是以西医临床标准要求中医院。以上三方面的原因，逼得中医院无路可走，只得弃中从西。因此，管理部门从制度上保证中医院能够以中医临床为主要业务，是当前亟待解决的重大问题之一。

5. 中医与中药是不可分割的有机整体：当前社会上有一种医药分家的论调，这种论调对于西医西药来说无疑是正确的，因为西药知识来源于实验研究，只有完全成熟以后才以西药的形式进入临床，为西医所用。而中医药知识来源于第一线中医药工作者和广大人民群众的防病治病实践，中医与中药从胚胎阶段就是浑然一体，密不可分的。对待乡村中医、草药医和一技之长者，如果不允许他们自采、自种中药材和用自己的验方制备药剂，他们也就不可能存在。同样，对待中医药机构的内部制剂，如果不采取宽松的态度，则大批成功经验也会随着老中医的辞世而丢失。由此可见，中医与中药如果被人为地硬性分家，中医药学就会由于被切断了生长链而丧失生机。有人担心，放宽中医及其所在单位自备制剂，有可能带来一些人对自己的验方刻意保密。其实保密是完全正常的现象，不只是中药验方在形成过程中要保密，西药在研制过程中同样要保密，只不过前者的保密在临床，后者的保密在实验室而已。

以上所举中医药工作特点的五个方面的表现，不过是借助《中医战略》的出版略抒管见，难免有蛇足之嫌。然而我衷心希望这个问题能引起社会各界，特别是医药卫生管理部门的重视，如能进行深入地调查研究，并且反映到政策法规当中去，则中医药学幸甚，中华传统文化幸甚。

王雪苔

2007 年元旦于中国中医科学院

冬青斋主人

前言　我们为什么要为中医呼吁[1]

这本书是近年来我们课题组研究成果的汇编，是一项集体成果，是课题组副组长杜艳艳同志从我们近年的研究报告和发表的文章中选编的。个别文字今天看来不十分合适，但为了让读者看到我们思想的变化，均不做修改，保持原貌。

中医药学是中华民族的原创性医学，是成熟的理论医学，可以应对各种疾病，包括西医认为新出现的疾病如SARS、艾滋病、"禽流感"等，而且代表了未来医学的发展方向。

几千年来，中医药为中华民族的繁衍生息做出了不可磨灭的贡献，中医治未病的思想即养生和保健的思想体现了医学的真正目的，中医不仅简便廉验，而且其整体论的思想和研究方法有可能指导现代自然科学的发展，引领社会进步。特别是要解决中国13亿人的健康问题，只能主要依靠中医药。

近年，由于各方的呼吁和努力，中医药重新得到社会和国家的关注，有可能很快得到振兴，造福13亿国人。与此同时，也有人开始叫喊中医不但是伪科学还是反科学，叫喊要告别中医中药。科学乃分科之学，他们硬要把"科学"作为真理的代名词。他们无非是要彻底消灭中医药，彻底否定中华文化。中医药事业已经处于濒临灭绝的境地，我们痛心，我们悲愤。亡国不可怕，可怕的是文化消亡。

我们要抢救中医，抢救中华文化，所以将过去的主要研究成果汇编起来出一本书，以为中医呼吁，为中医呐喊，为抢救

1　此次再版，删去了四篇文章，增加了六篇调研报告和文章，原书的文章编次亦有所调整。删去的四篇文章分别是《建议将"中医药的可持续发展"作为重大科技专项列入中长期规划的呼吁书》《中医是理论医学——〈初探〉序》《关于中医药治疗艾滋病问题向卫生部领导的汇报提纲》《中医药国际化战略》。增加的六篇调研报告和文章分别是《陈欣"假药"事件的调查与分析》《民间中医参与汶川地震救治的苦与乐》《中兽医药有望让非洲猪瘟可防可控——关于中兽医药防治非洲猪瘟成效的报告》《遵循"中西医并重"方针，全面深化我国畜牧业供给侧结构性改革》《发挥中医理论优势构建全球疫情预报体系》《遵循自身规律保持中医特色才能弘扬中医优势》。本"前言"是贾谦对初版选目分为四个部分的编辑说明，未加修改，以存其真。

中医尽一点绵薄之力。

我们课题组的创始人、我所徐绍颖研究员在驻英使馆工作期间，曾帮助一个根本不懂中医的英国人创办了一家治疗皮肤病的中医诊所，为之从中国延请了一名中医师，疗效甚好，门庭若市，美国人和欧洲人专门乘飞机前往求医。1992 年，徐老师回国后向国家科委申请软科学研究课题——促进中医药出口创汇的战略与政策研究。这大概是中医药领域第一项国家级软科学研究课题。课题完成 50 万字研究报告，建议国家制定并实施"弘扬祖国传统医药学工程"，获国家科技进步三等奖。

徐老师退休后，我们课题组仍一直从事中医药领域国家级软科学研究，延续至今。尽管一波三折，总算坚持下来了。前后主持或参与研究的课题达 10 余项，包括中国药用濒危野生动植物保护战略研究。

1996 年，我参与了"中药现代化发展战略研究"。最后 70 万字的研究报告是我整理的，我又作为执行主编编辑出版了《中药现代化发展战略》一书。当时，自己非常高兴，感到我们为振兴中医药做了一件了不起的大事。事后，通过学习，通过与中医药界专家交谈，通过到企业了解情况，我发现这本书问题很大，误导了中药企业。书中过于强调中药的药效物质基础，过于强调研究"有效成分"，过于强调"有效成分"的分离提取，实际上是按西药标准衡量和要求中药。不仅不是振兴中医药，反而是在扼杀中医药。于是，我开始反思自己的认识问题，写了几篇文章，如《中药现代化之我见》《中医药——应该重新认识的人类又一医疗保健体系》《中医药走向现代化国际化的发展战略》等。当然，从文中可以看出，尽管已经开始反思，有了一些新的看法，但不免带有胎记。

1999 年，我承担了"中药产业现代化推进战略研究"课题的部分工作。这一部分的原题目是：中药系列标准的科学化以及与国际接轨研究。我将题目改为《中药系列标准的完善及国际化推进战略》，强调中药系列标准只能由我们制定，并向国际铺轨，让他们与我们接轨。我建议读者阅读这篇文章时，只看后半部分即可，前半部分讲 5 个 P，即 GAP、GLP、GCP、GMP、GSP，与中医关系不大，且是跟着主流思想走。

2001 年，有单位给国务院写报告说，洋中药进口大于中成药出口。国务院领导批转有关部门：要迅速扭转洋中药进口大于中成药出口的怪现象。我研究中成药出口多年，深知此说有误。我们向有关部门说明：此说不确。得到的答复是：这是从海关查阅的数据。我们又花了很大力气，重新查阅了海关数据，并到有关企业实地调查，证明他们不会查，查错了。假如洋中药进口真的大于中成药出口，我们应当感到高兴，因为洋人也会生产中药，使用中药了，说明中医药已经国际化了。但事实是，西方国家并不承认中医药。于是，我们将查阅海关数据的结果报告了有关部门，犹如石沉大海。2002 年 3 月，又写了一篇文章《我国中药出口占世界草药市场份额究竟有多少》，也呈送了有关部门，仍然大海沉石，不听声响。于是，我将之上网。

2002 年 5 月，国家科技部办公厅在网上看到《我国中药出口占世界草药市场份额究竟有多少》一文，梅永红副主任找我谈了一个多小时，要我继续中医药战略研究。在办公厅和梅主任的支持下，我这个退休人员又申请课题，继续研究至今。

2002 年 11 月，在中国中医研究院王孝涛老师建议下，特别是我看到，由于我作为执行主编编辑出版的《中药现代化发展战略》一书在中药现代化路径认识上的错误误导了国家决策，使《纲要》仍然要搞"有效成分"分离提取，感到非常惭愧，于是写出《中药现代化国际化反思》，在其中，我检讨了自己的认识错误以及对中药企业的误导。

上述文章都收集在小册子第一章：中药现代化国际化反思。

2003 年，我们主要研究了中医药今天到底处于什么样的战略地位。由于我们认识到中医是理论医学，可以应对各种疾病，于是，2003 年 4 月中旬，在 SARS 疫情最紧张时，课题组到广州调研中医治疗 SARS 的效果，请教了广州中医药大学邓铁涛教授、彭胜权教授、赖小平教授，广州中医药大学一附院朱敏教授、二附院即广东省中医院吕玉波院长和黄书记，他们的介绍使我们深刻认识到：中医完全能解决"非典"问题。4 月 17 日将《中医药可以解决非典型肺炎调研报告》呈送科技部。温总理在我们课题组建议重视广州经验的报告上批示：在防治"非典"中，要充分发挥中医的作用。我们从广州请来战斗在"非典"一线的中医专家邹旭教授、林琳教授和丁辉博士，4月26日上午，在京召开了"中医药成功防治'非典'学术交流会"，科技部徐冠华部长、北京市防"非典"指挥长、北京市卫生局局长分别接见了广州专家，防"非典"指挥长还请我们提出中医介入"非典"治疗的实施方案。

2003年的总报告主要讲中医目前处于从属地位，已面临灭顶之灾，而中医药有自己独特的优势，应该重新确立中医药的战略地位，建立以中医为主，中西医并重的医疗保健体系。这一报告引起广泛重视，仅山西运城市就翻印7000份，广为传发。

2003年8月，应国务院研究室陈永杰司长要求，我撰写了《确立中医药战略地位的重要意义》一文，陈司长前后修改五六次，最后，以国务院研究室研究报告名义呈送国务院及有关部门。这份报告后来在《人民日报》《光明日报》《中国中医药报》《科技日报》等7家报纸刊出，也在《中国工程科学》《医药世界》等5家杂志刊出。吉林市翻印5000份，上海绿谷集团翻印数百份。

2003年，我们共组织了10次小型研讨会，收集听取各方面对中医药发展战略的意见，我在第九次会上讲了：振兴中医药是炎黄子孙义不容辞的责任。

后来，国家制定中长期科技规划，直至第三轮稿子中，依然说青蒿素是中药现代化的典范，于是我与邓铁涛、张晓彤起草了《建议将"中医药的可持续发展"作为重大科技专项列入中长期规划的呼吁书》，温总理批转科技部研究。中医药终于作为重大问题列入了规划。

上述文章均收入第二章：重新确立中医药的重大战略地位。

2004年主要进行了两方面研究。一方面是农村医疗卫生需要什么样的科技支撑。另一方面是10多次去文楼村考察中医治疗艾滋病的疗效。最后的结论是，只有中医药才能保障13亿人的健康，中医药能够解决艾滋病问题。

在此调研期间，科技部办公厅梅永红主任、罗晖处长不仅予以指导，而且亲自带领我们以及办公厅同志去调研，并亲自到文楼村考察那些自动前往文楼村，自己拿钱免费为艾滋病人进行治疗的民间中医的治疗效果。梅主任亲自修改和起草报告，徐部长将报告报送吴仪副总理，吴仪同志批示：要组织中医界参加 AIDS 防治工作。因此，佘靖副部长听取了我们关于民间中医治疗艾滋病的汇报。遗憾的是，汇报之后，有关部门不仅没有肯定这些民间中医在治疗艾滋病上的作用和功劳，对他们进行任何帮助，反倒因为没有行医资格、所用药品没有国家批号而导致民间中医不得不离开文楼村，不论患者如何挽留。他们没有行医资格，责任在有关部门硬按西医师标准要求他们。中药与西药不同，将汤药制成丸、散、膏、丹是一个中医的基本技能，只要不上市销售，何须批准？他们是有功之臣，却被西化的规定撵出了他们的战场。"只有黄埔军校毕业的才能抗日，老百姓抗日有罪！"

赵国求先生出了一本书《中医基础研究现代科学基础初探》，嘱我为之序。在序中我谈到西医一直说中医是经验医学，不科学。我认为，中医是理论医学，西医在很大程度上是经验医学。出版时有人将后半部分删去了，这样就不完整了。在这里补足后半部分，采用原文。

有关文章收入第三章：只有中医药才能解决 13 亿国人健康。

2005 年，重点研究了中医教育、科研、临床及中医药研究的方法论。我们在总报告《走出误区，重铸中华医魂》中指出：百年来最大的失误是教育失误。亡国不可怕，可怕的是文化灭亡。多年的研究使我们认识到，中医植根于深厚的中华文化，中医的振兴有赖于中华文化的复兴，中华文化复兴的意义必将远大于欧洲的文艺复兴。是年总报告反响较大。不仅山西、吉林翻印了上万份，广州邓铁涛老教授以及湖北中医学院（现湖北中医药大学）李今庸老教授都分别自费复印 30 份，分送省里有关领导和学校领导。

同年，我们还强调了西药是短命药，中药是万岁药；中国的中医药市场是世界医药市场的一部分，中医药首先要为中国人的健康服务；均写入《新时期名厂名药战略刍议》《新时期中医药国际化战略》等文中。

以上文章作为第四章。

应邀为中国中医科学院中医药信息研究所二十五周年所庆写了一篇短文，谈了谈作为软科学研究人员应该具备什么样的素质，其中谈到"振兴中医、复兴中华文化，人人有责"。算是本书的结尾，故放在第四章最后一篇。

本书收进的文章不少，充分代表了我们课题组的思想。我们的文章只是课题组近几年研究的结果，只代表课题组的想法，是一家之言。我们的看法不一定都对，欢迎读者批评指正。所以放在这里，是希望与读者共同探讨，共同为振兴中医、复兴中华文化出谋划策。

有不少同志好心地劝我们：不要说人家西医不好，只说自己好就行了，免得西医反感。这些同志说得有道理，但他们忽略了一点：我们不是站在中医立场说话，而是站在国家高度，从13亿国人健康角度来进行学术研究，来比较哪种医学能解决中国13亿人健康，来考虑哪种医学能代表医学的未来方向，来考虑如何才能复兴中华文化的问题，因而学西医的同志不会有意见。再者，我们是说的西医的医理、西医的方法论，而绝非针对西医大夫。西医大夫没有错，是他们学的西医理论和方法论有其天然的缺陷和不足，更是教育出了问题。我们相信，读者不会从这些方面挑我们的毛病，所以尽管我们也知道有些地方说得尖锐了一点，但也不做改动，保持原样。

也有同志说，凭你们课题组几个人挡不住西化的滚滚潮流。"天下兴亡，匹夫有责"，我们不愿随波逐流，我们要尽一分力量来挽救中医。更何况我们相信，我国必将建立"以中医为主、中西医并重的医疗保健体系"，而且中医的整体论思想必将用于指导现代自然科学的发展，引领社会进步，因为以还原论为指导思想的自然科学已经破坏了环境，破坏了资源，造成了人与人之间、民族与民族之间、国家与国家之间、人与自然之间的不和谐。以中医为代表的中华民族的"和文化"将会在21世纪产生巨大影响。

近年的研究，得到科技部各级领导，特别是得到办公厅梅永红副主任和罗晖处长的大力支持、指导和帮助。在人人躲着艾滋病人的时候，梅主任和罗处长亲自与我们一起去文楼村考察，给了我们巨大的鼓舞。没有他们的支持，没有他们在思想、方法、观念上的指导，我们是不可能完成这些工作的。也需要特别提到马燕合司长对我们工作的支持和帮助。也因此，有人称他们为科技部的"梅中医"和"马中医"，尽管他们从来没有学过医。自从 2002 年中医药发展战略研究课题工作开展以来，不少专家如陆广莘教授说：过去科技部是外国科技部，搞的都是外国科学技术，现在才是中国自己的科技部。

我们所的历届领导都非常支持我们课题组，特别是赵新力副所长和武夷山总工。我们还记得，SARS 肆虐期间，他们竭力支持我们召开中医药成功防治"非典"学术交流会，邀请广州抗 SARS 一线专家来京传经送宝，赵所长还亲自前往主持会议。

课题组顾问邓铁涛老教授不顾年近 90 高龄，三次应邀赴京参加我们的会议，而且不断来电话提出建议，指导我们的工作。其他顾问，如贾蔚文研究员、陆广莘教授、李维贤教授、王永炎院士、张绪通教授等，均十分关心课题工作，常常予以指导。澳大利亚中医药事业奠基人林子强教授也给了我们很大帮助。

除此之外，许多地方卫生部门如广东省中医局、广东省中医院、山西省运城市卫生局等；许多院校如广州中医药大学、河南中医学院；许多中医专家如朱良春、周仲瑛、吕维柏；企业家如吕松涛、闫柳柏；民间中医如徐世杰、崔扣狮等，都对我们的工作给予了极大帮助。帮助过我们的人太多，在此难以一一列出。仅以此书的出版作为对他们给予我们的关心、帮助、爱护的衷心感谢与回报。

中国科学技术信息研究所中医药战略研究课题组　贾 谦

2006 年 7 月

战略篇

中医战略：自主发展之路

重新确立中医药重大战略地位

——中医药战略地位研究总报告

导读： 该文公布后，山西省运城市政协出面，崔扣狮先生出资翻印了7000份，此后运城市卫生局又曾两次翻印。吉林市徐世杰大夫也曾翻印5000份。专家评审时说，该课题应该评国家科技进步一等奖。后我们申请北京市科技进步一等奖。答辩时两位专家问：你们的观点西医界同意吗？于是名落孙山。因此我们知道了，振兴中医的道路是艰难的。

斗转星移，世事变迁。在世界文明进步的历史长河中，众多璀璨文明已渐衰颓，取而代之的是近代二百年来随着侵略主权、控制资源和掠夺经济而扩张全球的西方文明。与之相伴的西方社会价值观以及经济、科技发展理论，超越国界和民族，在全球化的浪潮中日益兴盛。与传统文化的命运相似，植根于各国文化、经济和宗教信仰基础之上的传统医学，也面临着西方医学前所未有的冲击。美洲文明的创造者印第安人，其传统医学已经随着民族的衰落而消失；阿拉伯世界的医学科学曾为世界医学科学做出巨大贡献，现也无法扭转颓势。唯有中医药学依然在逆境中艰难前行。

近百年来，是人民的信任和依赖维护了中医药的生存。自辛亥革命起，中医药学即被视为旧文化传统的一分子，革命者反封建的强烈愿望把传统医学的精华也视同糟粕，欲与封建社会一起埋葬。由于买办资本的压力，自北洋政府以来至中华人民共和国成立之前的历任统治者对中医药发展均采取压制甚至消灭的政策。1914 年北洋政府以"中西医难兼采"为由，"决意废弃中医，不用中药"；1929 年南京政府以"旧医一日不除，民众思想一日不变，新医事业一日不能向上，卫生行政一日不能开展"为由，通过了《废止旧医以扫除医事卫生之障碍案》。这些举措违背民心，终未能得逞。中华人民共和国成立之初，卫生部有的领导干部也提出中医不能进入医院的政策，毛泽东对此予以严厉批评，才使中医药学得以生存和得到某种程度的发展。

但是，为中华民族繁衍生息做出伟大贡献的中医药，近百年发展的道路一直比较坎坷，在今天再次面临危机。用某任卫生部部长的话说，就是要"用今天的科学方法，把中医的经验和理论给以证实和说明"。现代科学方法就像达摩克利斯之剑，一直悬在中医药学的头上。"科学"似乎已经成为中医药难以逾越的鸿沟。而反观近代科学发源地西方国家近年来兴起的中医热，中医特有的有效性、经济性、非破坏性和整体性得到了前所未有的接受和关注。对于面临医疗费用日益高涨而难以为继的西方医保体系，"简便廉验"的中医无疑是调整医保费用的一剂良药。面对中医在西方世界的兴旺，我们完全有理由担心，也许未来中国要到西方去取中医药的"真经"。我们也完全有理由相信，当西方人未来在医学领域取得与传统中医历年相一致的"开创性"科学成就，中国人所遭受的挫折感要比现在的相对落后来得更加强烈、更加彻底。

国家软科学研究计划支持中国科技信息所联合有关单位研究中医药战略地位问题，得到了中医药学界的广泛关注。区区软科学课题引起中医学界的热烈响应，究其原因有二：一、课题研究的出发点是研究中医药如何惠及 13 亿人民的健康，而非服务于 GDP 和出口创汇增长指标。二、课题的支持单位首先来自科技部，中医药学百年来渴望被"科学"承认和接纳，却一直被科学大墙所阻挡。中医学界对中医日趋式微的深深忧虑，以及科技界的偏见对中医所造成的痛苦，中医界为此进行的艰难抗争和坚韧不拔的奋斗精神，均深深地感动了课题组。邓铁涛先生等众多中医药界泰斗在耄耋之年冒着生命危险救助SARS患者，并为了中医药学发展亲自赴京到处呼吁，请求支持。扪心自问，科技界能否为振兴祖国传统医学做出更大努力？科技工作出发点能否以服务于13亿人民的福祉为中心？我们能否破除迷信，解放思想，树立强烈的民族自信心，力争在中医药学等众多领域做出开创性、革命性工作？

"中医药战略地位研究"课题组历时一年，实地调查了50余家单位，组织了10多次较大规模的座谈会和研讨会，公开发表了10余篇论文，形成了一支由医学专家、药学专家、科学家、科技管理专家、社会学家和海外学子参与的稳定研究队伍，人数高达50余人。课题研究在中医药界引发了关于中医药战略地位、中医药基础理论研究等重大问题的讨论和思考，并日益得到有关部门领导的关注和重视。课题研究形成了许多重要的结论和观点，对中医药为人类科学技术和文明发展做出的贡献，对中医药学与生俱有的科学性和系统性，对来自普通民众的健康需求和渴望，认识更加深刻。

我们深信，中医药植根于中国文化的深厚土壤，发祥远古，博大精深，是人民的信赖保护了中医药的生存，中医药也必将为人民的健康提供坚实保障。

以上是科技部办公厅为中医药战略地位研究报告写的前言。以下是报告全文。[1]

---

1 本研究报告绝大部分内容，已于2003年9月作为科技部办公厅调研室"2003年科技发展重大问题研究报告之十三"印刷上报。

1840 年之后，不少同胞产生了弱国心态，对西方科学顶礼膜拜，误以为中医药不科学，是旧传统。百十年来，或力图消灭中医药，或力图改造中医药，要将之"提高"到西医药的"科学"之"水平"，致使为中华民族繁衍昌盛做出五千年贡献的中医药今天处于从属地位、辅助地位，中医药面临灭顶之灾。

然而，西方人依据大量事实，对建立在机械唯物论基础上的西医药学提出了诸多质疑，更为迅猛增长的医疗重负而大伤脑筋，遂转向包括中医药在内的传统医学寻求解决办法。事实上，西方科学仅是认识世界的一种方法，而非唯一方法，包括中医药在内的东方科学则是认识世界的另一种方法。

本报告将论述中医药今天岌岌可危的地位，以及中医药应有的重要战略地位——我国应建立以中医为主、中西医并重的医疗保健体系，方可惠及 13 亿国人，尤其是 9 亿农民，并因此将为世界树立一个健康医疗之崭新模式，从而也就回答了"仅依靠西医药能否解决我国 13 亿人健康"的问题。

一、中医药是人类科技发展和文明进步史上的伟大创造

（一）中医药学是系统先进的生命科学认知体系

中医药以中国系统思维为导向，经过长期的发展，形成了一套完整、系统、先进的医学科学体系。其基础理论包括：阴阳五行学说、藏象经络理论、气血津液理论、病因病机理论、辨证论治理论、五运六气理论、药性归经理论等，并以辩证法思想为其哲学基础。正是在这套系统理论的指导下，中医药在临床上发挥出巨大的无可否认的治疗作用，保障了中华民族几千年繁衍昌盛，历久不衰。

中医药始于炎黄，形于秦汉，兴于宋元，成于明清。据《史记》载，黄帝时期中国的医术已相当发达。大将兼名医俞跗"治病不以汤液

醴酒"，能够"湔浣肠胃，漱涤五藏，练精易形"。至西周，医学已开始分科，政府对医疗卫生有严格的管理制度，年终要对医生实行医绩考核。春秋战国时期，中医学受益于系统思维，逐渐形成体系。西汉时，医理和医术已成百花争艳，各吐其香的局面。《汉书·艺文志》载，有医经7家，经方11家，计490卷之多。《黄帝内经》至迟在西汉年间已经成书，奠定了中医的理论基础；《神农本草经》是中国第一部中药著作，成书于东汉年间，记载了365种药物，提出药性理论和药物配伍组方原则。这两部著作奠定了中医药的基础，指导了临床治疗。东汉张仲景《伤寒杂病论》问世，标志中医临床医学走向成熟。三国以降，中医学各门类、各学派竞相独立发展，造就众多大医家如璀璨群星，汇聚成一条奔流于世界东方的医学长河。

中医药学是一门科学，是具有原创性和独创性的科学，它作为一种关于人体生命科学的知识体系，存在于西医和现代西方科学的视野之外。科学的具体形态，包括科学认识的结果和科学采用的方法，归根到底以认识主体和认识客体建立何种耦合关系来决定。由于世界（包括每一具体事物）具有无限的多样性、层面性和可能性，认识对象究竟呈现给人什么性质和特征，与认识主体所应用的概念体系、参照系和认识手段有密切关系，由此也就规定了认识主体选取何种科学方法以及所产生的知识体系会有何种形态。因此，那种认为对同一客体只能产生一种形态的科学知识体系的想法是不符合实际的。中医药学和西方医学采用的是不同的认识方法，与认识客体建立了不同的耦合关系，认识客体即向他们分别展示了不同的特性和规律，因而形成了两个有本质差别的关于生命科学的知识体系。中医药学研究的对象是人而非疾病，其理论形成的基础并非物质性质的人体，而是作为生命整体的人以及人与自然的协调关系。中医强调的"天人相应，脏腑相关，生克制化，辨证论治，燮理阴阳"等，均以系统的、整体的、动态的思想来研究人的生命状态。钱学森先生于1988年在《中医通讯》上发表文章指出："中医的理论和实践，我们真正理解了、总结了以后，要影响整个现代科学技术，要引起科学革命。"

中医和西医两大医学体系的差别主要在哲学层面，东西方哲学的巨大差异导致了中医和西医在认知生命领域的差异。《中国科学技术史》的作者李约瑟（J. Needham）博士于1984年在世界第17届内科学术讨论会上指出："中医和西医在技术上结合比较容易，但要使两种医学哲学取得统一，恐怕是极为困难的。"这种认识的差异主要源自东西方哲学在时空关系选择上的不同。时间和空间为物质存在外部联系的两个基本环节，虽然不可分割，但各有其独立意义。空间的特点是广延和并存，时间的特点是持续和变异。时空概念构成一切认识的基础和出发点，直接决定着描述万物的整体框架。因此，科学认识上的任何一次比较重大的革命，都需要有时空概念的相应调整或改变做基础。在人类的认识史上，主要有两大类时空选择：一类是广义物理时空选择，为西方人的主要传统；另一类是广义生命时空选择，为中国人的主要传统。西方的认识传统以空间为主，时间为辅，空间统摄时间；中国的认识传统以时间为主，空间为辅，时间统摄空间。这两类时空选择产生了两种不同的主体与客体的耦合关系，由此形成了中国和西方两个不同的文化和科学技术体系。

中国传统的泛生命观促进了重时间的思维偏向；重时间的思维偏向又使中国的整体观得以牢固存在，并不断深化、不断丰富。时间只能共享，不能切割、占有，时间朝着一个方向前进。偏重时间性的思考会自然地倾向于同一和统一，倾向于天人、主客的融合。在价值上，合人与天为一个整体作尺度，主张万物共存共荣，洋溢浓厚的感情色彩。在认识上，侧重研究事物的功能关系和演化，强调整体为局部的本根和统领，个体对群体的义务和责任。喜重整体观察，擅长内省、体验和意象思维。关注生命现象，并把生命概念普遍推广。这样的思维方式和由此而形成的基本观念，决定了中国人创建医学和认识其他事物时，注重研究的是世界和万物的生成、演化和持续，而不是其物质构成和空间中的展开。因此，中医重视人体的时间结构和依据系统的整体以应功能构建的藏象经络理论，着重病因病机，将生物、心理、社会和自然等诸多领域的认识有机结合。中医学最大的特点在于，它所研究的人体对象始终是有思想感情的活人。它强调精神对生命的特殊意义和关键作用，因为精神是人体最高层次的功能。它所要把握的不是机体的器官实体，而是人体作为活的整体的功能结构关系。这整体功能结构关系又表现为与日月天时的相应，表现为机体发育和生命维持的节律。从天人关系的意义上说，中医学不是治病而是助人，是"赞天地之化育"（《中庸》）。它不一定直接针对病之所在，而是"穷理尽性"（《易传》），即帮助人恢复和提高自身具有的调节能力，调动和激发人的生命潜能，从而实现祛病健身。这正是天人合一主客相融在治疗学上的体现。

对空间的深入认识以分解为条件，这是西方思维的特征。与此相关，西方哲学思维习惯将天人、主客相对立，注重事物之间的差异。在价值上，单纯以人为尺度，去判定和支配客体，征服万物。人和万物像并列的原子一样，只有物理的关系，而没有情感的融通。在认识上，侧重研究事物的有形实体和物质构成。在群体中，强调个体的独立价值；在整体中，注重部分的基础作用。喜重孤立研究，实验研究。擅长形式逻辑、抽象思维和向外的思考。关注空间中机械、物理变化。这些特点决定了西医学必定以解剖学为基础，着重研究人体的形体器官和化学构成，而缺乏对人的自然整体即整体生命的考察。在病因学和治疗学上，则着力寻找有形的致病因子和人体受损的精确空间定位，然后依靠人工合成药物和其他治疗手段，直接排除病因和修复受损的人体部件。

应该看到，西方医学作为应用科学，能够及时地、顺畅地吸纳现代科学技术的最新成果，不断提高自己的水平，而中医却不能或基本不能。这是因为西医与各种现代科技有着共同的基础和知识背景，而中医学则属于缺乏同一时空体系科学技术的支撑。中医药学理论体系在认识和诠释客观事物时具备统一观和变动观，在临床医疗活动中，必须随着疾病的不断发展变化而调整认识和治疗方案，"病万变药亦万变"，辨证施治是中医药学的特色。因此，以沿袭西方传统的现代科学为衡量一切认识的标准，并从而否定中国科学理念，否定中医或按此标准指导中医，是不可取的。李约瑟博士指出："只有在中国、日本以及在整个东南亚都能看到的伦理思想，才是能够纠正西方社会中偏重科学观点的唯一法宝。"

20世纪后半叶以来，世界科学技术的发展出现了交叉融合的趋势，导致科技创新向系统化、整体化方向发展，这与中国传统文化的系统思维将会在理论上不谋而合。这一趋势在21世纪将会进入高潮。由此我们相信，随着现代科技向着更深层的整体化、智能化发展，即更多地体现时间性特征，中医药终有一天会与后现代的科技结合在一起。与这一趋势相应，英国《自然》杂志与美国《科学》杂志近年来开始关注并发表有关针灸、中医药研究的文章。《自然》杂志主编菲利普·坎贝尔（P. Campbell）博士2001年10月访华期间在接受采访时说："信息技术和生命科学将是世界科技中最活跃的两个领域，两者在未来有交叉融合的趋势。从更广的视野看，生命科学处于刚刚起步阶段。目前对生命科学的研究仍然局限在局部细节上，尚没有从整个生命系统角度去研究。未来对生命科学的研究应当上升到一个整体的、系统的高度，因为生命是一个整体。从原则上说，未来对生命科学的研究方法应当是西方科学方法与中国古代科学方法的结合。中国古代科学方法重视从宏观、整体、系统角度研究问题，其代表是中医的研究方法，这种方法值得进一步研究和学习。"

近年来，世界卫生组织也积极倡导："健康不仅在于没有疾病，而且在于肉体、精神和社会各方面的正常状态。"这就明确地强调了人的健康问题不仅是一个单纯的医疗和医疗进步的技术问题，而且是一个与人类精神和这个生存环境，尤其是社会环境密切相关的系统工程问题。这正是中医"天人合一"思想的内涵。世界卫生组织在关于《迎接21世纪的挑战》报告中认为：21世纪的医学不应该继续以疾病为主要研究领域，应当以人类的健康为医学的主要研究方向。从这个方向出发，中医学的辨证不只用于诊断疾病，也可用于评价亚健康，甚至健康状态。可以认为，中医药的理论体系是21世纪医学发展研究的主体之一，中医药代表世界医学发展的方向。

（二）中医药是体现人文与科学融合的知识体系

人是生物机体、心灵道德和审美求真的统一，是形和神的融会。现代医学已开始意识到，医学的职责应当从治病转换成治人。而中医学从来就是按照这样的思想为自己定位的。中医药以"天人合一"的整体观为依据，将人的社会属性与自然属性、精神活动与生理活动视作不可分割的整体来对待，因而体现了人文与科学相融合的特征。

中医学认为人乃万物之灵，最为宝贵，对人和人的生命必须尊重。敬重人就是敬重天道，这是中医学的出发点。因此，博极医源，精勤不倦，舍己救人，不问贵贱贫富，亲疏愚智，普同一等，称为大医精诚。因此，历代中医尊重人和人的生命，从不把病人看作消极被动有待处置的对象，而是看作有人格的能动的主体。诊治处方，一定与病人平等商量，为病人保守隐私，让病人了解病理病机，求得病人的配合。中医强调，人从事社会活动，有思想感情，处于一定的社会和自然生态环境，这些对于人的健康状况有重要影响。因此，无论诊断和治疗，中医要求把病人的社会生活和精神因素考虑进去，指出过度的情志不仅会使气运失常，还可能造成器质上的损伤。而恢复和保持健康，则需要提高精神境界，协调人际关系，正确对待生活，使心情平和、恬静、愉悦，还要懂得防病养生的道理，杜绝不利治疗和健康的行为。所以，中医诊疗实行形神合一、以神统形的原则，而不把疾病和治疗看作纯系形体上的问题。

中医学主张防重于治，注重养生。中医学的养生观博大高远，认为养生的动机和毅力应出自高尚的人生目标和社会责任感。养生的方法以心理卫生和心的调摄为首要，并要求将养自我、养他人、养万物统一起来，讲明此三者相互促进，相互为用。在中医学看来，个人的健康、人类的健康和万物的协调发展是相需互依的整体。每一个人不仅要自己养生，还要帮助他人养生，还要保护生态环境，这样才能把精、气、神统一起来，才是完整的养生。

医学的目的是为了维护自然生命，可是以还原论、解剖学为基础的西医学所依据的方法和观念，有些却是反自然、反生命的，因此无法不陷入许多误区和死胡同。1998 年美国和世界卫生组织对美国和其他 22 个发达国家的调查结果表明：因化学合成药物不良反应导致死亡的人数，仅次于心、脑血管疾病和癌症。依靠科学发明和制造的药物竟然成为人类的第四杀手，这不能不让世人震惊。所以近年来，中医中的自然疗法，即不采用药物、手术等治疗手段的疗法，受到世界广泛欢迎和关注。中医自然疗法把人与自然，心理与生理，道德修炼与治疗保健很好地统一起来。据悉，美国不少医科大学成立了"自然疗法系"，专门研究以中医自然疗法为主的各种非药物疗法。

著名科学哲学家费耶阿本德指出："在历史上，中国的技术长期以来缺乏任何西方科学的支持，然而它却遥遥领先于西方当代技术。"这是为什么？是由于中国传统科学在自然科学层面上，走了一条独特的道路，这条道路被忽视和遗忘了，而在中医基础理论中得到了系统保存。中医药仍然保持了传统的术语、理论和技术，"中医药"作为一个"活化石"和"金钥匙"，对它的系统继承和整理研究，将有助于重新揭示中国传统科学的独特思维方式、方法和技术体系，找到中国优秀文化传统的"活水源头"。

（三）中医药为世界医学发展做出了重要贡献

中医药早在公元 6 世纪就经朝鲜传至日本，成为朝鲜、日本的医学。在 10 世纪，中医药逐渐被阿拉伯医学所吸收，成为阿拉伯医学的一部分。阿拉伯医学的脉诊就是吸收了中医脉诊的经验。中医药学著作在 16 世纪以后，还被直接介绍到欧洲，百余种著作被翻译为拉丁、法、意等文字，促进了近现代医学的形成和发展。

据不完全统计，现在世界上已有 120 多个国家和地区设立了各种类型的中医诊所、学校、研究中心和中药贸易公司等中医药机构。采用中医药、针灸、推拿、气功治疗疾病的人数已占世界总人口的 1/3 以上。中医药、针灸的疗效已得到各国政府及人民的信任和不同程度的支持。一些国家和地区明确规定了针灸或中医治疗的合法资格，还将其纳入了医疗保险范围，许多国家成立了中医药学术团体，世界针灸学会联合会、世界医学气功学会等国际性学术组织也积极发挥作用。中医药的国际学术交流极为活跃。自 20 世纪 70 年代以来，我国已为 130 多个国家和地区培训了数万名针灸专业人员和留学生（包括专科、本科、硕士、博士），与 40 多个国家建立了政府间中医药交流与合作关系。

1972 年尼克松访华，目睹了针刺麻醉的神奇效果。从此之后，我国针灸逐渐在美国和世界各国推行开来，美国至今仍有不少医院采用针刺麻醉进行手术。20 世纪 70 年代中期，美籍华人在旧金山创建了美国第一所中医学院。近十年，至少有 80% 的美国人在病中服用过中草药。到 20 世纪 80 年代末，全美已有各种注册的中药店和各类中药保健食品网站约 13000 余家，针灸、中医学院 20 余所，每年可招生近千人。1987 年，经批准合法的中医师达 2500 余名，估计实际从事针灸的医生有万余人。2000 年初，全美已建立中医专科学校 7 所，高等中医专科大学、研究院等 44 所（不包括综合性医科大学设立的中医系，如美国自然医科大学），其中 7 所可授予中医硕士学位。1992 年，美国国立卫生研究院下设替代医学办公室，负责研究评估包括中医药在内的各国传统医学。其经费逐年增加，1999 年达 1.16 亿美元，2002 年增加到 2.47 亿美元。

中医在欧、亚、澳、非各洲也有快速发展。法国是西方研究和推广针灸最多的国家。1985 年在 12 万名注册行医的医生中，就有 9 千名为病人使用过针灸疗法，并将针刺麻醉应用于外科手术。英国 1993 年与北京中医药大学合办了伦敦中医学院，1996 年英国密德萨斯大学（Middlesex University）又与中国合作开办了五年制中医学历教育，并获英国教育部门正式批准，由英国政府下拨经费。几年前，伦敦大学也附设了中医学院，可授予硕士学位。加拿大、德国、澳大利亚、新西兰等也开办了多所中医学府。巴西、阿根廷已建立多种针灸学会和学校，广泛开展针灸治疗和培训。

在中医药对世界医学发展所做出的贡献中，最独特的是中医药的完整理论体系及建立这个理论体系的认知方法。进入 21 世纪，人类会更加关注生命，关注生态，关注人与自然的和谐。随着人类对生命探索的深入，医学科学的认识也将发生质的飞跃。中医学的发展，其意义远远不限于医学和生命科学本身，而是为人类文明做出了独特贡献，将对世界文明的未来发展产生巨大的积极作用。

当然，我们也要看到，由于东西方文化的巨大差异，要让西方国家认可中医药，绝非一蹴而就的事。唐朝时中医药第一次走向世界，系因唐朝强大，据认为当时唐朝拥有世界财富的三分之二，唐朝医药也是当时世界最发达的，故周边国家纷纷前来取经，中医药就传到了周边国家，并与当地文化相结合。今天，要让中医药第二次走向世界，被西方国家认可，首先要让中医药在国内受到尊重，广为应用，成为我国 13 亿人的主要医疗保健体系之一，而非只是辅助医疗体系，更不是首先追求出口创汇的那一点经济利益。

二、中医药是建立适合中国国情医疗健康保障体系的必要支撑

（一）中医药是中国经济社会发展的客观需要

1. 中医药植根于中国经济、社会、文化发展的必然性

中医药是农业经济社会的产物。我国自古以农立国，小农经济，个体生产，手工劳作，自给自足，购买力低下，在这样经济背景下产生的中医药具有农业经济特点。中医主要为个体行医，凭观察的望、闻、问、切四个方法，开创了多种全凭个人手工操作的治疗方法，如针灸、推拿、刮痧、拔罐，等等。药物以草药为主，就地取材，药源极为丰富，蒲公英、蝉蜕、石膏都是药。中医从诊断到防治皆可个人完成，凸显相当的便利性。许多药物，如马齿苋，野菊花不入药即是野草，鸡内金、海螵蛸不入药即是垃圾，中药因之价格低廉，决定了中医药的平民化和乡土化。

中国古代文化孕育了中医药，中国古代"天人合一"的思想奠定了中医的基本思想——整体论。中医认为人与自然息息相关，人体各部分是协同合作的，构成一个整体。中医吸收了中国古代的阴阳五行概念，并加以充实、改造，树立了阴阳为"医道之纲领"。《周易》对中医影响深远。《周易》有三义，简易、变易、不易。中医以变化的观点审视人体生命现象，因而中医关注人体状态变化，并以维护人体健康状态的稳定为医疗首要任务。古代科学不发达，中医的巧妙之处在于以简驭繁。人体结构复杂，中医以五脏为核心，简化了处理头绪。从四诊收集的众多病人体征、症状等信息中，提炼出人体阴阳二气之盛虚描述人体整体状态，大大降低了人体空间的维数。儒家思想在中医也有体现，中医对病邪采取"和为贵"而不赶尽杀绝的做法，治疗重点是"调理"人体，提高人体的驱邪能力。中国古代君臣上下各司其职的治国思想被中医用于五脏，心为君，肺是相，肝是将，脾负责供应，肾负责水利。五脏既分工又合作，按照五行相生相克法则维持稳定平衡。中药组方亦按君臣

佐使原则，君药起主要治疗作用，臣药为协助君药加强治疗的药物，佐药治疗次要症状并制约君药毒性，使药性调和，因此中药处方较西药复杂，故有用药如用兵之说。

2. 中医药为中华民族繁衍生息做出巨大贡献

中医有一套完整的养生理论，中华民族在中医养生理论的养育下健康地生息繁衍。中医的养生理论非常丰富，首先精神上心平气和，此外要注意饮食有节，起居有常，不妄劳作三条。中医特别强调人与自然的协调，自然有昼夜、四季时间节律，人体生物钟与自然节律是相应的，中医认为人的主观行为也必须与自然节律相协调。中医一个重要思想是治未病，即预防疾病，小病及时治，以免演变成为大病。古人认为药食同源，食物不仅可以充饥，而且有自身的药性，可以治病。中医的饮食为水谷二字，中国人的饮食以粮食为主，与 WHO 提出的食物金字塔结构的基层为谷物不谋而合。我国有优良的卫生传统，汉代就有规定五日一沐浴，朱子治家格言一开始就讲"黎明即起，洒扫内外"，《论语》中即有不食变质食物的论述。从华佗的五禽戏到现在的太极拳，中国人形成自己的民族健身方式。中医养生理论吸收了中国古代文化的优秀思想，自然而然地融入平民百姓的心灵之中。中华民族自古宽容乐观，生活规律，勤劳又有节制。平民百姓对中医养生之道融会贯通，灵活运用，举手之劳即可养生健身，信手拈来即能治愈小病。绿豆清热解毒，消暑利尿，中国人夏天就喝绿豆汤；羊肉性温生津，中国人冬天就吃羊肉，这样安排饮食完全符合自然节律。厨房里的葱、姜、蒜也是治病良药。淋了雨，喝姜糖水，胃口暖和了，出点汗，次日健康如故。受了点凉，用葱白、香菜煮水喝，表一表，身体立刻轻松了。夏天吃些生蒜，可以预防肠道传染病。中医的刮痧、拔罐，百姓自己都能做，而且立竿见影。太极拳不需昂贵的器械，老少皆宜。清晨打一套不紧不慢的太极拳，一天神清气爽，精力充沛。中医养生之道的普及化、平民化，广泛而有效地保障了人们的健康，避免了疾病。中医对中华民族的繁衍生息做出了巨大贡献。

3. 中医药是中华民族战胜疾病的有力武器

每当历史上出现重大疫情，即是中医药发挥威力之时，也是中医药发展的契机。东汉建安年间，伤寒病大量发生，死亡率很高。张仲景的族人，十年间死了2/3。身为医生的张仲景，在临床一线救死扶伤，潜心研究发病规律，在继承《黄帝内经》和博采众方的基础上，终于摸索出伤寒病的辨证方法和治疗方剂，解决了治疗伤寒病的难题。张仲景的《伤寒论》提出"六经辨证"，并把每一种病都列出脉象、病症和方药。《伤寒论》奠定了中医诊断和治疗的理论基础，是中医史上的一个里程碑。明代从永乐到崇祯年间，中国多次发生大疫，用《伤寒论》六经辨证去治，收效甚微。吴又可在大量临床实践的基础上提出，古方不能治今病是因为今病不是伤寒病，而是一种由戾气引起的疾病，戾气由人的口鼻进入体内，引起人体发病。吴又可建立了新的病因说，采用了新的方剂，创立了温病学说，其后叶天士提出"卫气营血"辨证，完善了温病学说。

天花曾是历史上可怕的传染病，我国北宋年间就通过种人痘预防天花，后传入欧洲，才改进成为牛痘。

1956年石家庄流行乙型脑炎，师仲景法用白虎汤，疗效达到世界先进水平，并没有因为中医无微生物学说而束手无策。1957年北京乙脑流行，白虎汤效果不明显。老中医蒲辅周指出两年气候不同，处方应不同，只在原方加上一味苍术，疗效又达90%。1958年广州流行乙型脑炎，邓铁涛老先生曾参加救治，认为此病为暑热伏湿之证，凡舌苔转厚者必不死，暑湿得外达故也。统计中医之疗效亦达90%，且无后遗症。20世纪60年代广东流行麻疹，番禺等地因麻疹肺炎死婴不少，广州中医学院医疗队所到之乡村，用透疹清热之法，疫情便被制止。广州亦曾流感流行，用吴又可法——达原饮，又收到良好的效果。中医临床考虑三因（因时、因地、因人），中医理论更为全面，因此更为有效。

国家在"七五"期间安排攻关计划研究流行性出血热，南京周仲瑛组治疗 1127 例，其效果为：中医药组治疗 812 例，病死率为 1.11%；西医药对照组治疗 315 例，病死率为 5.08%（$P<0.01$），中医药组明显优于对照组。江西万有生研究组治疗 413 例，其效果为：中医药组 273 例，病死率为 3.7%，西医药对照组 140 例，病死率为 10.7%（$P<0.01$），中医药组疗效优于西医药对照组，由于时、地、人等有关条件不同，西医辨病为同一病毒性疾病，但周氏、万氏的辨证论治完全不同。

20 世纪 90 年代，美国疾病控制与预防中心（CDC）对 1988 年中国上海以中医药为主治疗乙肝重叠甲肝与 1983-1988 年美国本土以西医药为主治疗同类疾病的死亡率进行了统计对比，结果为 0.05%：11.7%，亦即 1：234。这说明此类疾病中国死 1 人，而美国死 234 人，从中可以显示出中医药的优势。

至 2003 年 5 月中旬，广州中医药大学第一附属医院治疗 50 余名 SARS 患者，无一例死亡，平均退烧时间 3 天，平均住院时间 9 天，且医护人员无一人感染。广州中医药大学第二附属医院至 4 月初收治 112 例患者，平均退热时间 7 天，平均住院 18 天，二附院甚至纯用中医药治好了 15 例 SARS 患者。钟南山院士所在的医院到 5 月份共收治 117 名病人，10 人死亡。收治病人中，中医介入治疗 71 例，仅一例死亡。北京仝小林教授治疗小组收治 16 名 SARS 病人，纯用中医药治疗，全部治愈，平均退热时间仅 4.5 天。

广州中医介入 SARS 治疗最早、最深，病死率全国最低，不到 4%，低于全国的 7%。北京有关权威人士称，北京中医介入抗 SARS 斗争虽然较晚，但成效显著，介入后的死亡率是介入前死亡率的五分之一。

由于大量使用激素等药物，西医治疗的病人患肺部纤维化和骨股头坏死的人至少占 1/3，迄今去医院检查者，基本都有骨股头坏死现象。

在世界卫生组织与国家中医药管理局于 2003 年 10 月联合主办的"中医、中西医结合治疗'非典'国际研讨会"上，专家一致认为，中医抢救了大量"非典"患者的生命，在预防和恢复期治疗方面，迄今西医尚无针对性治疗方法，中医却有其独到之处。专家一致建议，治疗"非典"要在中医理论指导下，尽可能早期全程、合理使用中医药。应将中医纳入公共突发事件临床救治体系，中西医配合治疗"非典"经验可作为其他国家防治传染病的参考。

2003年4月13—15日，我们课题组赴广州调研中医治疗SARS疗效之后，写出了《中医完全可以解决"非典"问题》。报告最后建议："火速拨款组织中医药对特异性疾病的预防、预测的研究。"半年之后的今天看来，这一建议是切合实际的，应将中医纳入突发公共卫生事件应急反应体系。

（二）中国的卫生保健体系必须立足于国情现实

卫生保健体系是由一个国家的历史、文化、经济、政治、社会、生活水准等诸多因素决定的。与卫生保健体系直接相关的医疗保险制度，是指一个国家筹集、分配和使用医疗保险基金为个人和集体提供防病、治病等卫生保健服务的一种综合性措施和制度。卫生保健体系的模式源于实行什么样的医疗保险制度，而医疗保险制度又受社会政治制度、经济水平、传统习惯、医疗服务的组织及现状等多种因素的影响。目前，世界上已有100多个国家建立了不同形式、不同程度的社会医疗保险制度，例如：美国实行的是"以服务收费的市场化体系"，法国、德国、日本等国实行的是"分散化的国家卫生模式"，而加拿大、英国、瑞典等国实行的是"社会化的医疗形式"，但无论如何，都基于西医医疗模式，或者说是生物医学模式。

近年来，世界各国均不同程度地面临卫生保健成本增加的问题，诸多医学人类学家、社会学家开展了一些卫生保健体系跨国研究工作，尤其是与美国不同的发达国家的卫生保健体系的比较研究。从下面介绍的美国和法国的模式就可以得知，我们必须建立符合中国国情的卫生保健体系，而不能照搬西方的模式。

1. 西方国家的卫生保健体系面临挑战

由于现代生物医学在近百年的发展中，已经产生了大量的先进医疗诊断设备、技术和资源，但是也出现了"重治疗、轻预防""治疗医学与公共卫生的分离""追求高技术、新药物治疗疑难疾病"等趋势，使得所有以现代生物医学为主的发达国家的卫生保健体系都出现了危机。以美国为例：

一是医疗费用逐年高涨。1980 年，美国人均卫生保健费用为 1063 美元，到 1994 年上升到 3510 美元，达到世界最高水平，医疗卫生总支出为 9494 亿美元（其中仅医院费用一项就达 3385 亿美元），占国内生产总值（GDP）的比例达 13.7%。2000 年，美国医疗卫生总支出达到 1.3 万亿美元，占 GDP 的 13%，占全球医疗卫生支出总额的 43%。在如此之高的支出费用下，美国仍有 15% 的人享受不到医疗服务，也就是说，约 4000 万人得不到起码的医疗服务。由于费用高昂，许多公民无法支付基本的医疗保险，到 1995 年只有 29% 的人参加"非管理收费服务"的保险计划。也就是说，美国是通过消耗全世界 43% 的卫生资源来保障其占世界 4.7% 的人口的健康。

二是初级保健体系日趋弱化。由于现代医学的引导，医生偏好专业化，从事初级保健和家庭医学的全科医生的数量减少，限制了卫生保健的可及性和普及性。美国 1950 年有全科医生 112000 人，1980 年下降到 47000 人，由于医疗照顾计划等改革措施的实施，才在 1994 年恢复到 73163 人。而且由于医生职业高度专科化，各科之间相互推诿，没有哪位医生为病人的健康全面负责。

三是医患纠纷严重。美国现行的医保模式采用的是直接向医生和医院支付"非管理收费服务"的传统方式。由于医患之间信息不对称，医生确定病人的需求，医生为所提供的服务定价，医生和医院为提高收入而向病人提供不必要的治疗和药物，造成医疗费用超速上涨。近年来，引起最多批评的医学专业是"外科"，人们不仅认为美国的外科医生太多了，而且怀疑所有的外科手术是否都有必要。

四是人们认识到西医的局限性。西医在解决单一因素疾病方面取得了很大的成就，但是对老年病、慢性病和疑难病等多因素疾病方面显得十分无奈。西医采用对抗疗法，一定要找出病因、病理、病位，否则难以下药。多因素病很难找到准确病位。而这类疾病却占到疾病种类的70%。也就是说，西医局限性很大，因而他们开始向世界各国传统医学寻求答案。

五是药物可靠性受到质疑。长期以来，人们仰视现代生物医学的成功，认为传染病已经基本被消灭，而余下的传染病也可通过免疫和抗生素得到控制。但是，现在发现，致病细菌显示出明显的抗药能力和适应环境能力，旧的传染病复燃，甚至严重爆发，并出现了一些以往不知道的致命病毒。现代的生活方式、交通、环境等因素更增大了其传播的可能性。由于滥用抗生素及其他化学药品，以及在动物身上使用抗生素，已经严重降低了这些抗生素的作用，结果产生了新的病毒。人们对化学药品所产生的不良反应的担心日益提高，从而对现代生物医学的对抗疗法的假设和方法提出疑问，使得现代生物医学的可靠性受到挑战，[1] 艾滋病、乙肝、SARS 以及西医对流感的无可奈何等就是明证。

面对这些问题，许多国家的政府都在考虑改革现行卫生保健体系以降低成本，并使更多的公民受益。但是各种控制成本的努力均遭到了强有力的反对，原因是医药卫生领域中的利益集团得益于现有的体系，控

1　关于这个问题，美国兰德公司在 SARS 期间发表的一个报告做了详细的论述，指出"受全球化、现代医疗实践和农业活动导致的不良后果、人类行为方式的变化以及环境因素等的影响，传染病已取代来自敌对国家直接的军事威胁而成为国际社会及各国政府面对的严峻挑战""微生物仍旧是当前美国日益严峻的威胁：全球化、农业活动的变化、人类行为变迁、抗生素及其他药品的误用、捐赠血液制品、气候变化、污染水及生物恐怖主义等已成为影响美国传染病扩散范围和速度的主要因素"。

制成本意味着控制他们的收入，利益各方包括医生、医院、医疗设备制造商、药厂、风险投资者及保险公司等都不会坐视，为了利益甚至会参与影响他们生存的政治斗争，美国在克林顿政府时期试图推进的卫生健康改革计划最终以失败告终。

为了建立一个公平和成本得到控制的卫生保健体系，各国开始寻找新的出路，不仅高度重视卫生成本控制，而且越来越强调预防性医疗服务的重要性，努力对卫生保健体系建立更加有效的管理体制。同时，也试图寻求各种其他方法和措施来建立一个能满足国民需要的卫生保健体系，确保国民的健康。在这种背景下，针灸等传统医学方法作为"替代和补充医学"，逐渐被纳入各国卫生保健体系。在美国，以中医药为主的补充与替代医学一方面以其廉价、显效，以及良好的可及性，可以达到"花钱少、患者满意"的效果；另一方面，其独特的诊疗方式、疗效，也可以作为一种低价的高端产品，满足富裕人群的特殊需要。因此，保险公司不顾生物医学界的敌视，积极将针灸等多元化方法纳入医疗保险范围，降低医疗成本，弥补原有医疗保健体系的不足。[1] 在法国，卫生保健早已成为一种普遍的社会福利，针灸、顺势疗法、正骨等治疗方式很早就被纳入国家卫生保健体系内，由国家制订价格，对医生进行诊疗的费用给予报销。德国、比利时、意大利、荷兰、英国等国家也逐步改变对针灸等传统医学的看法，开始立法认可这些疗法，但仍然存在"针灸师"与"针灸医师"这类非医学专业人员与医学专业人员之间的差异。

为了在替代医学研究领域取得优势地位，美国国会于1992年支持美国国立卫生研究院（NIH）成立了替代医学办公室，随后发展成为国家补充药物与替代医学中心（NCCAM），其预算从1992年的200万美元，快速增长到2002年的2.47亿美元。同时，白宫在2000年成立了白宫替

---

[1] 近十年来，中医药事业在美国发展迅速，不仅有独立的中医诊所，而且在西医的医疗中心、戒毒所、康复中心、老人院及健康食品店、中药店等处，都设有针灸、中医诊所，过去大多单纯用针灸，现在约6%以上兼用中药。中药都需进口，有人已经开始考虑在美国境内栽培中国药用植物的问题，如美国加州伯克利分校已经建立了药用植物园。

代医学委员会，根据 2000 年 2 月 8 日通过的执行规定，该委员会负责提出一套具有法律和行政效力的建议，使普通公众能最大限度地受益于补充和替代医学。很多著名研究机构，如马里兰大学、哥伦比亚大学、哈佛大学都成立了补充和替代医学中心，开展有关基础和临床评价研究。

2. 建立惠及 13 亿人口的医疗卫生体系必须发挥中医药的优势

中华人民共和国成立以来，我国曾以世界 1% 的卫生费用解决了世界 22% 人口的医疗保健，且人均寿命与发达国家不相上下，创造了发展中国家的奇迹。在这一成就的取得中，中医药起到了重要的、关键性的作用。在 20 世纪 80 年代以前，我国惠及城乡居民的公共卫生体系使医疗保障覆盖率高达 85%，曾得到世界卫生组织的高度评价，成为发展中国家学习的楷模，迄今孟加拉国等仍保留着从我国学习的医疗体系。所以，能取得如此好的成绩，在于赤脚医生制度与农村三级卫生网的建设适合我国国情。

20 世纪 80 年代以后，随着我国经济发展，随着市场经济的普及，医疗追求高精尖设备，追求经济效益，走向西方国家医疗卫生体制的道路。卫生资源逐渐集中于大城市、大医院，广大农村缺医少药。广大农民看不起病，只好"小病拖，大病挨，重病才往医院抬"。因病致贫、因病返贫事例层出不穷，这些事实提出了一系列尖锐的问题：我们的医疗体系向何处去？

分析我国现行的医保体系，如果我们采用西方的医保模式，且不要说今后若干年内我国不可能达到 2001 年美国医疗卫生费用 1.3 万亿美元水平，就是要达到其医疗费用总额占 GDP13% 的水平，2001 年我国就需要卫生费用 1.25 万亿元人民币，而当年实际卫生费用为 5150 亿元，占 GDP5.3%，人均 403 元，因此美国医疗模式我们是无法采用的。而法国、日本等带有强烈福利性质的医保模式，面临高昂的西医药费用，中国更难实现。这又带来另一个尖锐问题：西方医疗体制我们学习得起吗？在中国国情条件下建立惠及 13 亿人的医疗卫生体系，必须发挥中医药"简便廉验"的优势。

以防治 SARS 为例，广州中医药大学附属第一医院以中医为主治疗一个 SARS 患者，费用最高一例只需 5000 元人民币，而西医治疗一名 SARS 病人需 5 万～ 10 万元人民币，至少相差 10 倍。又如，北京宝仁中医医院薛延平大夫治疗了 200 余例西医认为必须搭桥、安支架或换心脏的心肌病或心肌梗死患者，平均一个患者花费 2 万元左右，而西医搭桥或换心脏治疗这些病约需数万至数十万元。再如，西医认为股骨头坏死不可复生，郑州王国政大夫用中药外敷法，使患者坏死的股骨头被吸收掉后再生出新的股骨头，费用约为西医的十分之一。还有，宁波三环自然疗法研究所裴爱国大夫创立"免疫辨证三环疗法"治疗乙型、丙型肝炎，采用针（穴位注射）、灸（穴位发泡）、药（口服中药）等方法，实施个体化动态综合治疗，可使乙肝"大三阳"转"小三阳"率高达 60% 以上，异型乙肝即"小三阳"HBV-DNA 和丙肝 HCV-RNA 阳转阴率达 80% 以上，而费用仅为同类疾病常规治疗费用的 1/10 ～ 1/5，且安全性好。其方法的推广对于有 1.5 亿乙肝、丙肝病毒持续感染者和携带者，每年 50 万新感染者，3000 余万急需治疗的现症肝病患者和 50 万死于乙肝、丙肝病的中国来说意义重大。

与综合医院相比，中医医院医疗服务价格相对低廉。中医医院人均门诊费用、人均住院费用、出院者平均每天住院费用始终低于综合医院。例如：卫生部（局）属综合医院 1995 年的出院者平均每天住院费用比国家中医药管理局属中医医院高出 107.2 元，2000 年比同级中医医院高 147.2 元。省、自治区、直辖市属综合医院 1995 年出院者平均每天住院费用比中医医院高出 61.7 元，2000 年比同级中医医院高 151.20 元。直辖市、省辖市区、地盟属综合医院 1995 年出院者平均每天住院费用比中医医院高出 30.4 元，2000 年比同级中医医院高 66.9 元。县旗属综合医院 1995 年出院者平均每天住院费用比中医医院高 13.6 元，2000 年比同级中医医院高 44.4 元。中医医院的单病种住院费用低于综合医院

（见表1）。1995年县属综合医院人均药品费为15.2元，人均治疗费为6.3元，中医医院人均药品费13.9元，人均治疗费为3.4元。2000年县属综合医院人均药品费为23.9元，人均治疗费为12.7元，中医医院人均药品费23.1元，人均治疗费为5.3元。城市中弱势群体及贫困人群自然要选择中医药来保障医疗，特别是在广大农村，依赖中医药成了一种自然而然的选择。

表1　2000年卫生部门综合医院与中医医院部分单病种住院医疗费用

疾病名称	综合医院		中医医院	
	均住院日（日）	人均住院费用（元）	均住院日（日）	人均住院费用（元）
脑血栓	18	6566	20.65	4364
急性心肌梗死	15	10489	17.85	5278
肺炎	13	4781	12.52	2589
慢性肾小球肾炎	16	6970	18.75	3724
肾癌	22	16918	32	11434
急性阑尾炎	7	2367	6	1041
支气管炎	7	1227	8.13	1252

三、中医药发展面临的困境和挑战

中华人民共和国成立之后，《中华人民共和国宪法》第二十一条明确写出：发展现代医药和我国传统医药。党的三代领导人对中医药均给予了高度重视和支持，但由于在中医药发展战略、政策法规、体制、科研和人才等领域均存在诸多问题，中医药学的发展明显滞后于西医药学的发展。主要表现在：

（一）中医药学未能取得西医药学同等的地位

中医人员与西医人员的发展极不平衡。在中华人民共和国成立初期的1949年，全国中医人员27.6万人（这是卫生部统计资料。若按崔月犁部长所说，当时约为 50 万人），2001 年为 33.4 万人，增加了 21%，而同期全国人口增加了两倍，也就是说，每万人中中医人数由 1949 年的 5.8 人减少到 2001 年的 2.6 人；1949 年全国西医人员有 8.7 万人，2001 年达到 175.1 万人，增加 20 倍（见图 1）。换句话说，每万人中西医人数由 1949 年的 1.8 人猛增到 2001 年的 13.5 人（见表 2），中西医人数比例由 3.2∶1 变为 2001 年的 1∶5.4。就医院的数量比较，2001 年全国等

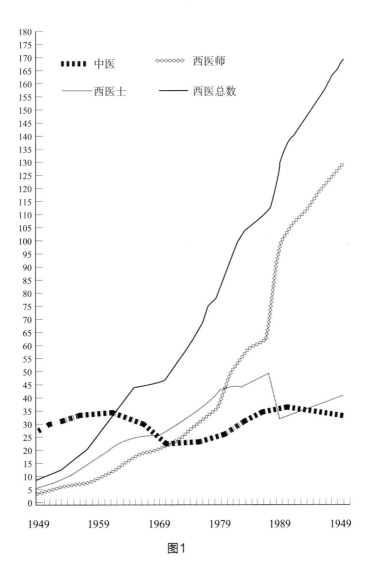

图1

表2 中西医院人员变化对比

年份	万人医生数（医生／万人）		医生总数（万人）	
	中医	西医	中医	西医
1949	5.8	1.8	27.6	8.7
2001	2.6	13.5	33.4	175.1

级医院中以西医占绝对优势的综合医院和专科医院共 14593 家，中医医院仅 2492 家，约为 6：1。就医院平均固定资产而言，2000 年综合医院为 2984.37 万元，而中医院为 910.95 万元，二者之比为 3：1。

中医药学院的数量、规模和教学内容不能适应中医药发展的需要。1998 年全国医药高等院校共 118 所，其中，中医院校（含民族医院校）33 所（2003 年为 28 所），西医院校 85 所。且中医院校规模远小于西医院校，据 90 年代初测算，所有中医院校资产之和比南京工学院（现东南大学）还差 600 万元。1995 年，全国高等医药院校在校生共256003 人，其中，中医院校在校生仅 44737 人（含民族医院校及西医院校中医系在校生），中西医在校生之比为 1：5。2002 年，全国高等医药院校在校生 656560 人，其中中医药院校在校生 133490 人，中西医在校生比例为 1：4。在课程设置方面，中医院校学生学习中医的时间与学习西医的时间基本相等，毕业生的中医基础知识薄弱。如果不改革中医教育模式，及时抢救名老中医的知识，将有可能出现中医断档问题。

国家卫生资金的投入不平等。1995 年，部（局）级综合医院年院均差额拨款数为中医医院的 2.29 倍，专项拨款数量是中医医院的 1.37 倍；2000 年综合医院院均差额拨款为 950.9 万元，中医医院为 479.4 万元，综合医院院均差额拨款为中医医院的 2 倍；2000 年综合医院院均专项拨款为 1275.8 万元，中医医院为 1039.6 万元，综合医院院均专项拨款为中医医院的 1.2 倍。这表明国家对中医医院的投入力度与综合医院相比，差距较大。在科研投入方面，中医药的科研经费与西医药的科研经费之比为 8.7：91.3，差距更为悬殊。

（二）废医存药是中医药发展战略的重大失误

中药之所以在数千年来独秀于世界各国药物之林，关键在于中药的使用具备系统、完善的中医理论指导，但是近年来以中药新药开发形式出现的废医存药思想严重影响了中医药的发展。表现在医药领域，提倡采用西医诊疗模式使用中药成药；在科研领域，以Ⅰ类新药、Ⅱ类新药为目标，中医药领域的科研经费几乎100%投入植物药研究，按照病名对中药进行二次开发，甚至采用分子生物学、细胞学、基因学来分析中药的成分和药效，希望某种中药专治某种病，然后让之进入国际主流医药市场。

废医存药战略在日本失败的教训已是前车之鉴。1887年日本明治维新时即在其宪法中规定西医药是唯一合法的医疗体系，中止其使用了一千四百年的中医药。虽然20世纪60年代恢复了中药生产，却是采取废医存药的政策：日本没有中医大夫，也没有一所中医药院校，日本的中药（汉方制剂）由西医辨病使用。20世纪80年代末，日本用最先进的科技手段、方法和设备，按照西医药的研究思路重新研究小柴胡汤，得出结论是：小柴胡汤可用以治疗肝炎。于是，只要是肝炎患者就给小柴胡汤，结果长期服用出了问题，死了人，导致了"小柴胡汤事件"，也因此严重影响了日本的汉方制剂产业。

"马兜铃酸事件"是近年来中医药在国际上遇到的严重事件，也是废医存药战略导致的不良后果。事件起因是1990—1992年间比利时有174人服用同一家诊所开出的减肥药"苗条丸"，一般服用时间都在一年以上，有的长达三年。105名女性服用者中有70个被查出肾脏受到损害，其中严重者还需要做血透治疗和肾移植。一家比利时研究机构指出，是马兜铃酸中毒所致，一些媒体便以"马兜铃酸肾病"为题进行报道。其后，1998年，英国发现两例因治疗湿疹而服用含马兜铃酸的中药引起的肾功能衰竭病例，便将其称为"中草药肾病"。英国政府于1999年7月

29 日宣布：禁止使用和销售含马兜铃属植物的药物和补充剂。2000 年初，美国有些媒体直接使用"中药肾病"的字眼大肆炒作。2000 年 6 月 9 日，美国食品药品监督管理局（FDA）在"至今未收到类似不利事件的报告"的情况下，命令停止进口、制造和销售已知含有和怀疑含有马兜铃酸的原料和成品，结果多达 70 余种中药材被列入黑名单。其中有相当一部分中药材仅仅因为名称的词干有牵连，虽不含马兜铃酸，也遭到株连。美国无端发难之后，诸多国家纷纷效仿，宣布禁止使用含马兜铃酸成分的中药，例如禁用著名中药龙胆泻肝丸。

国外"马兜铃酸"事件的发生是将中药当食品长期过量食用所致，这也是"中药成分化"的后果。国内所以近年也有类似事件，主要是不懂中医的医生不辨证论治仅辨病使用中成药所致。不认真听取中医界"药之害在医不在药"的意见，就盲目修改《中华人民共和国药典》龙胆泻肝丸处方，必将导致不良后果。废医存药使中药走向简单模仿西药的道路，失去中医药学自身的理论基础和创新体系，只能阻碍中医药学的发展，乃至埋葬中医药。按照目前中药新药研究开发模式，即针对西医病名进行中药开发的模式，绝不可能再开发出像六味地黄丸这样的名方成药。因为六味地黄丸并不专治某一种病，须针对肾阴虚之证使用，其应用极为广泛、其疗效也极为明显。

（三）以药养医的医疗卫生体制制约了中医药临床应用

从 1991 年到 2001 年，我国卫生总费用从 895.72 亿元上升到 5084.2 亿元，十年间增长了近 5 倍。占 GDP 的百分比，也从 1991 年的 4.14% 增加到 2001 年的 5.3%，达到世界平均水平。然而，2000 年世界卫生组织对全球 191 个成员国的卫生总体绩效进行了排序，中国排在第 144 位，比人均 GDP 低于中国的埃及（63）、印度尼西亚（92）、伊拉克（103）、印度（112）、巴基斯坦（122）、苏丹（134）等国还低。何以我国医疗卫生绩效如此低？何以我国今天失去了 70 年代创造的相当完备的医疗卫生体系呢？

原因在于：随着经济的发展，政府在卫生总费用中的投入却在逐年减少，每年约下降 1 个百分点。1980 年，我国政府卫生投入占全国卫生总费用 36%，到 2000 年下降为不足 15%。与此同时，居民个人卫生支出占卫生总费用的比例从 1980 年的 23% 上升到 2000 年的 55%。特别是农村，95% 以上的农民自己负担医疗保健费用。更重要的原因在于，我们的医疗体制不合理。医院采取以药养医的模式，使居民和国家不堪医疗重负。

现行医保模式使得各医院，尤其是大医院为了经济效益，在引进技术同时，也引进了过多的核磁共振、中子刀、伽马刀等高科技设备，例如，6000 万人口的英国全国只有 5 台核磁共振仪，已能满足社会需求，而 1400 万人口的北京市拥有的核磁共振仪已经超过 5 台。所以，引进高科技设备已不单纯是为了满足社会需求，利益驱使是其主要动机。耗费了巨额卫生资源的同时，也使得医药费用剧增。而派生出的另一个问题是不管是否需要都要使用这些仪器，因此，药物滥用导致费用激增，不必要的检查情况更令人惊骇！多年来，药品收入一直是医院经济收入的主要来源之一，一般医院药品收入高达医院总收入的 55% 以上，政府和人民均不满意，客观上，也使广大人民"望医生畏"，不得不转为其他治疗途径。

在这种医保模式下，只有获得医疗保险的人群，才能享受得起这种服务，全国只有 8000 万人可享受这一体系的服务。平均到全国每个人的卫生费用，会被这 8000 万人挤占了。这种不公平都源于现行医保模式。近几年来，受这一模式的影响，在中医院里也出现了诸多不良倾向，如：小病大治，中医大夫开西药，增加不必要的检查，诱导病人长期服药，购买贵重保健品及不必住院的病人住院等，这些也都是"以药养医"的直接结果。尤其是"中药现代化""产业化"等，促使药费升高，使很多价廉效优的常用药被斥为"粗糙、落后"的产品而逐渐消失。

在这种情况下，突出"以药养医"就制约了中医药的临床应用。这主要表现在以下几个方面：

虽然中医药在技术服务的投入效果比方面具有相对优势，但一些省市对同级中医医院和综合医院定额结算标准不同（中医医院低于综合医院），也一定程度上影响了中医医院的收益和发展。其次是国家补偿不能到位，加剧了医院的经济"吃紧"。医院作为政府实行一定福利政策的公益事业单位，其性质决定了医院的医疗服务行为不具有营利性，多年一直实行低于成本的医疗服务收费，其补偿渠道主要是政府补助、医疗服务收费、药品销售的差价收入三个方面。但是，限制了药品收入，医院收入锐减，而国家的补偿不能兑现，导致一些中医医院陷入困境，尤其是门诊与住院定额结算标准偏低，超支费用由医院承担，不同程度在"负成本"状态下运行的中医医院，犹如跌入了"深谷"。

由于中医医院底子薄，反映出的问题就更加突出。医院总体经济收入的减少，必然限制人才的引进、设备的添置、新项目的开展，从而进一步影响了医院的发展，导致了医院的门诊量、住院服务量、病床使用率都在下滑，导致医院收入明显减少。一些确有疗效的中医医院院内制剂，不能合理纳入医保报销范围，既影响了中医医院的专科优势，也影响了医院的经济收入。与综合医院相比，中医医院的专业设备，尤其新的、高技术含量的专业设备，引进得相对不多，在"自行定价"方面，没有更大的经济收入"机缘"，中医院收入明显减少。

为了求生存，甘肃陇南市某中医院，不得不与北京地区某大医院合作，在当地引进CT检查，虽然院长说这对中医诊断治疗并无什么益处。天水某中医院从德国贷款1000多万欧元，引进德国医疗设备，当问及这些设备对中医诊断、治疗有何作用时，院长的回答是："中医总要现代化嘛。"

如果认为医院是侧重价格效益比，那么中医医院的价格效益比远远高于综合医院；如果认为医院是追求医疗收入，那么中医医院每百元固定资产医疗收入基本低于综合医院。从绝对值看，1995年中医医院职工年人均业务收入比综合医院职工年人均业务收入少8200元，2000年中医医院职工年人均业务收入比综合医院职工年人均业务收入少2.4761万元。每一医生年业务收入，中医医院与综合医院的实际水平差距更大：1995年中医医院每一医生年人均业务收入比综合医院医生年人均业务收入少3.5949万元，2000年中医医院每一医生年人均业务收入比综合医院医生年人均业务收入少10.3133万元。

然而，在目前的管理体制下，控制成本就等于控制收入，医院的拨款和收入低，意味着医院的经济效益差。综合医院的职工人均业务收入1995年与1990年相比、2000年与1995年相比，增长率提高幅度分别为128.9%和110.0%；中医医院同期的增长幅度分别为75.6%和85.4%，相差幅度很大。1991年中医医院比综合医院的职工人均年业务收入高766元，但是，1992—2000年九年之间，中医医院与综合医院的每一职工年业务收入差距逐年拉大。

从以上数字分析，可以得出这样一个结论，中医人员及辅助人员收入低，这将大大影响积极性，从而降低中医药临床应用的效果。但这还仅是一个侧面，也还能够通过政策调整加以解决，而另一个侧面则复杂得多。

经济效益直接影响到医院的生存及医护人员的切身利益。因此，追求最大经济效益就成为医院的"核心"任务。在综合医院里，中医科具有价廉的特点，因而其地位一降再降。先是不给病床，降为辅助科室，后是撤销专科，不给立足之地。如针灸科，因针灸收费低廉，而治疗时间长（请注意：西方国家都在大量采用针灸治疗）；再如中药房，汤剂费事还不赚钱，不如中成药和西药，干脆一撤了之。这些做法导致中医药临床应用全面萎缩。即使是中医院，也难逃其厄运。如所设推拿、按摩等专科，也因占地、费时、不赚钱而被弃之。不得已，中医只好多开检查，多开西药。中医院西药的收入占药品总收入的60%，中药只占

40%。因此，以药养医的医疗卫生体制严重制约了中医药的临床应用。依据中医阴阳理论，此消彼长是自然规律，那么，在经济效益高涨之时，必是医德水准大面积下降之际。这是最可怕的后果。

市场经济在诸多方面优于计划经济，但市场经济不是万能的，医疗卫生领域不适用市场经济原则，这一点不能不引起高度重视。

（四）中医西化导致中医药基础理论长期徘徊不前

加强中医药基础理论的研究，不仅为中医临床提供理论依据和方法，有助于提高临床疗效，而且中医基础理论的重大创新，有可能促使对生命科学的认知程度实现突飞猛进的提高，并在现代西方医学的体系之外发展新的生命科学认知体系，意义极为深远。

但是近百年以来，"欧洲文化中心论"伴随着西方殖民主义的武力，进入了中国。中国民众得益于西方科学技术和西方医学的同时，也出现了"唯科学论"和"民族虚无主义"的社会文化思潮。与世界上其他传统知识体系一样，中医药也出现了危机，经常受到所谓"不科学"的评价，中医界不得不提出了"中医科学化"的口号以求生存。在这种背景下，几十年来，中医药基础理论的研究丧失了主体地位，从"中医研究"变成了"研究中医"，主要是用现代西方医学来研究、解释中医，把西方医学思想认为不能接受的东西或不能为西药所用的东西，统统斥为"不科学"，这主要表现在以下几个方面。

1. 被动模仿，自主创新研究不足

由于20世纪西方科学的局限性和西医本身的局限性，对中医的认识仍然处于粗浅阶段，简单地认为中医不符合现代科学模式而不予认可。像经络研究等中医基础理论研究，也是因为国外的有关研究发表后，在社会上产生了重大影响，我国才被迫开展有关的验证性和模仿性研究工作，自主创新研究不足，也不受重视。

2. 缺乏对自身方法论的研究，过分追求高技术、新手段

近年来，随着分子生物学、基因组学、蛋白组学的出现，出现了过分追求在细胞、分子层次进行物质研究的倾向，甚至鼓励"硕士研究生做到细胞水平，博士研究生做到分子水平"，似乎"越是细胞水平、分子水平，距离生命越近"。其实，40 亿年前地球才出现单细胞原始生命物，经过了 30 亿年的漫长进化，到 7 亿年前，生命形态才长到足以用肉眼可以观察到的大小，又进化到 500 万年前才出现人类这一高级生命。因此，越是细胞水平、分子水平，离高级生命越远，离临床越远，离中医越远。实际上，中医药学重视人自身身体内部的信息关联，以整体为对象进行研究，这是中医药学的优势。中医基础理论应该发挥自身的优势，而不是盲目模仿。近年国家自然科学基金委员会资助的中医药基础研究课题中，95% 以上是实验研究，内容差不多全是某方治某病的药理学实验，或某中药有效成分的提取方法，这几乎完全背离了中医研究的方向。不是说不能进行实验研究，而是说这类实验并非中医药研究的方向，起码不是主要方向。

3. 忽略了传承，割裂历史研究中医

中医基础理论研究中面临一个很突出的矛盾：中医学所观察的临床现象和规律，相当多地落在西医学视野之外。西医学按照其思路研究了一系列问题，取得了一定的进展，但并未涉及中医学论述的许多问题。于是，一些人看来，但凡西医不懂的就是不科学的，就是糟粕，要中医"去其糟粕，取其精华"，五运六气、子午流注等学说就这样被当作封建迷信抛弃了。这是中医现代研究面临的一个非常突出问题。今天，不少人要用西医的语言诠释中医理论，认为这就是创新，其实是在西化中医，是以足球规则评判篮球比赛。为此，对于西医不懂的东西千万不要随便批判，随便抛弃，必须首先重视对中医的继承，只有在全面继承

的基础上，才有可能发扬。而在继承的问题上，首先要继承中国传统文化，因为中医药是在中国传统哲学思想基础上产生的医学，只有很好地掌握了传统文化，才能读懂、弄通、继承、发扬中医学。

（五）中医人才队伍质量下降极为严重

中华人民共和国成立以后的第一批中医学院建立于1956年，迄今四十余年，现有28所中医高等院校。有人认为，中医教育成绩巨大，有人认为培养了一大批中医药事业的掘墓人。对中医教育的评价，真可谓毁誉参半，何以反差如此强烈呢？

几千年来，中医主要靠师徒传承。西学东渐，中医界为了与北洋政府废除中医的做法斗争，陆续开办中医学堂。应该说将师徒传承发展为学校培养是一个进步，中医学校确实培养出了一些优秀人才，但为了弘扬中医药学，就不能不深入认识中医教育的严重不足。

1. 中医学院培养的人数远远满足不了13亿人民的健康需要

从1956年创建中医学院至今，共毕业本科生不足30万人。可是我们知道，民国初年全国有中医80万人，全是靠师徒传承培养出来的。那时，我国不到4亿人，约每500人有一个中医大夫。今天全国13亿人，只有33.4万中医，平均4000人一名中医，可知中医教育培养的中医人数远远赶不上国家需求。

2. 中医学院的教育缺乏中医优势和特色

目前中医院校教学西化倾向十分严重。学生入学前本来已经接受了12年西方科学技术教育（这一说法应该是比较准确的，由于五四运动的影响，12年中小学教育几乎没有中国传统文化教育）。入学之后先进行西医基础及实验教育，等于再次洗脑，学生很难形成中医的思维和方法，几乎不可能成为好的中医。此外，西医教学课时数与中医课学时相当，如某中医学院中医专业 19 门课，西医课占总学时的 31.12%，是西医院校中医课时的 5 ～ 10 倍；而 19 门中中医课仅占 42.88%，其余 26% 为公共课。如此培养出的毕业生，既不能当中医用，又不能当西医用，因此相当多的中医专业毕业生改行就西、搞药、从政、经商。

3. 重学位、轻实践，导致中医教育脱离临床经验

中医是临床医学而非实验医学，然而，从学生入学就接受西医实验思想教育，在研究生的培养上更是脱离中医的特色。中医研究院一位教授感慨地说，由于考试制度关系，他培养的 21 个研究生，外文和计算机水平都很高，但很少在中医上下功夫，甚至连《本草纲目》的"序"都念不懂。再过十年，这些研究生成为教授以后，还会有中医吗？如此培养的中医硕士、博士，恐怕很难成为像蒲辅周、叶心清、岳美中这样真正有水平的名医。

众所周知，中医学院培养的学生是为中国人看病的，不是为外国人看病的，而且国外没有中医文献，因而外语学习的必要性不大。而没有古汉语知识，是学不好中医的，今天中医院重外语学习轻古文学习，是本末倒置。

4. 老中医的临床经验亟待抢救

时至今日，旧社会过来的一大批有一技之长、身怀绝技的老中医陆续退休，其中不少已经辞世。1956—1959 年入中医院校的学生，最迟毕业于 1965 年，中医功夫扎实，且略知一点西医知识。能够承上启下的这四届新中医，绝大多数也已退休。如果不及时抢救这些临床经验的宝库，抢救名老中医的知识，中医药学恐怕就要真正面临断源的威胁。

（六）中医药系列标准西化阻碍中医药的发展

中医西医产生于不同的文化背景，遵循的哲学理念不同，故其系列

标准也不可能相同。西医要消除病因，中医强调保证人的健康。犹如打仗，西医千方百计消灭敌人，而中医则设法使自己健康地活着。

西医辨病下药，中医辨证论治，因此，疗效评价标准很难统一。如一人头晕目眩，中医治疗后，感觉舒服了，算不算好了？西医检查后，也许血压还高。但西医治疗后，血压正常了，仍是头晕目眩，西医认为治好了，中医却认为没有治好。疗效观不同，今天总是要求中医疗效按西医病名进行评价。

蒲辅周先生治好了167例乙脑患者，卫生部不予认可，因为他用了98个处方，平均每个处方治疗不到2人，"没有统计学意义"。

今天中药的开发几乎完全按西医标准进行，开发出的不是按中医理论能用的针对某证型的药物而是针对病名的药物，如"抗病毒，治感冒""抗菌消炎"等，其实早已不是中药了，因为中医无法使用。

新药开发的动物实验几乎完全不适用于中药研究，新中药只能是中医从临床上总结出来的处方，而不是白鼠实验所能筛选出来的。例如：巴豆有毒，人吃后拉稀，白鼠越吃越肥。又如：六味地黄丸用于肾阴虚证，不可能通过动物实验开发出这类名方成药。

社会舆论普遍认为，中药新药开发是低水平重复，极少有Ⅰ类、Ⅱ类新药成果。其实Ⅰ类、Ⅱ类新药早已不是中药了，是西药或植物药，无法按中医理论使用。

仿照西药研制标准，有关部门为中药制定了"5个P"：GAP、GLP、GCP、GMP、GSP。表面上看是进步了，实际上是中药进一步西化，因为这些标准根本没有考虑中药的特点。

今天，西化的中医疗效标准和中药评价标准阻碍了中医药的发展，使之严重西化而失去了中医之精髓。

四、大力发展中医药应当成为国家的战略选择

（一）重塑民族自信心，大力发展具有中国原始创新优势的中医药体系

鸦片战争中，英国殖民者用坚船利炮打败了清政府，这一历史巨变，强烈震撼了中国国民的心灵。反思之余，人们悟出了"科学就是力量"的道理。面对西方科技的发展，我们落后了，大国变成了弱国，于是弱国心态悄然而生。一方面我们哀叹中国的传统太落后了，一方面顶礼膜拜于西方科技之前，到了迷信的程度。今天，弱国心态仍在潜移默化地影响着我们，五十年来中医药处于从属地位就是这种心态作怪的结果。振兴中医药，关键是重塑民族自信心，重铸中华医魂。

其实，中、西医产生于不同的文化背景，其哲学思想不同，理论迥异，所研究的范围不尽重叠。尽管中医在微观准确性方面显得不足，在许多情况下难以像西医药那样进行定量处理，然而，二者相比，中医药更具优势，更代表人类医疗保健的发展方向。

西医有自己的局限性，并非如我们所崇拜的那样，是十全十美的"科学"。"科学"一词的原意是规律性知识的集合或自然科学领域的某门学科，而百十年来，我们将"科学"二字神话为真理的代名词。西方人士早已认识到西医的局限性，甚至发出西医"何时才能把人当人看"的感叹。世界卫生组织明确提出，尽管西医应用了高精尖诊断设备，误诊率却高达 50% 以上。西医的局限性在于其机械唯物论的认识观，将人视为由筋骨皮肉和各脏器组成的而不是生成的，因而把人视同由零件组成的钟表，而中医强调人体各系统之间的功能关系而非实体组合。按照钱学森先生的话说（大意）：西医处于幼年时期，再有四五百年才能进入系统论，再发展四五百年才能到整体论，因而西医再有八百到一千年才有可能达到中医今天的整体论思想境界。

西医没有办法解决他们认为病因不明的疾病，所以才提出了亚健康

概念。这一概念的提出实际是对西医的否定，是向中医的靠拢。西医大夫用西药消灭敌人（疾病），而中医大夫则用中药调整人体生命状态（证），调整人体状态对常态的偏离，使人体恢复平衡。由于西医药学的结构性缺陷，西药无法通过自身的进步克服其巨大的不良反应和耐药性问题，只能不断淘汰产生耐药性的药品，开发新药，且周期越来越短，不良反应越来越大，开发成本越来越高。例如 1998 年，美国因药源性反应住院抢救者达 216 万人，其中 10.6 万人死亡。据岳凤先教授统计，中华人民共和国成立后的四十年间，中药不良反应的报道只有 5000 例，且多属用药不当。

中医的特点是辨证论治，中药不会产生西药那样的耐药性。中国中医研究院（现中国中医科学院）基础所原所长陆广莘教授曾做过实验，以耐药性大小而论，黄连素＞黄连＞复方＞辨证论治。因此，五千年来，并没有哪种中药因产生耐药性而被淘汰，也没有哪种中药因毒性而不再使用，反之，中医讲究"聚毒药以供医事"。一千三百年前的仲景方今天依然能用，一千三百年后应该仍然有效。因此，中医药的发展关键在医而不在药，没有必要整天强调中药创新而忽视中医理论的发展。

首先，要认识到中医药是一门科学，一门东方科学，一门博大精深的后科学，它有着自己特有的内在规律性。其次，中医药与西医药各具优势和特色，我们不必妄自菲薄。我们要看到，中医药学研究的许多内容远远超出了西医药学研究的范畴，因而难以为西医药人士所理解，也难以用西医的语言和理论解释清楚，正如西医药的许多内容无法用中医药学的理论和语言解释一样。因此，我们不要试图用西医药学的理论来解释中医药，更不要以西医药之标准来衡量评价中医药，犹如不要试图用物理学理论和语言来理解和衡量生物学内容一样。再次，我们也要在传承的基础上，准确理解和把握中医药理论体系，先在国内做好中医药工作，为中华民族再做贡献。应该认识到，我国最有优势、最有实力、最有发展后劲的就是中医药学，这是中华民族优秀文化中最重要的组成部分之一，要按其自身发展规律去发展。继承、弘扬中医药学是一场民族主义、爱国主义教育，是重塑中国人的民族自信心。

（二）积极探索在我国广大农村地区建立以中医为主、中西医并重的初级卫生保健体系

1949 年之前，由于战争、疾病、不良的卫生环境等原因，中国人的期望寿命不高，仅 40.8 岁。中华人民共和国成立后，政府实施了三个措施，大幅度提高了人民的健康水平："爱国卫生运动"，恢复和振兴中医，鼓励西医学习中医；赤脚医生运动，上百万人接受了初级医学培训。到 1975 年，全国有 156 万赤脚医生，在农村提供基本的医疗服务，进行预防保健工作和公共卫生工作，通过这三项措施的实行，极大地提高了我国人民的健康水平。特别值得一提的是，20 世纪 70 年代，我国医疗保障的覆盖率达到85%，以世界 1% 卫生事业费，解决了世界 22% 人口的医疗保障问题，而且各项指标跃居世界前列。曾被世界卫生组织誉为各国学习的楷模。

然而，80 年代以后，随着按"六二六"指示下乡的医务人员回城以及农村集体办卫生保健的解体，赤脚医生或离开了卫生保健工作或改为个体行医，农民没有了合作医疗，必须自费采用卫生保健。也就是说，农民没有了为之分担医疗费用的保险机制。除此之外，农村医疗卫生尚存在如下问题：

1. 国家对农村医疗卫生投入严重不足

今天，国家预算中的卫生经费约85% 用于城市，仅约15% 用于农村，国家对农村卫生资金的投入从 1991 年的 48.71 亿元增加到 2000 年的 124.59 亿元。但按 1990 年不变价格计算，十年间投入量只增加了

48.5%，年均增长 4.49%，远低于同期全国卫生总费用年均 13.1% 和全国农村卫生总费用年均 12.8% 的增长速度。而且，国家用于农村公共卫生的经费主要用于养人、发工资。

2. 以药养医导致农民看不起病

由于我国医疗机构普遍是以药养医，医生诱导患者消费，医疗费用迅速上涨，超出了农民承受能力，致使农民"因病致贫，因病返贫"。如上所述，1991—2000 年十年间全国农村卫生总费用年均增长 12.8%，比同期农民收入年均增长 7.7% 高出 5.1 个百分点，农民如何承受得起。贫困农村地区近半数应住院病例因经济困难而未能住院治疗，目前受威胁的人数达百万。

3. 重医疗轻预防导致已控制的疾病死灰复燃，新的传染病时有发生

目前甲类传染病如鼠疫、霍乱有较大流行可能，1990—2002 年十三年间全国共发生鼠疫病人 786 例，死亡 60 例，年均发病 61 例，是中华人民共和国成立初期三十五年年均病例的 3 倍以上。1998 年发生霍乱流行，波及 27 个省、自治区、直辖市，报告病例 12221 例，死亡 249 例，病死率 2% 以上。艾滋病的流行趋势持续上升，据专家估计我国艾滋病病毒感染者超过 100 万人，其中艾滋病患者 20 万，存活 8 万～ 10 万人。结核病负担日益加重，根据 2000 年全国结核病流行病学抽样调查，全国近半（5.5 亿）人口感染结核杆菌，活动性肺结核病人 500 万人，传染性病人 150 万人，其中 80% 在农村，每年约有 13 万人死于肺结核。此外，我国还是病毒性肝炎的高发区，估计全国超过 1.2 亿人是乙肝病毒携带者，占全球 1/3 以上。血吸虫病的防治依然不容乐观，目前未得到控制的地区还有 7 个省 110 个县。新的传染病如"禽流感"、肠出血性大肠杆菌感染和 2003 年的 SARS 等，使预防形势更加严峻。

4. 政府卫生预算城乡分配不合理

1991—2000 年，政府农村卫生预算支出累计只有 690 亿，仅占政府卫生总预算支出的 15.9%。2000 年，城市个人支付的医疗费用占总医疗费用的 60%，而农民个人支付的医疗费用则达 90%。同年，农民人均卫生总费用 188.6 元，仅为城市人均卫生总费用的 1/4。因此，2000 年世界卫生组织对 191 个成员国进行的医疗公平性评价中，中国排在倒数第 4 位，仅比巴西、缅甸、塞拉利昂略强。

因此，应该考虑建立以中医为主导中西医并重的农村初级卫生保健体系。20 世纪 70 年代我国能以世界 1% 的卫生事业费用解决世界 22% 人口的医疗保障问题，一个重要原因是建立了赤脚医生制度。赤脚医生构成了农村三级卫生网的最下一层。他们既是卫生行政体系的下层，又因为出自当地而有着浓厚的乡土情结。这种乡土情结是中国传统文化的重要组成部分，也是产生子夜出诊、突击接生、舍己救人的思想基础。如果完全以市场经济来建立农村三级卫生网，是有一定困难的。

由于中国传统文化关系，广大农民还是相信中医药的，而且大多数情况下可以就近采药应用。一方水土养一方人，当地的药材可以解决当地大部分需求。早在民国初年，我国 3 亿多人口，有 80 万中医，多分布于农村，当时约 1000 名西医几乎全部集中于城市。1965 年，毛泽东批评卫生部是城市老爷卫生部，号召"把医疗卫生工作的重点放到农村去"，大批医务人员下乡。20 世纪 60 年代末，全国又掀起办合作医疗的高潮。到 1975 年，全国有赤脚医生 156 万人，基本上解决了农民就近看病问题。到 2000 年底，由赤脚医生改称的乡村医生还有 102 万人，到 2002 年底又有大幅度下降。也就是说，我国至少还需要培养百万名赤脚医生才能满足农村需要。按我国中医院校的教育能力，应该说，十年内是完全可以做到的。这些赤脚医生的培训当以针灸、拔罐、按摩、刮痧及中医基本知识为主，并教以简单的注射、吊瓶等西医疗法。因此，完全可以重建赤脚医生制度。重建农村合作医疗和三级卫生网，使广大农民回到"小病不出村，大病不出乡"的年代。

在这方面应该说已有了较好的先例：贵州中医学院从 1992 年起就在为农村培养乡土中医大夫，每年派出专家教授深入农村，为当地培养中医药乡土人才，教会他们识药治病的技能。并且通过这些受训的乡土中医药人才带动当地农民学会利用和保护好中药材资源。农民在看病时，可以带上自采的草药交与医生，实行"以药换医"的新型农村医疗制度。如果病人带的药材多，医生还会补给病人药、医之间的差价。这样就减少了农村病人费用的支出，解决了农民"有病不敢医""有病无钱医"等问题。这一新型的具有中国特色的农村医疗保健体系可以促进农民合理利用当地资源、减少其医疗负担、增加其收入，应予以总结、提高、推广。

（三）实施中医药振兴工程

几千年来，在中国传统智慧的指引下，中医药发展形成了超前的、普济的、人人可及的一整套卫生保健技术体系，不仅至今仍有非常重要的现实意义，而且启迪了未来医学的健康生态模式，必将对人类生存质量的提高做出重大贡献。

中医药既是"传统的"，也是"现代的"、与时俱进的。汉代《神农本草经》收载药物 365 种，到明代，李时珍《本草纲目》收载 1892 种，增加了 4 倍。乳香、没药等南药原产于东南亚诸国，中医弄清了其四性五味、升降沉浮和归经，也将之吸纳入中药体系。汉代张仲景在前人基础上创立六经辨证，解决了当时的烈性传染病问题。明清吴又可、叶天士、吴鞠通等人在仲景基础上又有发展，提出戾气学说、卫气营血与三焦辨证，解决了新型瘟疫问题。所有这些，表明中医药学一直在不断现代化，一直在沿着自己的规律向前发展。

然而，如前所述，百余年来，人们错误地认为旧的就是不科学的，就要打倒、改造，导致中医药发展迟缓，地位低下，处处受到排挤，时时成为被改造对象，使本应在中国人民医疗保健中发挥主导作用的中医药只起到辅助、从属作用，这一切"是中西方文化冲突的悲剧，是滥用行政、法制手段以一种文化排挤另一种文化的历史典型"（《医道与文采》）。早在 20 世纪 80 年代，德国慕尼黑大学波克特（M. Porkert）教授指出："中医药在中国至今没有受到文化上的虔诚对待，没有为确定其科学传统地位而进行认识论的研究和合理的科学探讨，没有从对全人类的福利出发给予人道主义的关注，所受到的是教条式的轻视和文化摧残。这样做的不是外人，而是中国的医务人员。他们不承认在中国本土上的宝藏，为了追求时髦，用西方的术语胡乱消灭和模糊中医的信息（《医道与文采》）。"

面对目前中医药发展的客观现实，为了继承与弘扬中医药学，为了保证 13 亿中国人的健康，我们提出实施"中医药振兴工程"的建议，重点在加强中医基础理论研究，抢救老中医临床知识，改革中医高等教育模式，为农村培养新一代"赤脚医生"，普及中医药文化教育，加强中医院建设等方面实行切实有效的政策和措施。

1. 中医药政策法规保障工程

长期以来，体制和政策法规对中医药的歧视和排挤，使中医药始终未能与西医药并行发展。人们往往忽视这一问题，甚至认为，党和政府给中医药的政策特别优惠，是中医药自身不争气，不科学，所以发展不起来，这种错误的认识使僵化的体制和不合理的政策法规得以长期延续下来。

众所周知，政策法规往往决定一个产业的存亡和一个学科的存亡。日本明治维新从法律上肯定了西医药是唯一合法的医疗保健体系，日本汉医界人士进行了二十年斗争，终归失败。从此，日本中医药断线近百年。中华人民共和国成立前，国民党政府千方百计消灭中医药，始终未能得逞。中华人民共和国成立后，尽管中央领导对中医药发展一直给予高度重视和支持，但是在体制、机制以及政策法规体系建设上，往往不利于甚至阻碍中医药的发展，或者从思想上要将中医药改造成为西医药。我们必须看到，我国中医药的医、研、教各方面的问题，主要是政策法规造成的。例如中医不许介入艾滋病、SARS等传染病治疗，否则就是违法，而事实上，中医在这类传染病治疗上更具优势。我们必须按照《中华人民共和国宪法》第二十一条规定制定政策，即按照"国家发展医疗卫生事业，发展现代医药和我国传统医药"的并重大法来修订有关政策法规，改变有关体制，使之有利于中医药发展。现行有关阻碍中医药发展的政策措施，应以最快的速度加以整顿、清理、改进、完善，换句话说，必须尽快给中医松绑。

中医药是我国宝贵的文化遗产，我们应该像保护其他文化遗产一样给予高度重视，使弱势的中医药学群体与强势的西医药学群体有平等的权利。如此，不远的将来，中国不仅有望率先实现世界卫生组织提出的"让人人享有健康"的伟大目标，而且会为人体科学的发展做出新贡献。

2. 中医药人才工程

现行中医药教育体制亟待改革。1956年毛泽东提出创办中医学院，就是为了大力发展我国的中医药事业。1978年9月，中共中央以[1978]56号文件转发了卫生部党组《关于认真贯彻党的中医政策，解决中医队伍后继乏人问题的报告》。邓小平同志在批示中特别指出："这个问题应该重视，特别是要为中医创造良好的发展与提高的物质条件。"现在二十多年已经过去了，由于没有认真贯彻落实党中央发展中医的指示精神，中医人才的培养方向与当初办中医学院的意愿相反，现在能够临床治疗的优秀中医大夫越来越少，据估计，今天能拿得出手的名老中医不到300人了，致使人们发出"抢救中医"的呼吁。

中医学院几乎一半时间用来讲解西医课程，学生能否毕业，完全按照西医模式控制，要想拿到中医行医证必须考西医课程，这与中华人民共和国成立初期中央卫生部要"改造"中医的政策如出一辙。如此培养出来的学生不中不西，很难用中医理论去指导临床实践。我国现有中医药人员 33.4 万人，但多数不能按纯中医理论去临床治疗。中医学院培养的学生本应该坚持中医，但大多学生发生了动摇：中医科学不科学？中医能不能治病？中医还能坚持多久？如果继续按此教育模式培养中医人才，不出二十年中医就会消亡。因此，中医教育体制改变是当务之急，是关系中医药能否生存的大问题。

加强中药师人才培养。中医的发展是战略问题，中药的发展是战术问题。如果我们将中医药学体系割裂，那就是如日本一样的废医存药，中医将被消灭。脱离中医学的"中药学"其实是"植物生物化学"。我国中医院校中药专业只讲"植物化学"，没有药工教育。如果不培养合格的懂中医的药工，中药就很难向正确方向发展，中药将被改造成西方的植物药或西药，中医药事业在中国将消亡殆尽。将明明是西药的青蒿素视为中药现代化的典范、吹捧为中药研究的成绩，就是学校中药专业教育的一大失败。

在经济领域有特区，我们的中医教育领域能否有特区？建议将几个省市作为中医特区，学校完全不学西医知识，不做动物实验，不学外语，而强调传统文化教育，十年以后，再与那些"中西结合院校"比一比，看谁培养的学生医术高，看病好。

而且，中医教育要从娃娃抓起，中医院校可以附设中医小学、中医中学，让娃娃从小就受到中国传统文化的熏陶。

3. 中医药科研工程

中医药的科研应在中医药理论体系的指导下进行。中药研究，必须与临床结合。当年张仲景救人无数才提出"六经辨证"；叶天士临床终生，其学生才为其总结出"三焦辨证"。今天的基础理论研究多是以西医的思路、方法进行动物实验，来验证中医理论，中医理论如何能够得到发展呢？又如中药是中医大夫长期临床经验的总结与升华。而目前大部分中药研究所是按西药研究所的模式建立的，从事中药中有效成分的筛选、分离、提取，这种方法背离了中医药的理论与规律。中医研究中的问题也没有真正去按中医的内在规律进行研究，许多中医药科研课题偏离中医理论，是按照"基因组学研究""蛋白组学研究"去迎合项目评委，否则就拿不到经费，但这一类型的研究对中医临床和中医理论毫无意义。对这个问题，应该引起科技主管部门的关注和重视。

中医药科研应与临床相结合。本应从 SARS 治疗中总结出中医的新理论，可惜错过了机会，中医药的研究也应纳入国家突发事件预测预防和应急体系之中。

4. 乡村中医工程

从数量上说，我国中医院与西医院之比为 1∶6，而规模上说，中医院远远小于西医院。尤其是，医院以药养医的现状以及中西医政策法规上的不平等，中医院也多用西医药治病，且不敢用中医方法抢救病人。因为用中医方法抢救，出了问题就算医疗事故，用西医方法出问题属于正常现象。

我国现行的中医院是完全模仿西医院模式，许多西医的设备中医用不上，但是，按照要求也不得不买。中医院已经成为保养贵重仪器的地方，给国家造成了很大浪费。因此，必须改变这种模式，按中医自身规律加强中医院建设。

我国曾因赤脚医生和合作医疗体制使我国医疗卫生覆盖率达 85% 而闻名于世。由于市场经济的冲击，以赤脚医生为重要方面的农村卫生网几乎不复存在，广大农民缺医少药。建立以中医药为主体、中西医并重的医疗保健体系，为农村提供医疗科技支撑，培养大批乡村医生，才能真正保证 13 亿人民的健康，才能保证小康社会的顺利实现。

5. 中医体制改革工程

中华人民共和国成立五十多年来，卫生部几乎一直是西医一统天下，他们只有西医知识，也只相信西医，只发展西医；他们不懂中医，不相信中医，总认为中医不科学，千方百计要把中医转变为西医模式。因此，中医药之管理，必须脱离卫生部，单独成立中医部，负责中医药之发展弘扬，使中医药造福 13 亿人民。

人们并不希望将目前的国家中医药管理局直接升级为中医部，应该选择有民族自信心，热爱中医药事业，愿意为中医药事业奋斗，全心全意为 13 亿人民健康造福的人到中医部工作。

中医部的设立，其下应设立顾问委员会，邀请目前已为数不多的名老中医作顾问。顾问委员会应有相当的决策参政权，以免搞成中西医结合部或中医药现代化部。

（四）将中医药基础理论研究作为重大专项列入中长期科技发展规划

《中共中央、国务院关于加速科学技术进步的决定》指出："基础性研究是人类文明进步的动力，是科技与经济发展的源泉和后盾，是新技术、新发明的先导，也是培养和造就科技人才的摇篮。"中医基础理论是中医药学特色的体现，是中医临床之依凭，对临床具有普遍的、具体的指导意义。唐代魏征说："求木之长者，必固其根本；欲流之远者，必浚其泉源。"因此中医药基础研究是中医药发展之根本。

长期以来，中医药基础理论体系的完善和发展工作十分薄弱，中华人民共和国成立后的几十年中，仅仅进行了一些文献古籍整理，中医基础理论研究缺乏明显进展。为促进中医药的全面发展，建议将中医基础理论研究作为重大专项列入国家中长期科技发展规划。这是功在千秋、利国利民的一件大事，其意义不亚于"人类基因组研究"等生命科学领域的重大研究。如能通过重大科技专项支持建立起比较完整的中医药理论体系，此研究堪与"两弹一星"和"夏商周断代工程"等重大科学突破媲美。

1. 研究方法的探讨

与临床结合。中医的理论，在古代哲学影响下，形成理论与临床紧密结合的特点。中医的理论对实践进行指导，反过来又促进提高，没有临床实践就不容易体会中医理论的正确与科学，所以，中医基础理论的研究一定不能脱离临床。

开展宏观研究。中医是宏观的，西医是微观的，并非微观就比宏观先进。中医是整体论，讲究天地人合一，是动态的；相比之下西医是静止的、局部的，是机械论。尽管近几十年来西医的模式有改变，向中医靠拢，但它建立在还原论上的基础没有变。所以西医的方法，与中医不同。像动物实验、实质研究等思路，可以进行，但不应作为中医基础研究唯一或主要的方法，更不应占去科研基金的大部分。

与21世纪的科技结合，走自己的路。中医要发展，一定要与最新的现代科技结合。在20世纪，自然科学的发展程度尚无法帮助中医真正现代化。应寄希望于21世纪的自然科学与科学哲学。20世纪的系统论、控制论等对中医有一定帮助，21世纪可能还有更新的、综合程度更强的理论，中医可以参考，然后走出自己的路，形成自己的科学研究方法论。

2. 研究领域的探讨

对中医学术的系统整理。在现代的认识论条件下，对中医的基本概念、理论学说进行历史的、逻辑的整理是基础研究的重要工作。同样一个概念，在不同医家的理论中有不同含义，其前提条件是什么，其实质内涵有什么区别，分别应用于什么样的情况下……这属于中医学术史、概念史研究，是研究中医理论的基础性工作，只有把这些内容继承好才能进一步发扬。这个系统性工程有必要组织队伍认真进行。

对核心理论的深入研究。像阴阳、五行、脏腑和经络，都是中医理论的核心，百年来也有不同的争议。有必要在总结近数十年研究成果的基础上，进一步研究。像心主神明还是脑主神明？经络是否存在？这些问题离开中医临床就不能做出准确的评价。又如五行学说，被视为玄学，为什么中医还在用？实际中医五行学说的实质是五脏相关理论，这些都要结合临床进行阐释。

对辨证论治的研究。不少人将辨证与辨病相对立，甚至贬低辨证论治的必要性。实际上，中医的辨证论治包含了辨证—辨病—再辨证这样一个综合的过程。对辨证论治的实质内涵应有一个统一的认识，并解决与辨理化指标、辨现代医学之病的关系。

中药的研究。未来临床医学很多难题的解决要靠中药。但是，中药的研究一定要以中医理论指导为基础，不要一味走分离、提取有效成分的植物化学研究道路。中医中药不分家，要认真研究中药的药性理论与中医理论的关系，以及临床应用的规律。

养生保健理论的研究。中医提倡"治未病"，养生保健理论很丰富，包含了免疫防病、颐养益寿等预防医学、健康教育的内容。对这一部分内容不仅要从文献上整理，还应加以现代研究。中医优秀的养生文化应该在我国的公共卫生政策中有所体现，

3. 研究人选的探讨

中医药理论体系是制约中医药发展的"瓶颈"问题。解决这一问题的核心基础是体系的构建，就是在繁纷复杂的中医传统知识和临床经验中，凝练、归纳、构建理论体系。这个体系不仅仅指导中医实践和中药研制，更重要的是建立一个认识生命科学的理论体系。实现这一目标的

难度是艰巨的，能够担负此重任的必须是具备战略视野、通晓自然科学和社会科学的大科学家。钱学森同志对中医药的研究给予了高度重视和支持，我们期待着更多的科学家能够像钱老一样，积极投身这一艰巨而伟大的事业。

基金项目： 国家软科学计划项目"中医药战略地位研究（原名称：中医药国际推进战略研究）"，项目编号：2002DGS2K017。

中国科学技术信息研究所中医药战略地位研究课题组

2003 年 7 月

确立中医药战略地位的重要意义

导读：这是应时任国务院研究室司长的陈永杰同志要求，根据当年的研究报告写的，陈司长反复修改多次，最后一次修改稿作为研究室文章分三次报送国务院。此文也是课题研究总报告的缩略版，登载于《中国工程科学》（2004 V6.7：4–13），全国各地都有翻印。据吴浩凯同志说，他们翻印5000份，就是参考此文报成的国家中医药管理局主管的全国性中和亚健康协会和中和亚健康公司，且是按该文思想运作的。《中国经济时报》《光明日报》《科技日报》等均刊登了该文。

中医药与中华民族的历史一样悠久，为中华民族的繁衍生息做出了不可磨灭的贡献，使中华民族在无数次瘟疫侵袭下从未像欧洲那样一死上千万人。随着社会的发展，随着生物医学模式向生态医学的转变，人们已经认识到，中医药学符合未来医学发展的方向。现在必须确立中医药的重要战略地位，建立中西医真正并重的符合中国国情的新型医疗卫生保障体系，造福13亿人民。

一、从抗击 SARS 看中医药的比较优势

2002 年底以来，SARS 疫情在全球 32 个国家和地区蔓延。至 2003 年 7 月，全球病例总数为 8422 例，其中中国内地 5327 例，中国香港特别行政区 1755 例。全球 SARS 平均病死率 11%，中国内地为 7%，中国台湾地区为 12.5%，中国香港特别行政区和新加坡均为 17%。中国内地 SARS 的病死率大大低于其他国家和地区，一个重要原因是，在中医药界的呼吁下，在国务院领导的支持下，中医药得以介入 SARS 治疗过程，中西医两条腿走路发挥了特殊作用。

（一）降低了死亡率

广州中医药大学附属第一医院治疗 50 余名 SARS 病人，无一例死亡，医护人员也无一人感染。某西医医院截至 2003 年 5 月共收治 117 名病人，10 人死亡，其中中医介入治疗 71 人，仅 1 人死亡。广州中医介入最早最深，病死率全国最低，不到 4%，全国病死率约 7%。在北京，中医介入后 SARS 病人死亡率只是介入前的 20%。

（二）降低了治疗成本

西医治疗一个 SARS 病人的平均费用是 5 万～ 10 万元，而广州中医药大学附属第一医院以中医为主治疗 SARS 病人，费用最高的一例也只有 5000 元。

（三）减少了后遗症

由于大量使用激素等药物，西医治疗的病人患肺部纤维化和骨坏死病的人达 1/3 以上，以中医为主治疗的病人至今尚未发现特别的后遗症。

中医治疗 SARS 的特殊作用与意义已被世界卫生组织专家认同。在世界卫生组织与中国国家中医药管理局于 2003 年 10 月联合主办的"中

西医结合治疗 SARS 国际研讨会"上，与会专家一致认为，中医药科研与临床人员运用中医药抢救了大量 SARS 患者的生命，开展了卓有成效的前瞻性临床研究，积累了丰富的研究资料；在预防和恢复期治疗方面，迄今西医尚无针对性治疗方法，中医有其独到之处；中西医结合治疗 SARS 是安全的，潜在效益很大。专家一致建议，治疗 SARS 要在中医理论指导下，尽可能早期、全程、合理使用中医药；要将中医纳入公共突发事件临床救治体系，建立研究网络，制订应急预案和研究预案；中西医结合治疗 SARS 的经验可作为其他国家防治急性传染病的参考。

在 SARS 这场突如其来的灾难中，中医药之所以能发挥特殊作用，做出巨大贡献，在于中医药的比较优势。与西医对抗疗法不同，中医虽无微生物学理论，但其"疬气"学说自有一套解决病毒性疾病的方法。中医治疗并非与病毒对抗，而是注重调护病人正气，使邪不胜正，给邪以出路。西医要先找到致病病毒，再找到杀灭这种病毒的药品，未找到病因之前无法决定治疗方案，更无药可医。也说明了西医"头痛医头，脚痛医脚"还原论理念的无能为力与苍白。而中医精髓在于辨证论治，它研究人体阴阳平衡，以及如何调动人体自身康复能力以恢复平衡、恢复健康，所以在治疗病因不明疾病和多因素疾病方面具有不可取代的优势：任何疾病只要有临床表现，中医就可据此拿出一套治疗方案，这就是中医整体论的高明之处。

二、中医药发展面临严重困境

中医药学的历史与中国上下五千年的历史同样悠久，其伟大的历史作用和重要的现实意义是客观存在。西医自 1840 年鸦片战争之后传入中国已有一百多年，其显著的普遍性作用已成共识。两者各具比较优势，因此，党中央早在 20 世纪 50 年代就明确了"中西医并重"的发展方向，提出了中、西医疗体系"长期并存，共同发展"的正确方针，并在 1982 年将"发展现代医药和我国传统医药"写入《中华人民共和国宪法》第二十一条。但长期以来，中央的方针和宪法的精神并未得到认真执行，在具体的法律与政策、行政管理与国家投资、科研支持与医疗实践等各个方面，普遍重西医轻中医，中医地位日益下降，作用日益衰微，目前实际已处于困境。

（一）中医人员与机构发展缓慢并不断萎缩

全国中医医生 1949 年 27.6 万人，1962 年 34.4 万人，1970 年 22.5 万人，1989 年 37 万人达最高，后逐年下降，2001 年 33.4 万人，比 1949 年只增长 21%。西医医生 1949 年 8.7 万人，此后逐年增长，2001 年 175.1 万人，增长 20 倍，增长速度为中医的 95 倍。

1999 年，全国综合医院 10793 家，中医院 2449 家，二者之比约 4∶1，而且中医院规模普遍比西医院小得多。

2003 年，全国医药高等院校共 136 所，其中西医院校 72 所，综合院校中含西医的 22 所，成人西医高校 10 所，中医院校 28 所，中医成人院校 1 所，综合院校含中医的 3 所。两类院校之比为 3∶1，且中医院校规模很小。

1995 年全国高等医药院校在校生 256003 人，其中中医院校在校生仅 44737 人，西医与中医在校生之比为 5∶1。

（二）中医院校按西医模式培养学生，中医教育日益衰退

形式上看，我国仍有不少中医院校，每年培养成千上万学生，尤其是近 3～5 年中医院校招生人数激增。但几十年来，中医院校培养的学生真正的中医不多，中医科研上有成就者很少，名中医更是罕见，与西医院校的状况完全不可同日而语。根本原因是中医教育严重西化，传统中医文化与中医技能被轻视、被遗忘、被丢失。

我国中医院校招生时，外语要求不低，而中文要求并不高。进校后

外语是硬要求，古汉语训练不严格，导致许多学生基本看不懂中医古籍著作，多数人没有认真读过，也读不懂《黄帝内经》等中医经典。在课程安排上，中、西医课时几乎相等，理化知识与西医理论学习要求不低，且是必考课程。中医经典著作不深入研读，中国传统哲学与中医理论基本训练严重不足，甚至中医四大经典已经改为选修课，不必考试了。在技能培养上，西医的各种仪器实验不少，中医的望、闻、问、切等临床硬功夫训练不多。毕业时，许多学生缺乏中医思维、更不会用中医思维来看病，一些学生自己就看不起中医。如此培养的中医大学生既不能当中医用，也不能当西医用，只相当于中西医两个专业的中专生。毕业后，许多人纷纷转行西医，或名行中医实以西医为主。而西医院校几乎不学一点中医，更无中医技能训练。所以然者何？要改造中医，把中医"提高"到西医水平。

中医药硕士、博士生大都并非在中医药领域里继续深造，不是在中医理论基础及临床诊疗水平上加强与提高，而是按照西医培养的要求重仪器、重实验，要求硕士做到细胞水平、博士做到分子水平才能毕业。因此，不少中医硕士、博士甚至不会用中医理论与技能临床看病，多数难以称为真正的中医。而这些人又在培养新一代中医大学生。一代一代下去，中医院校中医药的传承与发扬将会遭到严重的影响和削弱。今天，中医院校基本不是真正意义上的中医院校，而是中西医"结合"，改造中医到西医水平的院校。

中医研究院一位教授说，由于考试制度关系，他的 21 个研究生的外文和计算机水平都很高，但很少在中医上下功夫，甚至连《本草纲目》的"序"都念不懂，这样培养出的很难说是中医高级人才。这些研究生已无多少中医味道了，他们成为教授、博导以后，再教出来的学生还是中医吗？如某一西医硕士考上了中医博士生，做了三年白鼠实验，拿到了中医博士学位，工作后又当上了中医学院院长，不断要求中医学生做西医式实验，称之为搞"中医现代化"。这不是在培养中医人才，实际是在西化中医、改造中医、消灭中医。

（三）否定师徒传承的传统培养模式，纯正中医后继乏人

以师带徒，师徒传承是我国中医人才培养的传统模式，几千年来造就了一大批受群众欢迎和爱戴的名医。但现行医疗制度与政策，基本否定了师徒传承模式，甚至使其无容身立足之地。

我国尚存不少师徒传承的民间医生，临床水平高，治疗成本低，治病效果好，深受群众欢迎。但是，这些人即使水平再高，大都得不到正式承认。现行的执业中医师考试制度要求考西医内容（约占考试内容的1/4），这些医生往往因西医知识不足过不了考试关。现行的行医执照制严重限制了正常民间行医，这些医生多因无法领到行医执照，不能公开行医，若行医即属非法，将遭取缔。现行的医疗执法监督制度打击了民间传统行医，民间医生出了事故，哪怕属正常情况，因无行医执照，必受法律制裁。限制民间行医的制度迫使许多真正的民间医生只得地下行医，非法行医。由于老百姓对民间中医有巨大需求，于是，三教九流的各式人物混迹其中，良莠不齐，民间中医市场十分混乱。

中国讲究师徒传承。迄今，戏剧、国画、相声、书法、武术等仍在提倡拜师。因为有许多东西"不可言传，只可心授"，故自古师徒如父子，自当尽心相传。现今的中医教育、职称和执业资格制度，导致真正的中医越来越少，今后可能就会像日本那样，不再有真正的中医了。现在，中华人民共和国成立前留下来的全国著名老中医已所剩无几，且均已达70岁以上高龄。20世纪50年代以传统方式培养的国内知名中医大夫已为数不多，且均已年近古稀，其后主要按西医式教育培养的中医，在传统中医上有真正成就者、知名者甚寡，纯正中医后继乏人已成严重问题。

（四）按西医医院方式管理中医医院，中医已无真正的临床基地

目前全国大小中医院虽有近2500家，但基本上全是中西医"结合"

医院，已经没有真正传统的中医医院。一则，查病主要靠西医仪器来检测与化验；二则，断病主要靠化验单的数据来判定；三则，处方主要按西医思维与理论来开方治病；四则，抓药是中药、西药并用，中药西药为主互见；五则，验效主要靠西医仪器来检验治疗效果。因此，现行中医医院已经难以称为真正的中医临床基地了，也没有多少中医大夫能真正按中医思维看病了。甘肃某中医院从德国贷款 1000 多万欧元购买德国设备，还美其名曰"中医现代化"。

之所以如此，一方面，60 年代后培养的多数中医已不大会运用中医传统的望、闻、问、切，辨证论治了，必须借助西医仪器才能看病了。另一方面，医生为了收入，医院为了生存，大量购买医疗仪器、设备与西药。且越是大型新型，越是现代化就越好，西药价高、仪器检验昂贵，医院创收靠它，医院评级升级也靠它。中医中药虽然简便廉验，若靠纯中医收费，价格极为低廉，靠它根本无法养活医院。另外，由于没有中医治病，特别是治危重病人的医疗法律标准，若单纯用中医方法抢救病人，死了往往要负法律责任，西医方法则无此担忧。于是，现在的中医院病房与西医院病房几无二致，难怪有人说如今三级甲等的中医院，充其量是一个二流的西医院。

（五）以西医标准评判中医，贬低甚至否认中医成果

中医、西医本是两个不同的理论与实践体系，其临床方法与评判标准基本无法兼容。但中医得不到现行医疗理念与制度的基本承认，中医的诊病治病与验效，中药新药的开发、评审与推广，大都采用西医标准来判定。将西医作为唯一标准，不承认中医临床"实践标准"，硬要由西医认可中医疗效才算，这在医学界早已是司空见惯、习以为常的现象了。

早的如 1956 年石家庄用中医治疗乙脑，疗效奇佳，且无后遗症，但当时的卫生部不予承认。1957 年中医蒲辅周一人成功治疗乙脑患者

167 人，主管部门却以其使用了多达 98 组中药处方，没有规范的统计学意义，不承认其疗效。近的如刘海若病例，英国两次拟对其进行"脑死亡"检验，回国后进宣武医院，先用西医方法治疗两周无效，后让中医来试，中医辨证论治，采用方药、针灸、按摩等手段进行综合治疗，效果显著。但对外宣传成果时开始不提中医，后迫于压力又说是"中西医结合"的成果。

最为典型的是 2003 年春的抗击 SARS。广州中医药大学第一附属医院采用中医药治疗 SARS，效果非常显著，但在相当一段时间里得不到承认，更得不到及时推广。2003 年 4 月，广州中医专家应科技部部长之邀，向 SARS 科技攻关组介绍治疗 SARS 的经验，一些权威人士说"你们要拿出一个规范性的东西，和西医进行对比，如果证明确实有疗效，我们再组织推广""没有与西医对比，说明不了问题"，这犹如诸位将军屡败于华雄而仍瞧不起布衣关羽一样。西医认为，SARS 是全新的疾病，既无治疗先例，也无可靠药物，但西医西药却可堂而皇之地全面进入 SARS 治疗过程。然而，在中医看来，SARS 只是一种温病，治疗并不难。一些中医温病权威，却要经过多方呼吁后才得以介入 SARS 治疗。一些对温病确有疗效的中医药方剂，却非得经过白鼠实验证明能够"杀死"SARS 病毒才允许进入临床。然而抗生素、激素等西药杀不死 SARS 病毒，且不良反应极大。被西药治好的人，今天 1/3 以上已开始出现股骨头坏死。

（六）片面理解中药现代化，中药科研走向废医存药

中药现代化的提法是正确的，但如何现代化却是一个非常科学非常严肃的问题。从中药现代化多年的实施过程来看，基本的思路和做法是要与国际接轨，想按西医的科研思路与标准，搞清中药的化学成分，提取有效物质，制成类似西药的治疗某种病的"新型中药"。这完全是研究开发新西药的方法，若借以从中药中开发出新西药是无可非

议的，但若将其作为中药现代化的主要甚至唯一途径，其结果不是中药现代化，而是中药西化，必然导致废医存药，最后连中药也将不复存在。

如中药现代化研究的成果青蒿素，通过有效成分提纯后，已不具备中药的四气五味、归经等性能，已不能参与中药处方的配伍了，就是说已不能归为中药，与黄连素、麻黄素等植物药提取物一样，早已归于西药范畴。又如，1992年，比利时一诊所开出减肥药"苗条丸"，患者服用1～3年，一半人出现严重肾病，研究发现是药中所含马兜铃酸成分所致，后又发现另外一些中药也含有马兜铃酸，于是大肆炒作所谓"马兜铃酸肾病""中药肾病"，使中药在西方的形象大为受损。其实，这是中药成分化的结果，是不辨证论治、辨病使用中药或将中药当食品长期过量食用的结果。一些人不遵从中医"药之害在医不在药"之理念，盲目修改《中华人民共和国药典》中龙胆泻肝丸处方，必然导致恶劣影响。再如，抗击SARS，中医界暴露的一个问题是，面对疾病，有些人不是考虑如何辨证论治，如何用中医理论解决临床问题，而是首先考虑用什么方，什么药，甚至完全按照西医抗病毒思路来组方、选方，这正是中医药科研长期西化的结果。

按照现行中药现代化的片面做法，即主要针对西医病名并按西医理论进行实验来开发中药新药，根本就不可能开发出像六味地黄丸这样的名方成药来。因为六味地黄丸并不专治某一种病，而是须在中医理论指导下，针对肾阴虚之证使用，其应用范围很广，疗效也极为显著。据统计，用六味地黄丸治好的病有430多种，但若按西医病名使用，什么病也治不了。中药研究走简单模仿西药的道路，必将逐步失去中医药学自身的理论基础和创新体系，不仅永远赶不上西药，而且必将重蹈日本"废医存药"，最后彻底消灭中医药的覆辙，这只会阻碍中医药学发展，绝不可能实现中医药现代化。

三、中医药陷入困境的主要原因

中医药学是中华民族五千年得以繁衍昌盛的重要基础，是中华民族优秀文化的最重要组成部分之一。中国现存古籍中，1/3 是医籍。现今中医药地位低下甚至陷入困境，既有认识问题，有制度问题，也有中医自身的问题。

（一）民族文化虚无主义导致人们普遍轻视中医

1840 年鸦片战争我们失败了，不少国人看到了西方的坚船利炮，看到了西方科学技术的威力，奋起图强，但也有许多人因此产生了民族虚无主义，总觉得我们处处不如人，外国的月亮都比中国的圆。

早在清末，维新运动提倡"中学为体，西学为用"时，许多人就开始贬低和否定中医。北洋政府时期，受"全盘西化"的影响，曾两次试图取消中医。1914 年，教育总长汪大燮提出："余决意今后废去中医，不用中药"，1929 年南京政府卫生部还正式通过了《废止旧医以扫除医事卫生之障碍案》，但两次均因民众激烈反对而未能真正执行。中华人民共和国成立后，历次政治运动都是"破旧立新"，仍是常常将"保守""不科学"恶名加在中医头上。20 世纪 50 年代，中央卫生部副部长王斌提出，中医是封建医，应随封建社会的消亡而消亡，但遭到中央批评。毛泽东提出"中国医药学是一个伟大的宝库"，明确了要保护中医的方针。尽管如此，一些否定中医的权威又提出要用西医彻底改造中医，这种思想从提出到现在都深深地影响着中国医学界。

20 世纪以来，中国学界在相当大程度上将"西学"与"东方传统文化"当作相互矛盾、相互对立的两个方面，从梁启超、孙中山到陈独秀、鲁迅都认为中医能治病，并不否定中医之疗效，但都认为中医不科学，"中医尽可愈病，但无人能以愈病之理喻人"是其中心论点。直到20 世纪后半叶，系统论、信息论、控制论出现并略有进展，人们才认识到中医的科学性，才认识到中医是未来医学的发展方向。但 20 世纪民族精英的错误认识造成中医学术界对传统文化的荒疏、淡漠，对中医学理论的轻视、曲解。中医和中医学一直处于被审视、被验证、被质疑、被改造的地位。德国慕尼黑大学波克特教授二十多年前就指出："中医药在中国至今没有受到文化上的虔诚对待，没有确定其科学传统地位而进行认识论的研究和合理的科学探讨，没有从对人类的福利出发给予人道主义的关注，所受到的是教条式的轻视和文化摧残。这样做的不是外人，而是中国的医务人员。他们不承认在中国本土上的宝藏，为了追求时髦，用西方的术语胡乱消灭和模糊中医的信息。"

（二）医疗卫生的某些法律法规与制度导致在管理上歧视和阻碍中医

1982 年，"发展现代医药和我国传统医药"被庄严地写进宪法，这是中医发展的根本法律保障。但是，在一些具体的法律法规和医疗行政管理制度上，实际上一直在歧视、歪曲和阻碍中医的正常发展。

按《中华人民共和国执业医师法》规定，必须有四年以上医学院校学历者，方能参加执业医师资格考试。而中医药界大量的医师不具备这种学历，不少人是学徒出身，因此，许多人即使有水平也拿不到行医资格，若行医即属非法。中药店坐堂医师制和中医师个人行医是中国几千年的传统，非常方便就医，符合老百姓看病治病习惯。但现行医疗体系规定不允许医师坐堂行医，全国已经停止批准新设置个人医师门诊。尤其是，执业医师资格考试所考内容 1/4 考的是西医内容，而西医医师资格考试并不考中医内容，实质还是对中医的歧视，还是认为中医不科学，要把中医改造、"提高"到西医水平。

中医师临床自制药是每位合格中医师的基本技能，但现行医疗制度严格限制使用自制配药，大大束缚了中医师的手脚，且如有发生，还要被执法部门以销售假药之名予以制裁。按现行规定，中医大夫在用中医药急救中若出现死亡，会受法律制裁，而西医按西医方法急救出现死亡，却没有任何责任。因前者无抢救死亡责任标准，后者则有标准。这严重阻碍了中医大夫抢救病人的积极性，也使行之有效的中医急救方法现已消亡殆尽。再者，同是大夫，中医大夫无权开具病人死亡证明。

现行新药审评办法，所需文件及标准统统参照西药制订，甚至连已列入《中华人民共和国药典》里的一些中药，其说明也要采用西医说法。这使许多中医大夫无法据其功能主治使用中药。即将出台的《医疗机构制剂注册管理办法（试行）》中规定："发生灾情、疫情、突发性事件或者临床急需而市场没有供应的特殊情况下，医疗机构的制剂可以在指定的医疗机构之间调剂使用"，同时又规定："中药制剂一般不得调剂使用。"这是在法规上对中医药的实质性歧视。

另外，中医院校教育制度、中医治疗收费制度、中药价格制度、中医科研评审制度等，许多方面都是在限制而不是在发展中医药。

（三）中医药界的自身问题导致中医药科研发展缓慢

近百年来中医药一直是在受指责中生存，疲于应付。中医界为了求生存，提出"中西汇通"论，千方百计用西医方法证明中医的科学性，要"求同存异"，结果弄得中医不像中医，弄得中医丢掉了自己的精髓，弄得中医不敢坚持自己的学说，成天喊叫"结合"，其实是自惭形秽，要西医"拉兄弟一把"。

中华人民共和国成立以来，中医药事业虽有相当发展，但相对于中医药伟大深厚的理论与实践传统而言，相对于长期对中医药投入的人力、物力和财力而言，是非常不相称的，尤其是相对于西医的投入和发展而言，更无法同日而语。

一是中医优秀文化传统继承严重不足。中医药理论博大精深，中医临床知识经验底蕴深厚，中医药发展首先要认真学习和全面继承，否则就成无源之水。但几十年来，不仅外人轻视中医药文化，就是中医药界自身也不重视中医药基础理论的研究与掌握。现在，除极少数知名中医对传统中医文化有较厚实功底外，绝大多数中医师的纯正中医文化基础严重不足。如此下去，再过若干年，传统中医文化将只存在于典籍之中，没有人真正理解和掌握中医了。日本应用中医药一千四百年，但明治维新否定了中医的合法性，今天法律只允许西医大夫辨病开"汉药"，所以就出现了小柴胡汤事件，日本已经彻底消灭了汉医。

二是被动、简单模仿西医模式进行中医研究，限制了中医药科研。中医缺乏对自身方法论的研究，多数研究在理念、方法和手段上均简单模仿西医。人们用西医理论来评判与修正中医理论，用西医和植物化学方法来研究中药和开发新中药，用西医标准来衡量中医临床效果。几十年来，除了在局部领域的个别方面有一定成就外，我国中医的基础理论研究与重大药方研究基本上没有进展，且成果中相当部分实际上是类西医成果而无法用以指导临床。

三是中医院西化阻碍了中医临床的发展。我国中医院多为中西医"结合"医院，纯正中医或以纯中医为主的中医院并不多见。诊断大都为中西医方法并行，甚至常以西医方法为主，处方大都是中西药并用，验效则多采用西医手段确认。导致真正的中医临床日益缩小，中医药研究的真正基础日趋薄弱。

四、中国需要建立有自己特色的新型医疗卫生保障体系

我国是一个人口大国，充分保障13亿人民的身心健康，既是全面建成小康社会的前提，也是一个最基本的目标。当前，我国9亿农民无缘享受最基本的医疗卫生保障，城镇中一半左右的低收入居民也缺乏良好的医疗卫生保障，只有2亿多人口有条件享受较充分的国家医疗卫生服务。目标与现实的差距非常之大。解决的途径，学习西方，在中国建立一个西式医疗卫生保障体系，但是，此路不通。从中国实际出发，充分

发挥中医药"简便廉验"的比较优势，建立起以中医药为主、中西医并重的具有中国特色的医疗卫生保障体系，对于 70% 以上居民是低收入的"农民大国"，才是唯一正确的道路。

（一）中国根本不可能走西方医疗保障模式

西方医学成果之显著，效果之普遍已为世界公认。但是，西医治疗费用之高昂，也是有目共睹。西医越现代化，投资也越大，费用也就越昂贵。其结果，发达国家卫生保健体系普遍发生了支付危机。美国自 1980 年以来，医疗费用逐年大幅上升，到 2000 年医疗卫生支出总额达 1.3 万亿美元，人均 4650 美元，占 GDP 的 13%，占全球医疗卫生支出总额的 43%。而美国人口才 2.8 亿，只占世界人口的 5%。即使如此，美国尚有 15%（即约 4000 万）人口享受不到基本的医疗卫生保障。在美国，若无政府补贴，多数医疗保险公司根本无法承担迅速上涨的医疗费用。不仅如此，美国虽然拥有世界最高级的医师、最先进的医疗设备，却解决不了一般慢性病、老年病及大量疑难杂症，而这些病症大约占人类疾病的 70%。面对现实，西方许多国家的政府都在研究并着手改革现行卫生保障体系，以降低成本，使更多公民受益。在这种背景下，过去被否认和禁止的中医、针灸、草药等传统医学方法，开始得到西方国家的承认和重视，并作为"替代和补充医学"，逐步被纳入各国医疗卫生保障体系。

我国若采用美国模式，且不论西医学的局限性和西药的不良反应，即使要达到美国医疗卫生费用总额水平，我国就需要投入 1.3 万亿美元（合 10.7 万亿元人民币），而我国 2002 年的 GDP 总额才 10.4 万亿人民币。若要达到美国医疗卫生总费用占 GDP 13% 的水平，2001 年我国就需投入 1.25 万亿元人民币，而当年实际只投入 5150 亿元，占 GDP 的 5.3%，人均 403 元。近五年来是我国医疗卫生费用增长较快的时期，占 GDP 的比重每年增长 0.5 个百分点。我国医疗卫生支付比例不可能一直这样增长下去，也不可能增长到美国目前的比例水平。因此，我国根本不可能采用西方医疗卫生保障模式，国情、国力也不允许采用这种模式。

（二）中医药学具有不可替代的比较优势

几千年来，中医药发展形成了一套现实与超前兼具，普济与深入兼备，以简便廉验为显著特点的系统的医疗保健体系。

中医学主张防重于治，强调养生。防病养生的方法以心理卫生和心的调摄为首要。而这正是西医过去忽视，现在刚开始重视的东西。中医强调"上工治未病"，即预防疾病产生，小病要及时治，以免酿成大病，这正是现代预防医学所要求的。中医主张心理治疗，治病先治心，强调心理与身体、人与社会、人与自然的协调，这正是未来医学所竭力主张的。中医提倡养生，并形成了一套完整的养生理论，还创造了各类中医气功，形成了中国特有的民族健身方式，这正是现代精神心理学、医学与体育相结合的新型健身方式所要走的道路。

中医药简单、方便、价廉、效验。中医养生，从太极拳到坐禅静心，有动有静，老少皆宜，或清晨或晚上练一遍，全天神清气爽、精力充沛。中医防病，春、夏、秋、冬四季，从食补食疗，到拔罐刮痧，许多民众都从中医学习了一套预防疾病和防治小患的办法。中医治病，从使用中草药到针灸、推拿，许多中医医生都有一整套防治一般疾病的方法，且治疗方便、药品价廉、效果显著。对一些疑难杂症，中医有不少独特方法防治，效果为世界少有。对一些所谓现代病，诸如各类富贵病和亚健康状态，中医的养生健身方法更是能起根本作用。

中医在防大疫上，也屡建奇功。东汉建安年间伤寒病大流行，张仲景提出六经辨证，撰写了《伤寒论》，有效制止了伤寒传播，从此奠定了中医诊断和治疗的理论基础。明代永乐到崇祯年间多次大疫，吴又可的温病论和叶天士的"卫气营血"辨证，形成和完善了温病学说，中华民族在制服传染病上又进了一大步。曾是历史上可怕传染病的天花，北宋年间中国就发明了通过种人痘来预防，后传入欧洲改进成为牛痘。中国没有出现西方那样一次夺去上千万人生命的黑死病，一个重要原因就是中医发挥了特殊作用。

中医对近几十年的一些重大疾病的防治作用也十分显著。1956 年石家庄流行乙型脑炎，师仲景法用白虎汤，疗效超过世界水平；1958 年广州流行乙型脑炎，邓铁涛老教授曾参加救治，统计中医之疗效亦达 90%，且无后遗症；20 世纪 60 年代广东麻疹流行，死婴不少，广州中医学院医疗队用透疹清热之法，所到之乡村病死情况便被制止。20 世纪 90 年代，美国疾病控制与预防中心对 1988 年上海以中医药为主治疗乙肝重叠甲肝与 1983—1988 年美国本土西医药治疗同类疾病的死亡率进行了统计对比，结果为 0.05%∶11.7%，亦即中美的死亡对比是 1∶234。2003 年的 SARS 防治，中医作用已为世界卫生组织承认并高度评价。

（三）中国需要建立适合国情的新型医疗卫生保障体系

在 20 世纪 70 年代，我国曾以世界 1% 的卫生费用，解决了世界 22% 人口的医疗保健，公共卫生体系使医疗保障覆盖率高达 85%，创造了发展中国家的奇迹，受到了世界卫生组织的高度赞扬。一个基本原因是，中医药学和以中医为主、中西医并举的农村合作医疗发挥了重要作用。近 20 多年来，中国的医疗事业，主要是西医取得了空前发展，但主要的受惠者是城镇居民，且是城镇中有公费医疗保障条件的部分人，80% 左右的农民和城镇低收入居民基本被排除在外。在普遍医疗卫生服务上，现在中国与世界的差距不是缩小了而是扩大了。为此，中国受到了世界的批评。2000 年世界卫生组织对其 191 个成员国的医疗卫生保障公平性进行了评价，中国排在第 188 位，倒数第 4 位。这真是一个极大的讽刺。

中国要彻底改变这种状况，必须重新思索医学事业发展战略，建立新型的医疗卫生保障体系。这个体系必须是普遍服务的，真正以全体中国人民作为服务对象；必须是公平的，真正让大多数人能享受最基本的医疗服务；必须是价格合理的，真正让大多数人能够支付得起基本医疗服务费用；必须是方便有效的，真正让大多数人能够享受方便与快捷、效率与效果兼具的基本医疗服务。总之，这个体系必须是为13亿人服务而不只是主要为2～3亿人服务的。这个新型的医疗卫生保障体系必须以中医药为主、中西医并重。要建立这样的新型体系，必须重建中医药重要战略地位，振兴中医药学，充分发挥中医药的重大作用。

五、重建中医药重要战略地位，实施中医药五大振兴工程

纵观我国各行各业，最有实力、最有优势、最有后劲、拥有自主知识产权的，唯有中医药。要解决13亿人民的健康问题，就必须重建中医药的重要战略地位。为此，需要将中医药作为重大专项列入国家目前正在制定的中长期规划之中，彻底改变过去扬西医，抑中医的做法。

此外，建议国家实施"中医药五大振兴工程"，重点在加强中医药基础理论研究，抢救老中医临床知识，改革中医药高等教育模式，为乡村培养新一代"赤脚医生"，普及中医药文化教育，加强中医院建设等方面实行切实有效的政策和措施。

（一）中医药政策法规保障工程

长期以来，体制和政策法规对中医药的歧视和排挤，使中医药始终未能与西医药并行发展。人们往往忽视这一问题，甚至认为，党和政府给中医药的政策特别优惠，是中医药自身"不争气，不科学"，所以发展不起来。这种错误的认识使僵化的体制和不合理的政策法规得以长期延续下来。

众所周知，政策法规往往决定一个产业的存亡和一个学科的存亡，

甚至决定一个民族的存亡。日本明治维新从法律上肯定了西医药是唯一合法的医疗保健体系，日本汉医药因之断线近百年，时至今日日本也没有汉医。中华人民共和国成立前，国民党政府几次要立法废除中医，始终未能得逞。中华人民共和国成立后，尽管中央领导对中医药发展一直给予高度重视和支持，但是在体制、机制以及政策法规体系建设上，往往不利于甚至阻碍中医药的发展，或者从思想上要将中医药改造成西医药。我们必须看到，中医药的医、研、教各方面的问题，主要是政策法规造成的。如何在法律和体制上保护中医药的发展，是一个根本问题。我国发展传统医学是受宪法保障的，但是并没有得到充分运用。如2003 年 10 月 1 日实施的《中华人民共和国中医药条例》，严格讲是不符合宪法规定的，因为它没有按照宪法的规定，把中医与西医放到同等地位，甚至没有一个执法主体。我们必须按照《中华人民共和国宪法》第二十一条规定制定政策，即按照"国家发展医疗卫生事业，发展现代医药和我国传统医药"并重的大法来修订所有有关政策法规，改变有关体制，使之有利于中医药发展。与其把卫生部和药监局分开，不如把中医药单列，让医药合为一体，因为中医和中药是统一体，密不可分。现行有关阻碍中医药发展的政策措施，如偏重于强调学院教学，美其名是学习理论，究其实质是在用西医改造中医；偏重于西医的资源投入，而忽视对中医药的投入；偏重于正规医院，放弃了根植于民众之中的乡村中医，忽视了家传秘方，限制坐堂医生，等等，应以最快的速度加以整顿、清理、改进、完善。政策法规的改进、完善，尤其应包括中医药系列标准规范。

中医药是我国宝贵的文化遗产，我们应该像保护其他文化遗产一样给予高度重视，使弱势的中医药学群体与强势的西医药学群体有平等的权利。如此，不远的将来，中国不仅有望实现世界卫生组织提出的"让人人享有健康"的宏伟目标，而且还会为人体科学的发展做出新贡献。

（二）中医药人才工程

现行中医药教育体制亟待改革。1956年毛泽东提出创办中医学院，就是为了大力发展我国的中医药事业。1978年9月，中共中央以[1978]56号文件转发了卫生部党组《关于认真贯彻党的中医政策，解决中医队伍后继乏人问题的报告》。邓小平同志在批示中特别指出："这个问题应该重视，特别是要为中医创造良好的发展与提高的物质条件。"现在已经过去二十多年了，由于没有认真贯彻落实党中央发展中医的指示精神，中医人才的培养方向与当初办中医学院的意愿相反，现在能够临床治疗的优秀中医大夫越来越少，致使一些名老中医发出"抢救中医"的呼吁。有人统计，我国70岁以上的名老中医不过300名。

我国中医药院校又少又小，培养的中医药人才数量远远满足不了需要，更重要的是，培养的人才质量太差，大多数不能用中医思维诊疗疾病，这是由于整个教育从小学就开始西化，传统文化教育很少，古汉语知识缺乏，造成能看懂中医古籍的人已为数不多。中医学院几乎完全按照西医模式教学，要想拿到中医行医资格证必须考西医课程，这与中华人民共和国成立初期中央卫生部要"改造"中医的政策如出一辙。我国现有中医药人员33.4万人，但多数不能按纯中医理论进行临床治疗。如果继续按此教育模式培养中医人才，不出二十年，中医就会消亡。因此，改革中医教育体制是当务之急，是关系中医药能否生存的大问题。

为此，我们提出，能否不要让中医药院校学生学习外语和西医课程，因为他们将来是为中国人看病的，而且是用中医看病的，正如京剧演员无须学习外语和数理化一样。如此，可以保存一点"中医的基因"，以免将来想找也找不到了。起码应允许一半中医药院校以纯中医药院校方式存在，七八年后可与今天的中西医"结合"式中医药院校的毕业生进行对比，看看谁的医术好。同时，应允许师徒传承方式的存在，并给师带徒出身的人以一定的学术地位。

如果国家一定要培养一批兼具中西医知识的人，也应该由西医院校承担此项工作，而不应该由中医院校承担。

（三）中医药科研工程

中医药的科研工作应在中医药理论体系的指导下进行。以中药研究为例，中药是中医大夫长期临床经验的总结与升华。目前大部分中药研究所是按西药研究所的模式建立的，从事中药中有效成分的筛选、分离、提取、纯化，这种方法背离了中医药的理论与规律。中医研究中的问题也没有真正按中医的内在规律进行研究。许多中医药科研课题偏离中医理论，是按照"基因组学研究""蛋白组学研究"去迎合项目评委，否则就拿不到经费。但这一类型的研究对中医临床和中医理论发展毫无意义，凡此类研究应列入西医范畴。保证中医药研究经费与西医药相等并用于真正的中医药研究，更应避免由西医专家按照评审西医药的方法和标准来评审中医药课题。

（四）乡村中医工程

我国曾因赤脚医生和合作医疗体制使我国医疗卫生覆盖面达85%而闻名于世。由于市场经济的冲击，以赤脚医生为重要组成的农村卫生网几乎不复存在，广大农民缺医少药。建立以中医药为主体，中西医并重的医疗保健体系，为农村提供医疗科技支撑，培养大批乡村医生，才能真正保证13亿人民，特别是9亿农民的健康。二十年后，我们这种医疗体系将是世界上最人性化的医疗体系。

（五）中医药行政管理体制改革工程

中华人民共和国成立五十多年来，卫生部几乎一直是西医一统天下，他们只有西医知识，也只相信西医，只发展西医。他们不懂中医，不相信中医，总认为中医不科学，千方百计要把中医"提高"到西医水平。因此，中医药之管理，必须脱离卫生部，单独成立中医部，负责中医药之发展、弘扬，使中医药造福 13 亿人民。

应该选择有民族自信心，热爱中医药事业，愿意为中医药事业奋斗，全心全意为 13 亿人民健康造福的人到中医部工作。

在中医部的设立方面，其下应设立顾问委员会，邀请目前已为数不多的名老中医做顾问，顾问委员会应有相当的决策参政权，以免搞成中西医结合部或中医药现代化部。

六、结语——给点宽松环境，救救中医

一是中医历经百年磨难，今天已被改造得没有多少中华民族的特色了。有鉴于此，只能先全面继承，而不是先"科学化""现代化"地继续改造了。

二是中医首先是为 13 亿人特别是 9 亿农民的健康服务的，中医药是民族特产，不必美国食品药品监督管理局（FDA）认可，无须面对美国市场，更谈不上要和国际接轨，因国外无中医药，故也无轨可接。因此，不必优先考虑其国际化问题，二十年后，等我国更强大一些，西方会主动到中国来取中医药之真经的，因为中医药是未来医学的发展方向。

三是对中医药管得松一些，某种程度上说要比管得紧好。对宗教尚且允许存在，何以独对中医药要如此严厉地改造？

四是从某种意义上看，不少民间中医医术甚高，且保留了中医特色，中医的希望很可能寄托在他们身上，何以不能给他们以行医权，让他们存在下去？为此建议，选择几个省市试办中医药特区，允许他们在中医药科教研及发展上有自主权。

给点宽松环境，救救中医药。

鸣谢：

本文撰写过程中，得到邓铁涛、贾蔚文、陆广莘、周仲瑛、史常永、梅永红、罗晖、赵新力、武夷山等先生的审查指导，并经王孝涛、冷方南、张晓彤、李维贤、岳凤先、李致重、沙凤桐、樊正伦、薛伯寿、林中鹏、李印生、李庆业、周鹰、申彰、杜艳艳、刘鸿泰、傅俊英、仲海亮、白瑞明等专家学者多次座谈讨论修改，特此致谢。

贾谦　陈永杰　陈光曼　杨巨平　应光荣

参考文献

[1] 中华人民共和国卫生部 .SARS 统计分析和地理分布 [R/OL]. http：www.moh.gov.cn/zhgl/xgxx/giyq/1200307090002.htm.

[2] http：/ /www.chinanewsweek.com. cn/ 2003.11.09/1/2515.html.

[3] 徐春柳 .中医、中西医结合疗法是治疗非典的安全途径 [N].中国中医药报，2003-10-134.

[4] 毛泽东 .中央卫生部在北京召开第二届全国卫生会议讲话 [M].1952，12：8 ～ 135.

[5] 国家统计局 .2002 年中国统计年鉴 [Z].北京：中国统计出版社，2003.

[6] 邓铁涛 .中医之前途 [J/OL].http：//vip.6to23. com/nztcm/writings /00083102.htm.

[7] 余云岫 .废止旧医以扫除医事卫生之障碍案 [C].中央卫生会议 .1929-2-27.

[8] 毛泽东 .中国医药学是一个伟大的宝库·毛泽东文集·第七卷 [M].北京：中央文献研究室，1993.

[9] 波克特 .中医诊断教程 [M].德国：慕尼黑大学出版社，1983.

[10] 国家食品药品监督管理局药品注册司 .医疗机构制剂审批管理办法(试行)[S].2003.

[11] 世界银行 .全球减贫目标可以实行，但必须在贸易、外援和人力资源投资方面采取有力措施——世界发展指标——审视千年发展目标实现进程，指出非洲发展滞后 [R/OL]，http：/ / www.worldbank. org. cn/Chinese/Content/ 163b6379224.shtml.

[12] 张仲景 .伤寒论 [M].北京：人民卫生出版社，1956.

[13] 叶天士 .临证指南医案 [M].北京：人民卫生出版社，1956.

[14] 埃里克·纽特.从牛痘到抗生素——世界的种子 [M].李毓昭,译.乌鲁木齐:新疆人民出版社,2002.

[15] 贾谦,杨巨平,林中鹏.应该让中医药进入抗"非典"主战场 [C].中医药成功治疗非典型肺炎学术交流会,2003.

[16] 裘爱国.从"1∶234"差异论发挥祖国医学的战略优势 [C].待发表于中华医魂全国大会文集.

[17] 世界卫生组织.2000 年世界卫生报告——卫生系统:改善绩效 [C].世界卫生组织第 53 届卫生大会,2000-6-19.

[18] 卫生部党组.关于认真贯彻党的中医政策,解决中医队伍后继乏人问题的报告 [R]. [1978]56 号文件.1978.

[19] 邓小平.对中共卫生部党组"关于认真贯彻党的中医政策解决中医队伍后继乏人问题的报告"上批示 [Z].1978-9-7.

[20] 郝光明.一百年后,还有中医吗 [J].现代教育报,2001-9-21.

中医药走向现代化国际化的发展战略

如今，我国西药 97.4%（1992）是仿制的，而中药是我们中华民族的，有自己的知识产权。因此，入世后，应在发展西药的同时大力发展中药产业。

对于我国中药产业而言，今后的发展战略可以概括为：现代化（中医中药现代化和中药产业现代化）、国际化、强化知识产权保护。

一、我国中医药发展概况

（一）西医药进入中国与中医药的衰落

1840 年鸦片战争后，文化侵略伴随帝国主义的枪炮进入中国。刚创建不久的西医药由传教士带到中国。当时，中国人并不接受，一再抵制。

清朝末年，清政府派了一批少年赴西方留学，学习西方的科学技术。19 世纪初，这些留学生陆续回国，其中不乏学习西医药者。

1906 年，英美两国的教会在中国开办协和医学院。后来，又在中国创办了圣约翰大学医学院、华西医学院、湘雅医学院，为中国培养了一大批亲西医药派。从此，西医药慢慢地在中国扎下了根。

国民党政府于 1929 年 3 月 29 日提出《废止旧医案》。虽然未能得逞，但自此以后，国民党政府一直排斥中医药，中医药日渐衰落。

（二）中华人民共和国成立后保证了中医药的发展，但中医药一直处于从属地位

中华人民共和国成立初期，有关部门有文件规定，中医不许进医院，中医必须学习西医，要用西医的学术改造中医，使中医药濒临灭绝的边缘。毛泽东发现了这一问题，及时予以纠正，保存并发展了中医药。20世纪80年代初，我国将发展我国传统医药列入宪法。1996年全国卫生工作会议更强调中西医并重、中药企业规模化和走向世界。但由于种种原因，中医药发展远远不如西医快。实际上，中华人民共和国成立以来，中医药始终处于从属地位，从未与西医药平起平坐过。

1952年，全国有中医人员30.6万人，1972年下降至不足21万人，1997年为34.6万人。45年间仅增加4万人，即增长了13%。按万人中中医人员比例来看，比50年代初期下降了一半还多。1952年，全国西医人员仅8.8万人，之后逐年增加，1997年达163万人。四十五年间增长18倍，即增长了1800%。

（三）中药进出口概况

1. 中药出口增长迅速，但在世界市场所占份额不大

我国中药出口创汇1995年达历史最高水平，6.55亿美元，但也仅占国际草药市场4.4%。即使加上边贸及以食品名义出口的中药，按10亿美元计，我国世界市场占有率也不过7%（不含国内市场）。

2. 进口中药量最大的基本上是我周边国家和地区

中药材和中成药基本上出口到周边国家和地区，盖因这些国家和地区受中国文化影响深远，接受中医药业有千年历史。这也说明文化交流对中医药出口和国际化极为重要。

3.压价竞销，中药材出口价格一跌再跌

出口单位为了小团体利益，压价竞销，药材平均出口价格几乎逐年下降。如平均价格有较大回升的 1995 年，每吨价格也仅为 1980 年的 40%。

二、中药产业是我国战略性支柱产业

（一）两项软科学研究确立了中药现代化、国际化发展战略

自 1992 年起，科技部和国家中医药管理局先后两次支持并组织数十名专家、教授和管理人员进行了中医药领域两项国家级软科学研究。

一项是中国科技信息所徐绍颖教授牵头的"促进中医药出口创汇的战略与政策研究"，完成 50 万字研究报告，提出中医药走向世界面临空前良好的机遇，也面临严峻的挑战，为此建议国家制定"弘扬祖国传统医药学工程"。

另一项是科技部社发司甘师俊司长牵头的"中药现代化发展战略研究"，完成 70 万字研究报告，并公开出版了《中药现代化发展战略》一书，提出"中药现代化科技产业行动计划"。

两项课题的建议均被国家采纳。因此，前一项课题获国家科技进步三等奖，后一项获国家科技进步二等奖。可以说这两项软科学研究基本确立了中医药发展战略，即现代化、国际化和加强知识产权保护的战略。

这两项课题完成后，国家拨出巨额资金，专门成立了"中药现代化项目管理办公室"，国家还批准成立了三个国家级"中药现代化科技产业基地"：四川基地、宁夏基地和吉林基地。科技部创办了一份期刊——《世界科学技术——中药现代化》。国家计委也准备了几十亿元资金，支持中药产业发展。

在上述两项课题基础上，现在正在进行两项新课题，一项是国务院

发展研究中心正在进行的"中药现代化产业推进战略研究"，目的是促使中药产业成为国家战略性支柱产业，促使我国形成几个中药跨国集团。另一项是中国科学技术信息研究所正在进行的"中国药用濒危野生物种保护战略研究"，目的是保证中药产业可持续发展。

（二）中药现代化的目标

今天提出中药现代化，就是要将当代最新的科学技术手段、方法和设备，融入中药的研究、开发和生产之中，使中药更符合当代生活节奏快的人的需求。

中药现代化共有四个目标：

（1）研究开发符合市场需求的新中药。

（2）建立我国中药现代研究开发体系。

（3）建立我国科技先导型中药产业。

（4）推进中药进入国际医药市场。

（三）中药现代化是要开发新中药

中药现代化是要得到新中药而非新西药，这一点是明白无误的。

所谓中药，是纳入了中医药理论体系，能依据中医理论加以应用的药品。青蒿素是我国近年开发的新药，自中药青蒿中提取的单体，治疗疟疾有特效，在世界产生重大影响。但是，迄今尚未弄清其四性五味、升降沉浮和归经，因而到现在还不是中药，而是西药。美国开发的紫杉醇是由植物红豆杉中提出的单体，经 FDA 批准为治癌新药，同样不是中药，也不是植物药，黄连素和麻黄素也是如此。

美国 FDA 于 2000 年 8 月在网上公布《植物药产品行业指南》，也把"由植物提取但已高度纯化和化学修饰的物质"排除在美国"植物药"定义之外。

目前中药研究开发中的一个误区就是"拼命"研究植物的成分，希望从中找到一个有效的单体。不是说由此途径不能得到新药，而是说得到的不是新中药而是新西药。

今天，研究药用植物成分，也不失为一条开发新药之路，也有助于提高中药的科技含量，使西方人更易于接受。但是，此非唯一之路，且非中药现代化之方向。

三、中医药是与西医药平起平坐的另一医疗体系

中医药历经数千年而不衰，必有其存在的道理。世界上五人中有一个中国人，中医药是发挥了作用的。中医药是有系统理论、丰富实践、浩瀚文献、严密制度的科学，是世界上其他三大传统医学体系所不及的，也是迄今保存最为完整的传统医药学。

中医是临床医学，研究的始终是活人，中药是几千年间在无数活人身上试验的结果。西医以人体解剖为基础，进行分析，从研究死人开始。因此，中医药与西医药源头不同。

现代科学越发展越能揭示出中医药的奥秘。例如，20 世纪 50 年代用抑菌法筛选中药清热解毒药，筛选的结果，最好的抑菌药却不是中药中最好的清热解毒药，而是五味子。此后的研究表明，中药清热解毒系通过调节免疫功能抑菌而非直接抑菌。中医药属个体化治疗，而西医药属群体化治疗。近年的基因研究表明，每个人的基因都不相同，这一结论再次证明中医个体化诊治的正确性。

今天，不少人认为中医药不科学，西医药科学。我国有一家权威研究机构进行了一项研究——中医药在国际上的定位，其结论是：中医药永远是辅助医学，永远进不了主流医学。我们的看法截然不同。我们认为，在中国各行各业中，最有优势、最有实力、最有后劲的就是中医药。我国西药 97.4% 是仿制的，而中医药领先于世界各国，有自己的知识产权。中医药必将走向世界，成为与西医药平起平坐、相互补充而又

不能相互取代的人类另一医疗保健体系。也就是说，将来世界上应该有平行的两大医疗保健体系：西医药体系与中医药体系。

四、与国际双向接轨问题

到了 20 世纪 80 年代，西方人逐渐认识到西医的局限性和西药所产生的不良反应，且西方国家感到医疗费用高涨的沉重负担日益难以承受，才出现了回归自然、采用天然药物的潮流。但是，中药不同于西方的植物药，有些基本概念需要讲清楚。

（一）中药与植物药的差异

植物药是当今西方人对西方草药的常用称谓，中药大多数也是用植物入药，但却不能称为植物药，因为中药与西方植物药差异很大。所谓中药是指纳入了中医药理论体系的药物，按照中医药理论而使用。而所谓植物药或者草药，则是尚未纳入任何医药学理论体系的药物，仅凭一定的经验而使用。我国有中药资源 12000 多种，并未全部纳入中医药理论体系，有相当一部分属民间草药。

中药与植物药的主要差别如下：

（1）中医药有系统且完整的理论，浩瀚的文献，遣方用药有规律可循，西方植物药是零散的经验。

（2）早在两三千年前中医药就建立了一定的医事制度，到唐宋年间逐渐形成理论完整、结构合理、部门齐全的医疗、药品、教育、考核、选拔、管理等部门及相关制度、法规。中医药是一个历史悠久的行业，而西方植物药在近几十年之前从未形成过行业，用植物治病只是个别人的个人行为，而非职业行为。

（3）中药讲究炮制，讲究药物的四性五味和归经。西方植物药仅应用生药，不懂炮制后药性之改变。

（4）中药多用复方，讲究君、臣、佐、使，西方植物药一般用单味药，偶用复方，多则四味，亦无君臣佐使之说。

（5）几千年来，中医药一直是我国唯一的医疗保健体系，直至今天，无论大病、小病，急性病、慢性病，均可依赖中医药，而西方植物药仅用于可以自我诊疗的轻浅病症，对症用药，无理论指导。

（二）与国际双向接轨问题

不少人说，中药国际化必须"与国际接轨"。迄今为止，我们不知道国际上有什么中药的轨可接，所以，这种"与国际接轨"的提法是错误的。

中、西医药分属两个哲学体系，理论和思维方法不同，语言也不易相通。近二百年，西医药标准在世界各地推行开来，似乎但凡医药就只能采用西医药这一个标准，与国际接轨似乎就是采用西医药系列标准规范，否则就不能得到承认。

其实，这完全是一种误解。比赛足球的规则能与比赛乒乓球的规则一样吗？

系列标准规范是怎样出来的？是从实践中归纳、总结、提高出来的。1078年宋代《太平惠民和剂局方》中，详细列出了处方、剂型、制剂工艺、服法、服量、功能主治，堪称我国最早的成药标准；1505年明代刘文泰的《本草品汇精要》对药材按名、苗、地、时、收、用、质、色、味、气、臭等24个方面予以记述，图文逼真，堪称早期最全面的药材标准。中医药是我国的瑰宝，虽传至周边国家和地区千余年，但其水平远不及我国，而西方根本不懂中医药。我们当然不可能按西药标准，也不可能按其植物药标准来生产我们的中药了。因此，中医药自己的轨，即系列标准规范，只有中国才有资格制定，迄今国际上没有中医药的"轨"，因而无法"与国际接轨"。也就是说，在中医药方面，绝大部分标准规范，只能由中国自己依据几千年的实践制定，并力争得到国际认可。也就是说，向海外铺轨，让他们与我们接轨。

当然，在制定有关标准规范时，也需要参考目前国际惯例和西医药先进、可行的方面，一则完善自我，二则易于为国际尽快认可。

这就是我们所说的双向接轨。

（三）中药应该有自己的《中药管理条例》

我国没有单独的中药管理法，中药与西药都归国家药品法管理。虽然中药有自己的特殊性，但迄今从未颁布过《中药管理条例》。我个人认为，我国亟须尽快制定《中药管理条例》。

世界回归自然，采用天然药物的潮流日益高涨，各国越来越重视中医药。2000 年，泰国和澳大利亚先后正式承认中医药，今后，中医药将会逐渐为各国所接受。由于他们不懂中医药，不知如何管理，因此，我国的《中药管理条例》将成为世界各国的范例与依据。如果我们自己都没有，如何能让他国信服，让人家与我们接轨？如果不与我们接轨，他们将会把中药与西药混为一谈，届时再纠正就非常困难了。因此，我们应尽快制定我国的《中药管理条例》。

（四）国际化首先要本土化

我们提倡中药国际化，但首先要注意中药的本土化。首先要用中医药为中国人民服务，然后才是为世界人民服务。

五、中医药走向世界

（一）中医药主要应用于周边国家和地区

我国周边国家和地区，由于受中国文化的影响，早在一千多年前就接受了中医药，并与当地文化相结合，成为当地主要的医疗保健体系。19 世纪，西医药随着帝国主义的枪炮进入我国周边国家和地区之后，西医药在这些周边国家和地区成为主流，中医药受到压制，地位低下。

中医药传入日本后的一千多年中，一直是日本唯一的医疗保健体系。然而1868年明治维新时，汉方医药的地位被西医药从法律上取代。直到20世纪60年代汉方制剂才又以"一般用"形式出现于市场，当中断线一百年。

现在，日本每年需进口我国中药材3万吨以上。冠元颗粒是我国华西医科大学与日本星火产业株式会社合资生产并出口日本的冠心病治疗药。此外，华西医科大学与日本共同开发的另外十多种中药也以药品名义获得日本厚生省批准进口，也就是说，中药出口日本并不太困难。

现在社会上流传一种说法，什么日本中药占领世界中药市场30%，甚至说70%，都是以讹传讹，或主观臆断，没有根据，日本中药每年仅出口数十万美元。

1995年，日本从事中药制剂生产的厂家共42家，以津村株式会社为首的10家企业的销售额占全部销售额的97.8%。津村是日本最大的中药厂家，1972年，其销售额占日本总销售额12.62%，1992年高达82.99%，1995年降至67.2%。

在韩国，既有西医医院，又有韩医医院。前者由西医师用现代医药为病人诊治，后者由韩医师用中医中药为病人服务。二者不得兼通，即西医师不能开中药，韩医师不能用西药及西医诊疗手段。韩国的西医师和韩医师，均需经过正规大学教育。到1993年，韩国有10所韩医医学院，均为本科四年制教育，自1996年开始，改为六年制教育。韩国人也都承认韩医的根在中国，愿意到中国学习中医，愿意到中国来进修。

（二）中医药在西方国家

针灸已为世界大多数国家所接受，但西方国家除澳大利亚外，迄今仍不承认中医药。

1. 中医药在西欧

随着 1972 年尼克松访华后在世界出现针灸热，针灸已被西欧大多数国家所接受。中医药虽主要应用于华裔社区，但已逐渐开始被西欧主流社会所接受。

广州中医学院毕业生罗鼎辉在伦敦用中药治疗西医束手无策的危重皮肤病（特别是湿疹）取得了极大成功，出现了"洋人排队看中医""英国人乐意吃中药"，病人专程从北美、北欧到伦敦找罗鼎辉女士看病的现象。英国 BBC 二台对此做了专题介绍，卫生部副部长专门会见了罗医生。

魁茨汀中医院是德国一位受惠于中医的企业家与北京中医药大学共同创建的私立医院，经巴伐利亚州政府批准，作为示范中医院。虽然只有 72 张病床，但由于疗效显著，不仅预约住院已排队到一年半以后，且几乎德国所有新闻媒体都对之进行了大量报道。因此，瑞士等国已提出在他们的国家也设立类似医院，中药开拓西欧市场的前景非常广阔。

2. 美国日渐重视中医药

1994 年 10 月 25 日，美国颁布了《膳食补充剂健康与教育法》，以灵活的态度对待像中药这样在功效上是药，而在当前法律体系中无法被批准为药品的产品。虽将草药划入食品范畴，实际上在食品与药品之间为草药留下了一块生存空间，使人们看到了草药最终被批准为药品的一线曙光。

1996 年 8 月 16 日，美国 FDA 起草了《植物药品研究指南》，几经易稿，2000 年 8 月在因特网上发布了《植物药产品行业指南》，广泛征求意见。美国终于要以有别于化学药品的方法来管理包括中药在内的植物药了，但《指南》在许多重大方面，仍将植物药按西药对待。

六、中医药国际化的途径

（一）中药进入美国遇到的问题

1. 文化背景不同

由于东西方文化背景不同，西方人对中国延用几千年的一些药物和疗法不理解，不接受。最简单的例子就是，当初在美国用针刺法给人治病，被认为是伤害人体，是犯罪。美国人吃惯了西药，很难马上接受中医药。从这个意义上说，中医药的文化宣传比中药出口更重要。

2. 法规不同

鉴于美国 FDA 评审药物的方法是针对合成药制定的，仅适用于单一成分的药物，因而成分复杂的中药很难通过 FDA 评审。尽管美国已制定了《植物药产品行业指南》，但也不可能完全不受合成药物标准的影响。因此，中药仍难以以药品身份（处方药、非处方药）进入美国市场。但中药一定要以药品身份进入美国，打入主流社会，进入其医疗保险，这是方向。

3. 贸易壁垒

贸易壁垒是中药进入西方最大的障碍，西方医药公司早已形成了自己的市场，绝不希望中药去和他们竞争。因而千方百计抵制中药，甚至不惜进行诬陷。一个典型例子就是"马兜铃酸事件"。比利时 1990—1992 年间有 174 例患者服用同一家诊所开出的减肥药"苗条丸"数月，有的甚至长达三年，105 名女患者中有 70 人被查出肾脏受到损害，其中严重者还需要做血透治疗和肾移植，国际上将此称为"中草药肾病"。2000 年 6 月 9 日，美国 FDA 在"至今未收到类似不利事件的报告"的情况下，命令停止进口、制造和销售已知含有和"怀疑含有马兜铃酸的原料和成品"，被怀疑的植物多达 70 余种。

不可否认，广防己、关木通、马兜铃等中药含有马兜铃酸，长期超量服用肯定有害。但马兜铃酸不等于马兜铃，这正是东西方药学思想的根本分歧。美国人长期用麻黄中的麻黄碱来减肥，也发生了肾中毒，还死了一个人，洋人怎么也不明白麻黄碱与麻黄其实根本不是一回事。此外，中医几乎从不用单体药物治病（冰片等除外），只要配伍得当，各味药之间有增效减毒作用，西药大都有一定的不良反应。发现反应停有强烈致畸作用后，并没有撤销它作为药物的资格，而只是列为妊娠绝对禁忌，所以"马兜铃酸事件"是西方抵制中药的一个借口。

（二）以膳食补充剂进入美国无须任何批准

美国虽然有了《植物药产品行业指南》，但仍然很严，中药仍难以药品名义进去。由于美国 1994 年颁布的《膳食补充剂健康与教育法》放松了草药管理，有利于中药以膳食补充剂名义进入美国，是开拓美国市场的良好机遇，但应明确如下问题。

膳食补充剂是食品而非药品，无须 FDA 评审即可上市。有些代理商声称可代理申请 FDA 审批是一种商业说法，仅中成药标签说明上如要注明某些保健作用需向 FDA 报备，但也无须其批准。

现在，不少中药和保健品都宣称获得美国 FDA 认可，有的企业甚至将获得认可的证书刊登了出来。其实，那仅仅是通关证而已。

大多数中成药只要符合卫生标准、不含有毒成分、不含国际禁贸的濒危野生动、植物（如虎骨、犀角），农药残留量和重金属含量不超标，即可不经美国 FDA 批准而进入美国，所需的只是通关。而经过海关时 FDA 是否放行，主要看中药标签是否符合膳食补充剂法和标签法要求。因此，关键只有两个：一是在美国找一个贸易伙伴，向你订货，他将负责在美办理一切进口手续，二是按美国有关法律完善产品包装及说明书。

在中药的包装和说明书中，可以注明功效（如有降血压作用），但应注明："此说法未经美国 FDA 认可，此产品不用于诊断、治疗、预防任何疾病。"而且，可在该产品销售处摆放登载有关该产品论文的杂志，而这种做法在该法出台之前是违法行为，但现在合法了。所以，准备出口美国的产品，应将临床前的资料和临床资料写成论文，在美国医学杂志上发表。

在美国，历来出台的食品与药品方面的所有法律和修改案，都是一次比一次更严格，只有这次《膳食补充剂健康与教育法》是个例外，这是美国国会对 FDA 权力的限制。

中药以膳食补充剂名义出口美国有其弊端：膳食补充剂是食品，不能宣传适应证，降低了中药疗效；按食品标准要求中药，不能含"有毒"成分；食品价格低廉，等等。因此，以膳食补充剂身份进入美国，先行占领市场，此后务须积极创造条件，以药品名义进入美国，尤其应以医带药。

（三）以膳食补充剂进入美国的不利因素

上面说了，以膳食补充剂进入美国非常容易，且可"此地无银三百两"地在标签上注明其作用。但是，它毕竟是食品，不能写明功效与主治，不能写明是药品，因而会明显降低疗效。一些患者不明药理，长期超量服用还会产生某些不良反应，给西方某些人攻击抵制中药以口实。特别是西方国家没有多少好的中医大夫会用中药，不辨证就开药，也容易出事。因此，以膳食补充剂进入美国，先行占领市场是可以的，但应积极创造条件，争取西方国家早日承认中医药，最后以药品名义进入。

七、几点建议

（一）积极对外传播中医药文化

积极对外传播中医药文化，中医药才能逐渐并最终被各国接受，针灸就是典型例子。可以在世界各国举办"国际中医药博览会",以行动直观地宣传中医药文化,也可以创办中医药国际文化期刊,适应各层次人士阅读。

(二)为各国培养亲中医药派

光讲中药出口是不现实的,因为中药必须由中医大夫来使用,所以不为各国培养一大批优秀的中医大夫,中药难以国际化。

(三)以医带药,在国外设立示范中医院

德国魁茨汀中医院示范效果很好,在国际上引起很大反响。澳大利亚去年正式承认中医药,也拟在澳设立示范中医院,但资金投入是个问题,我国企业可以和医院联合开展这项工作。

(四)在国外设立分公司

分公司有研究开发公司、销售公司与生产公司之分。我国大药厂在美国设立分公司,完全可以帮助母公司将更多产品出口到美国。

只要我国中药企业具有传教士精神,中医药就一定可以走向世界。

贾 谦 杜艳艳 吴运高

中药系列标准的完善及
国际化推进战略

导读： 这是国务院发展研究中心承担的国家课题——中药现代化产业推进战略研究课题第四子课题的一部分，原由两位处长承担。我提出：原标题——中药系列标准的科学化以及与国际接轨研究——不当，似乎几千年来中药标准都不科学。此外，国外没有中药，更无中药标准，没法与国际接轨，只能向国际铺轨，让他们与我们接轨。于是，这篇文章就只好由我来写了。该文前半部分与中药关系不大，从第三部分开始看即可。

　　五千年来，随着中医药的发展，为保证临床效果，逐渐形成了一系列中药质量控制规范。例如，1078 年宋代《太平惠民和剂局方》中，详细列出了处方、剂型、制剂工艺、服法、服量、功能主治，堪称我国最早的成药标准；1505 年明代刘文泰的《本草品汇精要》对药材按名、苗、地、时、收、用、质、色、味、气、臭等 24 个方面予以记述，图文逼真，堪称我国早期较全面的药材标准。鉴于当今科学技术的迅速发展，中药系列标准规范也需要现代化，需要更加完善，以便研究生产出更能满足当代人需要的中药新产品，并使我国中药系列标准规范逐步为世界各国所接受，成为世界传统药物标准规范的典范。

一、各国有关草药的系列标准及实施概况

（一）GLP、GCP、GMP 的由来

1.GLP（药品非临床研究质量管理规范）

1975 年，美国 FDA 通过对一系列非临床实验室的检查表明，仅制订实验方法予以指导并对实验结果进行评估并不能确保药品的安全性。因此，1976 年着手制定了 GLP，并作为联邦政府强制性法规于 1979 年生效。随后，经济合作发展组织（OECD）制定了针对化学品的 GLP，日本 1983 年制定了自己的 GLP。1987 年，韩国和我国台湾地区也相继制定了药品、食品、化妆品的 GLP。今天，GLP 的范围已包括分析化学（受试物的特征鉴定）、药物代谢、药代动力学、毒理学及安全药理学。如果实验室不符合 GLP 条件或其中一项条件，则会在药物或其他审评中对其研究的科学性、有效性产生不利影响，甚至取消其作为 GLP 实验室的资格。

目前，世界约 50 个国家和地区制定了 GLP，虽然基本点都相同，但各国的 GLP 均是根据本国国情制定的，细节各有不同，方法也存在差异。

GLP 是对非临床实验室人员、设备、数据安全性等进行规范。例如，要求计算机具有如下特点：只有被委任者才能进行数据输入，输入的数据不能删除，但可注明日期和操作者的姓名进行修改；特别强调质量保证单位的职能要与研究指导和实施职能分开，等等。

根据我国国情和 GLP 通行规范，国家科委 1993 年 12 月 11 日颁布了《药品非临床研究质量管理规定（试行）》，要求于 1994 年 1 月 1 日起实行。1996 年，国家科委在"九五"医药科技"1035"工程中，把建设 5 个国家 GLP 中心列为重点。

1999 年 10 月 14 日，国家药品监督管理局颁布了《药品非临床研究质量管理规范（试行）》，即我国的 GLP。其中，对非临床研究机构的组

织机构和工作人员、实验设施、仪器设备和实验材料、标准操作规程、研究工作的实施、资料档案、监督检查和资格认证等七个方面做了明确规定。

目前我国 GLP 的一点不足是，尚没有针对中药的特点专门制定中药的 GLP。

2.GCP（药品临床试验管理规范）

GCP 概念产生于 20 世纪 70 年代中期，最早源于对研究人员滥用人类受试者的关注。当时，国际上发生了数起研究者滥用受试者做临床试验的事件。例如，50 年代有研究者在不告知试验性质的情况下对弱势的受试者如囚犯、残疾人和孕妇进行放射性物质的实验。再如美国研究者自 1932 年起对黑人梅毒患者进行了长达四十年的跟踪研究，在此期间，研究者既未告知受试者身患何病，也不提供任何治疗，甚至 20 世纪 40 年代发现了可有效治疗梅毒的青霉素后，仍不对受试者施予治疗，直到该事件被曝光为止。

为了保护受试者的权利，1964 年在芬兰召开的第 18 届世界医学大会正式通过了《赫尔辛基宣言》。宣言声明，医生的首要职责是保护他的受试者的生命和健康。随后在东京（1975）、威尼斯（1983）、香港（1989）、西苏玛锡（1996）召开的世界医学大会上对《赫尔辛基宣言》进行了补充修订。

1962 年的"反应停事件"导致了 46 个国家至少 12000 名新生儿的畸形和更多的新生儿的死亡。该悲剧发生的原因是该药品的上市公司没有对报道的不良事件进行全面的评价，这使得人们认识到必须加强新药临床试验的法规管理，进而导致了 GCP 的引入。美国 FDA 首先实施了临床研究者指导原则，后来经过多年对新药临床研究（IND）程序的修改，才逐渐形成了今天的 GCP 版本。

1992 年我国派员参加世界卫生组织的 GCP 定稿会并酝酿起草我国

的 GCP。1997 年卫生部药政局派观察员参加了人用药品注册技术规范国际协调会（ICH），并参照 ICH 的 GCP，经七次修订形成我国 GCP 试行稿。1998 年卫生部颁发了《药品临床试验管理规范（试行）》。1998 年国家药品监督管理局成立，重新修订了《药品临床试验管理规范》，于 1999 年 9 月 1 日颁布，并于同日起施行。新的 GCP 对临床前的准备与必要条件、受试者的权益保障、试验方案、研究员的职责、申办者的职责、监察员的职责、记录与报告、统计分析与数据处理、试验用药品的管理、质量保证、多中心试验等作了具体规定。

我国现有国家新药临床研究基地 132 个，其中西药基地 96 个，中药基地 36 个，共计 154 所医院，560 个专业科室，覆盖全国 28 个省、自治区、直辖市。

虽然我国目前的 GCP 既适用于化学药品，又适用于中药，但中药毕竟有自己的特点，还是希望能专门制定中药 GCP。

3.GMP（药品生产质量管理规范）

1969 年，WHO 为保护进口国的进口药品质量，颁发了该组织的 GMP，向各成员国推荐，得到许多国家和地区以及国际组织的重视。1975 年 WHO 正式公布 GMP。1992 年，又对此版本进行了修改。同年，WHO 发布的"关于国际贸易药品质量证明制度的实施指南"中把 WHO 推荐的 GMP 作为国际贸易认可和采购的标准。

美国食品与药品监督管理局（FDA）率先实施 GMP，1991 年进行了修订，同时陆续发布了原料药监察等 13 项指南。美国政府要求：凡是向美国出口药品的制药企业以及在美国境内生产药品的制药企业，都必须符合美国 GMP 要求。

自 1983 年以来，各国相继发布了自己的 GMP，到目前为止，已有 100 多个国家、地区或组织制定发布了各自的 GMP，分别以法规或指南形式，作为药品生产的管理准则，为实施国际药品贸易中质量证明制度打好基础。

20 世纪 80 年代，我国医药工业开始引进 GMP 概念。1982 年，中国医药工业公司制定《药品生产管理规范（试行）》，1985 年作为行业 GMP 颁布，同时还颁布了《药品生产管理规范实施指南》。根据《中华人民共和国药品管理法》规定，卫生部于 1988 年 3 月 17 日正式颁布了《药品生产质量管理规范》。该规范后来又几经修订，由国家药品监督管理局于 1999 年 6 月 18 日颁布，于同年 8 月 1 日起施行。我国这一新的 GMP 对药品生产中的机构与人员、厂房与设施、设备、物料、卫生、验证、文件、生产管理、质量管理、产品销售与回收、投诉与不良反应报告、自检等做了明确规定。

我国新的 GMP 中，业已针对中药的特点，列出了对中药生产质量管理的要求，为中医界人士所称道。

1994 年 2 月成立了中国药品认证委员会，对一部分 GMP 工作做得好的企业进行了 GMP 认证，为监督实施药品 GMP 工作打下基础。

1998 年国务院行政管理体制改革，成立了国家药品监督管理局，赋予其监督实施 GMP 职责。国家药品监督管理局对监督实施 GMP 做了五项明确规定：

（1）实施 GMP 认证制度。将原来由企业自愿向第三方申请认证的制度改为强制实施制度，对认证合格的企业由国家药品监督管理局签发"药品 GMP 证书"。

（2）设立国家药品监督管理局直属的药品认证管理中心，克服了认证工作政出多门的弊端，提高了认证工作效率。

（3）制订了认证管理办法和工作程序。提高了认证工作的透明度，使之做到公平、公开、公正，按程序办事，加快了认证工作进度。

（4）制订了近期按剂型类别分阶段限期实施 GMP 工作计划。在规定期限内达不到 GMP 标准，未取得"药品 GMP 证书"的企业，将坚决取消其相应剂型的生产资格。

（5）规定了新开办的药品生产企业和新建、改建、扩建的生产车间必须通过 GMP 认证，才可以按有关规定核发其《药品生产许可证》，提高药品生产准入条件和生产质量管理水平。

这些规定和措施的贯彻执行，大大加强了监督实施 GMP 的工作力度。

（二）ICH（人用药品注册技术规范国际协调会）

由于国情不同，各国对药品的分类管理审批制度以及各种标准规范都不相同。由于各国标准规范差异，一国药品出口他国时，为符合他国标准，需要按其标准重新进行各种实验，特别是临床试验。为谋求新药注册的进一步对话，协调各国技术要求以达成共识，消除药品世界贸易的障碍。为在确保安全性和有效性前提下，更合理地评价和开发新药，并避免临床试验和临床前实验的不必要重复，节省人力、财力和资源，促进药品研究、开发、生产及管理整体水平的提高，欧洲联盟、美国和日本三方药品管理部门及生产部门组成"人用药品注册技术规范国际协调会"即 ICH，秘书处设在日内瓦。六个参加单位是：

欧洲联盟（EU）

欧洲制药工业协会联合会（EFPIA）

日本厚生省（MHW）

日本制药工业协会（JPMA）

美国食品与药物监督管理局（FDA）

美国药物研究和生产联合会（PRMA）

此外，世界卫生组织（WHO）、欧洲自由贸易联盟（EFTA）和加拿大卫生保健局（CHPB）等作为观察员参加了协调会。

迄今为止，ICH 共召开了五次会议，第一次会议于 1990 年 4 月在布鲁塞尔召开。会议一致认为，应以安全性、质量和有效性三方面技术要求作为药品能否批准上市的基础。为此起草了 11 个文件（质量方面

3个、安全性4个、有效性4个），同时为每个文件成立了专家工作组（EWG），讨论有关科技问题。第5次会议于2000年在美国圣地亚哥召开，ICH至今共公布了45个文件。

从某种意义上说，ICH为占世界医药品产值80%的欧盟成员国、美国和日本等17国之间创造了有关药品注册技术的对话场所，也为这些国家药品管理部门与药品生产部门之间创造了对话场所。ICH打破了国与国之间的界限，从病人利益出发，收集来自管理部门、研发部门、生产部门专家的意见，制定统一的技术要求，无疑有利于促进药品的研发、生产和管理，有利于提高新药上市质量和促进国际贸易。

（三）我国新药申报技术要求

1. 我国《新药审批办法》推动了中药新药研究

1984年我国颁布了《中华人民共和国药品管理法》，1985年正式实施。配合该法的实施，卫生部颁发了《新药审批办法》等法规。《新药审批办法》中中药审批办法的实施对繁荣中医药事业，对推动我国中药新药研究工作的科学规范和保障人民用药安全有效起到了积极作用。《新药审批办法》颁布实施十几年来，在许多方面给中药新药研究提供了启发，引进了实验手段、实验仪器等技术。

由于《新药审批办法》的实施，1990—1999年，我国共批准Ⅰ类、Ⅱ类、Ⅲ类中药新药396种，对保证人民健康做出了重要贡献。

2001年2月28日，国家颁布了新的《中华人民共和国药品管理法》，自2001年12月1日起施行。新药品法在原法的基础上进行修订，改了100多处。新法认为，新药管理的中心内容，就是对一个新药能否试用于人体进行临床研究及能否作为药品投入生产的审核和批准。随着新法的实施，药品管理子法的颁布，将会对中药新药的研究开发和生产起到更大的推动作用。

2. 我国《新药审批办法》有待进一步完善

《新药审批办法》制定之初，有关中药的审评办法尚无先例，只好参考西方化学药品的审评办法来制定，未能全面反映中医药理论的特殊性实属在所难免。在中医药大发展的今天，在新药品法颁布和即将修订药品管理子法的今天，回头来看早年制定的《新药审批办法》，会发现一些不足之处，需要进一步完善。

无论西药还是中药的研究开发路线，都是药学研究、药效毒理研究、临床试验这三部曲。事实上，西药中药差异很大（下文将专门说明），路线应该不同。

西药研究中，药效模型易于建立。中药讲证而非病，难以建立证动物模型，更难以建立动物的脉搏模型。况且，验方中药早已应用于临床，其安全性已得到验证，不一定非得做动物药效实验。

中药复方中的有效成分很难研究清楚。在中药的药学研究中，是否有必要花很大力气建立中药指标和有效成分，尚需认真加以研究。

3. 关于修订药品管理子法的两点建议

随着修订后的《中华人民共和国药品管理法》于 2001 年 12 月 1 日正式实施，药品管理子法的修订势在必行。有关中药法规的修订，应该有利于促进中药的发展。由于中药与西药分属两个体系，中药与西药的审评办法应该有较大不同。我们认为，既然人类药物研究的目标是安全、有效，中药的处方业经长期临床验证，其安全和有效性在一定范围内是肯定的，不一定要与西药的研究路线相同。中药新药临床前药效研究的一些内容似乎可以取消，重在审查安全性及有效性，临床严格按规范执行，有效性的大小风险由申办者承担。

中药新药审评标准可考虑分为三个层次，即经典方，民间验方和老中医三十年经验方（且为医院制剂或相当于医院制剂的协定处方），创新中成药（单味、复方）。对于前两种，安全性审查过关即可批准上临床，甚至由各省市药品监督局初审后，报国家药品监督局注册司就可以批准上临床。中药的审评应该重在申报生产批文的审评。为此，应加快建立规范的临床评价标准。

二、我国中药标准规范与国际的比较

就保证药品安全性、有效性和质量稳定性而言，各国对药物要求的指导思想都是相同的。GLP、GCP、GMP 是保证药品安全、有效和质量的基本条件。但各国在制定时都根据自己的国情，故各国的 GLP、GCP、GMP 具体内容略有差异。中药与欧美植物药在 GLP、GCP、GMP 大原则方面是一致的。所不同者，主要在新药申报技术要求方面。尽管欧美，特别是美国放松了草药管理，中药与欧美植物药在新药申报技术要求方面仍颇有不同。

所谓中药标准规范与国际的比较，实际是指与欧美国家植物药标准规范的比较。欧美国家在植物药或说草药方面的看法基本相同。由于美国是多元文化的国家，较易于接受新事物，故在放松对草药的管理方面，走在西方国家前面，突出体现在其《植物药产品行业指南》上。

（一）欧美有关植物药政策与标准

1. 欧美对草药制剂的基本看法及政策

欧美国家目前对药品的审批规定，仅适用于化学合成药物，而不适用于草药，尤其是不适用于多为复方的中药。除了在 20 世纪 70 年代之前管理尚不严格时，少数草药被批准为药物，以及除了后来极少数研究非常充分的单味植物药被批准为药物之外，草药在这些国家特别是在美国较难获得批准，盖因生产厂家无法提供符合化学合成药物标准的实验资料。天然植物药成分复杂，不能完全明确给出所含的各种有效成分以及相应的临床和非临床试验数据。

欧洲情况与美国略有不同，欧洲应用植物防治疾病历史较长，应用也较广泛。欧洲植物药多由一两味组成，多用其有效成分、有效部位或浸出物，加工成片剂、颗粒剂、胶囊剂、针剂或栓剂等，常称为植物药。原料也多采用欧洲传统的药用植物，如缬草、贯叶金丝桃、母菊等，但也有经过系统研究而开发出的植物新药，如银杏叶制剂。

欧美已认识到草药防治疾病的作用，因而对其管理有放松迹象。欧共体有一个非官方组织——欧洲植物治疗科学合作组织（ESCOP），在欧共体科学研究司（12司）支持下，正在汇总植物药有关药理作用的文献，以期将来欧共体会考虑以"参考文献"（主要是植物药专论）形式进行草药评审。因为如果已有相当程度的学术评价，再进行临床评价的意义就不大了。

美国在放松草药管理上步伐较大。1994年颁布了《膳食补充剂健康与教育法》，将草药（含中药）列入饮食补充剂范畴。2000年8月，美国FDA公布《植物药产品行业指南》（草案），广泛征求意见。这会以与合成药物不同的标准评审草药，虽然基本上仍然按西药标准，毕竟有所放松。

2. 欧盟有关植物药的法规

欧洲各国对植物药的评价标准不同，但通常都与化学合成药品的要求相差无几。为统一各国间有关植物药的法规，欧共体1965年制定了《第一药物指令》（65/65EEC）。该指令第4款第8a（ii）条规定，对草药药品的评定必须考虑到已出版的文献。如果已出版的文献足以证明该产品已广泛用于医药用途，具有公认的功效，且其安全水平是可以接受的，就没有必要去重复所有的鉴定和临床试验。

1988年欧共体制定的《草药制品管理准则》明确规定："草药是一种药物，所含的活性成分只是植物或植物药制剂。草药作为药物就必须要有销售许可证。在产品上市之前，必须符合质量、安全和功效的标准。"且要求许可证的申请提供以下资料：（1）组成成分的定性、定量资料；（2）制造方法的描述；（3）初始材料的控制；（4）需定期进行的质量控制和鉴定；（5）成品的质量控制与鉴定；（6）稳定性的鉴定。1990 年欧共体提出了草药的 GMP。

3. 欧盟组织编写植物药专论

欧美等西方国家的一个共同点是，其传统使用的草药几乎无理论指导，仅是经验产物。既不懂君臣佐使，又不了解药材之四性五味和炮制。他们仅用单味药，几乎不用复方，偶用复方，也不过三四味。他们依据的文献主要是植物药专论，即对某一植物药材作为草药产品特性的总结，提供了该植物的可用的植物化学、药理学与临床信息，不仅强调有利效应，也指出不利效应、禁忌与危险。

1989 年成立的欧洲植物治疗科学合作组织（ESCOP），负责对全欧植物药专论进行起草工作。这是一个包括 14 个成员国的草药协会的庞大组织。ESCOP 准备出版 200 个专论，到 1993 年已完成的 15 个已作为适宜欧洲协调的范例提交给特种药剂产品委员会（CPMP）。

在此需要指出的是，某一植物药专论仅是对该植物药性的总结。由于西方没有系统的草药理论指导，难以根据植物药专论产生复方成药。这也是西方植物药与中药的重大差别之一。

4. 植物药标准的研究

1993 年 1 月 29 日，在欧盟资助下，成立了欧洲植物疗法基金会，其研究目标是："为安全有效使用植物药制定欧洲标准"。其立项内容包括：

（1）公布标准。即由学术界、临床医生和制造商的志愿协会来制定参考性标准，作为协调欧洲草药产品的建议。

（2）安全性、药物警戒问题。一个研究项目是从医生、药剂师处收集药物的不良反应资料，并组成毒理学小组，为其他安全性分析制定政策。

（3）功效——新临床研究的操作准则。因植物治疗的研发缺乏专利保护，且该工业多种经营、规模小，故有必要研究可行的、价格不高又适用的研究方法。

5. 欧洲有关草药评价标准的学术研讨

为制定欧洲统一的植物药标准，到20世纪90年代中期，已进行了三次有关植物药的大型学术研讨会，有如下几点值得我们认真思考：

（1）植物药评价体系未定。有人认为法国有关草药的评价体系值得作为欧洲未来植物药评价模式，也有人认为应采用世界卫生组织与世界特种药品联合会合作制定并公布的"草药评价准则"。

我们已经说过，在草药方面，中医药独树一帜，只要我们宣传到位，世界各国完全有可能认可我国中药的系列标准规范。

（2）有代表认为，在对植物药活性成分了解比较清楚的情况下，通过对这些活性成分的标准化，可保证获得可重复的治疗结果，但大多数情况下，这是很难办到的，因为通常不可能明确地将一种活性成分与其治疗效应相联系，即使有效成分已知，其疗效也可能受草药制剂中其他成分的影响。

（3）证明草药有效不等于只接受近代的双盲随机临床试验。对于众所周知的草药，根据欧共体《第一药物指令》第4款第8a（ii）条，必须考虑到已出版的文献。

欧洲人尚且认识到这一点，我们在中药临床试验中不能不予以考虑。

（4）认为对掺杂物、农药、重金属、真菌毒素含量等的规定及严格的质量控制要求是草药用于医药目的的基础，因此有人提出有必要统一对这些物质所能容忍的含量。

（二）美国植物药标准

20世纪80年代，美国就出现了"回归自然"、采用天然药物的潮流。然而，美国的药品法是为西药制定的，草药几乎不可能通过审评，虽然美国政府也认识到草药的治疗作用和降低医疗费用的作用。1994年10月25日，美国颁布了《膳食补充剂健康与教育法》，以灵活的态度对待像草药这样在功效上是药，而在当前法律体系中无法被批准为药品的产品。虽将草药划入食品范畴，实际上在食品与药品之间为草药留下了一块生存空间，使人们看到了草药最终被批准为药品的一线曙光。

1996年8月16日，美国FDA起草了《植物药品研究指南》，几经易稿，2000年8月在因特网上发布了《植物药产品行业指南》，并广泛征求意见。美国终于要以有别于化学药品的方法来管理包括中药在内的植物药了。但《指南》在许多重大方面，仍将植物药按西药对待。

1. 植物药定义

《指南》对植物药的定义是：包括植物类、藻类、肉眼可见的蕈类及其混合物，不包括由酵母、细菌或其他微生物发酵而成的产品，也不包括由植物提取但已高度纯化和经化学修饰的物质。

《指南》指出，对含有动物和矿石成分的药物，按植物药产品的原则对待。

2. 植物药的特殊性

《指南》承认植物药有其特殊性：常以混合物形式出现，其化学成分有时不能准确测定，甚至其有效成分都不能确定，其生物活性也不明确，许多植物药制备加工方法源于经验；有广泛、长期的人体应用历史，且未发现明显的不良反应，有许多植物药作为饮食补充剂已上市多年。

但是，《指南》仅对单一植物单一部分组成的植物药的技术要求放松较大，若由一种植物的不同部分或不同植物组成，则属复合药，虽对其Ⅰ/Ⅱ期临床的技术要求也有一定的放松，但总的来说，须符合化学药物复合制剂的要求。换句话说，《指南》对植物药的要求放松是有限度的。

在《指南》中，植物药申报资料明显不同于合成药或高纯度药。植物药可以不需要像西药那样提供有效成分准确无误的鉴定和含量测定等质量控制方面的申报资料，取而代之，《指南》主张采用指纹图谱、测量特征性标识成分和测定生物效价等方法来进行质量标准的控制。在植物药质量可控性和一致性方面，则非常强调对原药材的质量控制和生产全过程（包括中间品和终产品）的严格控制。

3.临床前研究的要求

《指南》对植物药初期临床（Ⅰ/Ⅱ期临床）申请的要求明显有所降低。对于已在美国或他国合法上市且无安全问题的植物药，对其Ⅰ/Ⅱ期临床研究申请所需临床前研究的要求进一步降低。

《指南》第八章（对未上市的植物药产品的Ⅰ/Ⅱ期临床研究）的"临床前的安全性评估"一节中说：

"因为中草药的应用一向很广泛，所以我们有足够的传统中草药方面的经验来支持早期的临床研究，而不需要什么标准的临床前的测试方法。因此，同那些我们没有任何经验的合成药或高纯度药相比，这些产品可能要求不同的临床前的安全测试资料。"

但是，《指南》对植物药的Ⅲ期临床要求依然很严，同对西药的要求没什么区别，要求提供进一步的毒理资料以支持临床。

（三）日本、韩国有关中药的标准规范

日本厚生省批准生产汉方药仅限于张仲景的 210 种处方，生产张仲景 210 个处方内的药品时，要求配方设计规格化，即在一定条件下把原

方汤剂定为"标准汤剂"。进行处方设计时，须保持与这个"标准汤剂"的同等性，作为证明同等性的指标，规定从处方中挑选出两种以上且能表现出其特性的成分作为"指标成分"。为证明同等性，须进行有关的临床试验。如要申请制作张仲景 210 个处方以外的、市场上还没有的产品时，则要求提出吸收、分布、排泄数据。

韩国在其《药典》（KP）、《天然药物标准》（NDS）等古典文献中共收载中药材 506 种。韩国卫生部选定了 11 种古典医学文献（韩国 7 种，中国古典文献 4 种），并于 1969 年 6 月 7 日通知（223 号）：只要药厂按这 11 种古典文献同样处方生产药品制剂，就可以免做有关临床和动物毒性试验报告而获准生产。其中中国的 4 种古典文献是《医学入门》《景岳全书》《寿世保元》和《本草纲目》，但是，新中药产品的注册手续较繁，需要以书面形式提供 16 份资料。

（四）中药与植物药标准规范差异的原因

从前面所述可以明显看出中药与欧美植物药在质量规范方面的差异。何以会出现这种不同呢？除了其他原因之外，我们认为，有如下两条原因值得重视：

1. 中药与植物药概念差异

下面将有一节专门论述中药与植物药的差别，这里仅从概念上予以分辨，美国《指南》中所说的植物药就是通常所谓的西方草药。从防治疾病讲，中药与植物药都是药物，但是，中药是纳入中医药学理论体系中的药物，按中医药学理论使用；植物药或说草药则是尚未纳入任何医药学理论体系的药物，仅凭一定的经验而使用。按照《指南》的说法，植物药包含中药，而按照我们的看法，草药或说植物药仅是中药中根据经验对症用药尚未纳入中医药学理论体系的那一小部分。正因为如此，美国关于植物药的标准和规范与我国中药标准规范不可能相同，我国的标准规范才有可能成为世界传统药物标准规范的典范。

2. 文化观念的差异

文化观念的差异实质上取决于人们的知识结构。现代人的知识结构，就主体而言，属微观知识，这是科学技术向微观发展的结果，从而西方人似乎不把宏观知识当作知识，更不认为是科学。例如，人体发烧达41℃，但又感到发冷，西方人首先注重体温计的指标，对人体的宏观感受则不予重视。然而，这种感受在疾病治疗中非常重要，中医学将其视作假热真寒证而进行治疗，效果往往很好。西方植物药不重视宏观知识，其结果自然表现在标准规范上。

欧美都在制定自己的植物药专论。某种植物药只要有了专论，任何人都可据以生产OTC药品。《指南》说得很清楚，这只是对单味药适用。说得粗俗一点，它们的植物药专论仅仅相当于我国的"本草"，即说明了某种药用植物的药性及所含化学成分。化学成分是我们"本草"中没有的，中药今后应当在这方面加强研究，但"本草"中都列出了每味药的四性五味与归经，这样的宏观知识却是欧美各国植物药专论中所没有的。他们不可能根据植物药专论来开发出高质量的复方成药。从这方面讲，中药系列标准规范完全有可能成为世界传统药物标准规范的典范，为世界各国所认同。

三、中医药系列标准的制定原则——求异存同

中医药与西医药分属两个哲学体系，理论和思维方法不同。近几十年西医药标准在世界各地推行开来，似乎医药只有一种标准，似乎中医药必须接受并遵循西医药的标准，否则就不能得到承认。其实中药与西药不同，与西方植物药不同，与当今兴起的生物工程药物也不同，中药有自己的特殊性，因而必须要有自己的系列标准规范。

中医药是我国的瑰宝，虽传到周边国家，但其水平远不及我国，而西方国家根本不懂中医药，因此，中医药的轨，即系列标准规范，如GAP、GLP、GCP、GMP、中药审批办法及新药技术要求，乃至包装和说明书标准，均应由我国制定和完善，也只有我国才有这一资格。但凡应用中医药，只能照此办理。也就是，中医药的轨应该铺向海外，让各国与我们接轨。在此，我们决不可随便说"与国际接轨"，因为中医药在国际上无轨可接。若与西药接轨，只能毁掉中医药文化，而文化则是我们民族的命根子。历史上，外族多次入侵，但最后都被同化为中华民族的一部分，中华民族始终屹立于世界，都是由于中华民族文化深厚的缘故。

中药、西药、西方植物药及生物医药都是药，都应安全而有效，这是其相同之处。但四者各有其特殊性，特别是中医药理论极其复杂，科学技术发展到今天，仍弄不清其奥秘。现代科学越发展越能揭示出中医药的奥秘。例如。20 世纪 50 年代用抑菌法筛选中药清热解毒药，筛选的结果，最好的抑菌药却不是中药中最好的清热解毒药，而是五味子。此后的研究表明，中药清热解毒系通过调节免疫功能抑菌而非直接抑菌。中医药属个体化治疗，西医药属群体化治疗。近年的基因研究表明，每个人的基因都不相同，这一结论再次证明中医个体化诊治的正确性。

总之，中药系列标准规范必须以中医药理论为指导来建立、来完善。

（一）国家政策决定产业兴衰，中华人民共和国重视中医药

国家政策往往决定产业的兴衰，而政策又往往体现在标准规范上。明治维新时从法律上规定西医药是日本唯一合法的医疗体系，从此，中药产业在日本断线百年。20 世纪 60 年代，日本虽再度承认中药，但迄今仍是废医存药。

19世纪西医药随帝国主义枪炮进入中国，20世纪初，协和、圣约翰、华西和湘雅医学院培养了一大批亲西医药派，加上国民党政府亲美，遂于1929年提出《废止旧医案》。虽最终未能出台，但从此歧视、排斥中医药，严重阻碍了中医药的发展。

中华人民共和国成立后，党和政府重视支持中医药的发展，为世界保存并发展了这一传统医药学。20世纪50年代，毛泽东指出中医药是个伟大的宝库，提倡西学中，培养了一大批像陈可冀院士这样的专家。特别是改革开放以来，国家将发展我国传统医药列入宪法，从法律上确立了中医药的地位。1996年又将中西医并重写入全国卫生工作会议文件。最近，江泽民同志在全国政协会议上又一次强调发展中医药。中医药蓬勃发展，中药产业已经成为一些省市的支柱产业，今天是中医药的春天。

当然，中华人民共和国成立五十年来，在中医药政策上也曾出现不当之处，导致中西医发展不平衡。例如，1953年至1997年的四十五年间，全国中医人员增加了12%，而西医人员增加了18倍。政策往往反映在标准规范上，例如，今天中药保健品的22项功能基本上都是采用西医说法，如此，将很难开发出好的中药保健品。

（二）中药与西药的差异

中医药学有五千年历史，西医药学仅二百年历史。不可否认，西医药解决了细菌性传染病，使人的平均寿命延长了二十年，为人类的医疗保健做出了重要的贡献。但是要使人的平均寿命再延长二十年，只有依靠中医药的发展。下面分析中医药与西医药的差别，从中即可看出二者的系列标准规范应有明显不同。

中医是临床医学，研究的始终是活人；西医以解剖为基础，进行分析，从研究死人开始。因此，中药与西药源头不同。在中医药体系中，既学药又学医，医、药不分家，中医药学人士是中药的共同创造者，可以按照中医理论组方，且早已在临床上证明其安全性与有效性。在西医药体系中，医与药完全分开，西医大夫仅是西药的使用者，西药则是药物化学家从诸多化合物中盲目筛选出来可能有效的化合物，用动物实验确定其安全性，再用临床试验进一步确定其安全性、有效性和最佳给药剂量。

中医从整体看问题，辨证论治，中药的优势在宏观准确性，劣势在缺乏微观精确性。西药虽具有微观精确性，却无宏观准确性，因而只能解决局部问题，而且在解决局部问题的同时，却往往会给身体的其他部分带来麻烦。认识论表明，宏观包括并统帅微观，微观用来阐述宏观，但绝不能包括和统帅宏观，整体与局部的关系恰是中药与西药的重大区别。

中药多采用复方，以求各味药间的协同作用，即使单味药，也是个小复方，其不同成分间也协同作用，从而增效减毒，因此中药往往有双向调节功能。例如，用三七这一味药，既可活血也可止血。然而西药均为单体，纯而又纯，这却往往是其产生不良反应的根源：食至精则有害，药至精则有毒。许多事例表明，中药并非越提纯越好。

有人已提出复方的水闸门理论。假定一种成分算一个闸门。假定由于西药的微观精确性，其有效率（截水率）可高达90%。每味中药有效率仅50%，远低于西药，但四味中药的协同药效可达（$1-0.5^4$）×100%=93.75%。

西医药是对症下药，中医药是辨证论治，病与证是完全不同的概念。因此，有关标准规范也不可能相同。当西药进入中国时，我们并未要求他们按中医药理论予以解释，因为那是不可能的。近几十年中，西药出现十几次重大毒害事故，影响极大，而中药应用几千年来，并未出现什么重大事故。在中国，西药每年引起210万人因药物不良反应住进医院，19万人因此而死亡（近年数字大有增加）。而自中华人民共和国成立至20世纪90年代初的四十年中，据岳凤先教授统计，只有5000例中药不良反应，且多属用药不当。中药应用数千年，没有哪种药因不良反应被淘汰。然而几十年来西药因其不良反应被淘汰的不可胜数，去年禁止再用 PPA 又是一例。这些足以说明西药的系列标准规范并不十分可靠，并不十分科学，往往昨是今非、误人性命，合理合法地杀人。

从哲学体系上说，中医药奉行的是以阴阳五行为基础的朴素辩证唯物论，而西医药则是机械唯物论。在许多方面需要机械的精确，但在许多更重大的问题上，恐怕更需要模糊数学，需要思维判断。我们知道，计算机可以做到十分精确，但代替不了人脑的模糊判断。人每顿饭应吃多少蛋白质、多少糖类、多少脂肪、多少维生素，是否也必须按毫克精确计算出来呢？中医药中，"同病异治、异病同治"恐怕也多少说明一点问题，一些理化指标的绝对量化恐怕并不一定符合中医药的实际。

从药物的研究开发来说，西医西药截然分家，医不懂药，药不懂医。中医中药则历来不分家，中药的研究开发有系统理论指导，有规律可循，与西药开发依赖"筛选法"相比，要简单有效得多，且其安全性、有效性早已有了保证，实验目的只是用于改进而已，因而其临床前的实验内容与临床试验步骤和方法与西药的当然应当有所不同。

中医药学讲究药食同源，而西医药学则将药食截然分开。中医药学认为人体不平衡即为病，而西医药仅承认生理、生化、病理等指标的改变才是病。中药用以调整人体平衡，而西药用于改变生理、生化、病理等指标，因而其标准规范难以相同。

西方人对有毒性的中药视同洪水猛兽，如含朱砂者。可他们对于朱砂在体内的作用机理、溶解度等又了解多少呢？如果都按西药标准，我们就不能生产安宫牛黄丸等中药了。中医药理论强调"中病即止""辨证更方"。在我国，服用安宫牛黄丸等含朱砂的中药者不计其数，又有谁出现汞中毒了呢？

总之，中药与西药不同，因而研究、开发、生产等系列标准规范也不可能与西药相同，应该有自己的特殊性。忽视了这种特殊性，中医药很难迅速发展。

（三）中药与西方植物药（西方草药）的差异

在西医药学开始形成之前，即二百年之前，西方各国也使用一些草药，只不过他们没有完整的系统理论，也没有什么文献记载。西药洋地黄最早的应用就是将洋地黄的叶子晒干研碎服用，后来经提取而成为今天的西药。随着工业革命和科技的发展，以解剖学、细菌学、毒理学和化学合成为基础，形成了现代医药学，此后西方就很少再用植物药了。直到 20 世纪 80 年代，西方人士日渐认识到西医的局限性和化学药品的不良反应，才又开始重视植物药。

植物药是当今西方人对西方草药的常用称谓，中药大多数也是用植物入药，却不能称为植物药，因为中药与西方植物药的概念差异很大，这一点上面已经讲过了。所谓中药是指中医大夫按照中医理论、根据八纲辨证所使用的药，而所谓植物药，按美国 FDA《植物药产品行业指南》的定义："包括植物类、藻类、肉眼可见的蕈类以及它们的混合物。"中药与植物药的差别如下：

（1）中医药有系统而又完整的理论，有浩瀚的文献，遣方用药有规律可循；西方植物药是零散的经验。

（2）早在两三千年前中医药就建立了一定的医事制度，到唐宋年间逐渐形成理论完整、结构合理、部门齐全的医疗、药品、教育、考核、选拔、管理等部门及相关制度、法规。中医药是一个历史悠久的行业，而西方植物药在近几十年之前从未形成过行业，用植物治病只是个别人的个人行为，而非职业行为。

（3）中药讲究炮制，讲究药物四性五味和归经；西方植物药仅应用生药，不懂炮制后药性之改变，更没有四性五味和归经之说。

（4）中药多用复方，讲究君臣佐使；西方植物药一般用单味药，偶用复方，多则四味，亦无君臣佐使之说。

（5）几千年来，中医药一直是我国唯一的医疗保健体系，直至今天，无论大病、小病，急性病、慢性病，均可依赖中医药；西方植物药仅用于可以自我诊疗的轻浅病症，对症用药，无理论指导。

众所周知，人参是中药四维之一，极具补养作用。而且，现代医学和动物实验证明，人参没有毒。但中国人都知道，人参不是任何人都可随便当饭吃的，需要辨证使用。同时，人参也是西方人认为的植物药。他们不懂人参的药性，只知其中所含的化学成分。西欧商店都有人参制作的强壮剂，他们不懂"用人参杀人有功无过""误人非必毒药也"的道理。

中药与植物药的差别由此可见一斑。

西方国家也在努力制定草药标准，欧盟已努力多年，美国 FDA 去年 8 月又公布了《植物药产品行业指南》（草案）。但他们对中药的了解远不如我国。就中药而言，我国最有发言权，故我国制定的中药系列标准规范应逐渐变成为世界传统药物的标准规范。我国应牵头每年或每两年举行一次有关中药系列标准规范的国际研讨会，让世界了解中医药，认可中医药，依据中医药的标准办事。

（四）中药与生物制品的差别

以现代生物技术——基因工程、细胞工程、酶工程和发酵工程，特别是以基因工程技术为基础生产的药物被称为生物技术药物或生物制品。生物制品由于受资源及工业成本的限制，用常规生化技术来制取已难以满足需要。特别是人体内还有许多生理活性强、含量又极微少的生理活性物质，例如，各种细胞因子、激素、淋巴因子等，应用常规方法不可能制备足够量的产品供给临床需要。

应用现代生物技术使人们有可能大规模地制取生物体内的活性物质。下面以胰岛素为例说明应用现代生物技术制备生物制品的过程：（1）从细胞中分离出或人工合成胰岛素基因。（2）进行基因的体外重组，将胰岛素基因与大肠杆菌基因连接。（3）进行基因转移，将连接的基因送回大肠杆菌中去。（4）筛选，将已转移进胰岛素基因的大肠杆菌筛选出来。（5）培养，在发酵罐中大规模培养筛选出的大肠杆菌，通过大肠杆菌的大量繁殖，生产出大量的胰岛素分子。（6）分离纯化，将大肠杆菌破碎，释放出胰岛素，再经过一系列的提取、纯化，即可得到可供药用的胰岛素了。从2000升大肠杆菌培养液中可获得100克胰岛素，相当于从1吨胰脏中提取的数量。现在世界上治疗用胰岛素90%以上是基因工程产品，目前已有干扰素、人生长激素、人促红细胞生长素、粒细胞集落刺激因子等数十种基因产品投入市场。

从上述简单说明可以看出，生物工程药品与西药一样，都是单体，不同的是生物工程药品是用生物技术生产的，西药是用化学合成方法生产的。中药与生物技术药品不相同的是，中药是多种成分，生物工程药品是单一成分，这里仍存在宏观准确性与微观精确性的问题。因此，各有特殊性，不能等同看待。

世界各国在新药审批办法中，都将生物制品单列出来采取独立标准。美国是这样，我国也不例外。在我国1999年5月1日起施行的《新药审批办法》第二章中，就将新药分为中药、化学药品和生物制品三种，且在生物制品标题下注明："新生物制品的审批按《新生物制品审批办法》实施。"

四、中药系列标准规范国际化推进战略

（一）完善中药系列标准规范

如上所述，由于历史原因，中药的标准规范不免带有化学药品的痕迹而没有充分反映中医药的特殊性，从而不利于中医药的迅速发展。

自20世纪80年代改革开放以来，特别是国家推行"中药现代化科技产业行动计划"以来，中医药遇到了春天。可以说，今天是中医药的

春秋战国时期，百花齐放，百家争鸣。在这种情况下，应尽快完善中药系列标准规范以促进中药的蓬勃发展，并将系列标准规范推向国际，促进中医药迅速国际化。

为此，建议国家组建一个课题组或中药系列标准规范完善委员会，充分发挥中医药专家的作用，专门研究中药系列标准的特殊性与完善工作。课题组应包括中医药研究人员、西医药研究人员和管理科学人员。中医药研究人员应占总人数的一半，以充分阐明中药的特殊性；需要西药研究人员参加，是应借鉴西药系列标准规范中的先进方面。

课题组向国家药品监督管理局提出中药系列标准规范修改与完善的建议及建议的说明，广泛征求意见后，由国家药品监督管理局最后审定。

（二）召开国际研讨会，宣传我们的系列标准

我国周边国家及地区受中国文化的影响，中医药早已深入人心，成为当地医疗的重要体系。然而，迄今为止，除澳大利亚外中医药尚不为西方国家所接受，除了我们自身的问题（如科技含量不高）之外，主要原因有二：

1. 东西方文化差异

中医药与西医药分属两个不同的哲学体系，理论和思维方法不同，语言也难以相通。东西方文化的差异造成西方国家难以认可我国的中医药。

其实我们当年对西医药也是如此，19 世纪西医药随着帝国主义的枪炮进入我国时，我们也不认可，还杀过传播西医药的传教士。1906 年英美两国教会在我国建立了协和医学院，随后，又建立圣约翰大学医学院、湘雅医学院、华西医学院，为中国培养了一大批亲西医药派，西医药才逐渐在中国安家落户（请注意，西方在中国建立医院、医学院，并

非慈悲心大发，而是文化侵略，为西医药占领中国鸣锣开道。——作者）。文化的接受是要有一个过程的，有一个宣传和为之培养人才的艰苦过程。

西方人不了解中医药，西方官员同样也不了解。据说，惠永正部长曾在美国用英语向FDA官员讲解中国历代对中医药的严格管理，FDA官员听得瞠目结舌，始知中药并非抓把草就当药用。因此，文化的宣传至关重要，文化的宣传首先是向西方官员的宣传，这应该是我国有关政府部门和有关民间团体的重要工作内容之一。

2.西方医药界的抵制

西方医药界为了自身利益，不希望他国药品与之争夺市场，总要千方百计予以抵制。尤其是不希望一种对他们说来新的医药产品来占领他们早已占领了的市场，而不论这种新医药是多么有效多么安全。但是，一旦他们认识到中医药的价值，又会加紧研究，准备与我们争夺市场。今天，西方国家不仅已建立了60所中药研究机构，而且已将触角深入我国，例如，美国辉瑞公司已在我国设立中草药组，收集有开发价值的中药处方并资助中方开发，成功后再协商合作。

西方抵制中药最有效的方法就是促使政府制定各种法规，要求我们用西医药理论解释中药，要求中药达到西药的标准。随着西方人士，特别是官员认识水平的提高，这一点会慢慢有所改变。如1994年10月克林顿签署《膳食补充剂健康与教育法》，将中药列入饮食补充剂范畴，只要不含国际禁贸的濒危野生动植物，不含有毒成分，符合卫生法，既可以饮食补充剂（即保健食品）名义上市，且允许在标签上标明功效（如有降血压作用），只要不标明适应证，无须美国FDA批准、认可，就能进入美国市场。最近美国出台的《植物药产品行业指南》甚至规定对动物药和矿物药也按植物药原则办理，而且，一种植物药在美国已经销售一段时间和一定数量，达到非处方药要求，将有可能被合法加入非处方药行列，没有安全问题的植物药在申报新药时向 FDA 提交的临床前药理和毒理资料已大大减少。

因此，我国应经常召开国际研讨会，宣传中医药，宣传中药系列标准规范，让西方人士逐渐了解中药的特殊性、安全性和有效性以及我国对中医药的严格管理。同时，我国的中药企业应该走出国门，到国外去办研究公司、销售公司和生产公司，以避开贸易壁垒，促使中医药逐渐为西方国家所接受。

（三）由中国牵头，组织世界传统药物标准规范协调会议

ICH 是欧盟、美国、日本三方药品管理部门和生产部门组成的"人用药品注册技术规范国际协调会"。我国应牵头组织国际传统药物的 ICH，并在会上进行宣传，争取使中药系列标准规范成为世界传统药物标准规范的典范。

众所周知，在西方国家中，行会、协会作为民间自律组织，对于规范市场和保护企业利益，作用很大。我国已成立中国中药协会，中国中药协会必将在参与国际斗争、维护我国中药企业的利益、宣传我国中药系列标准规范方面做出积极贡献。

（四）以医带药促进中医药走向世界

自 1972 年尼克松访华目睹了针刺麻醉的神奇效果之后，西方各国已慢慢接受了针灸，针灸已在大多数西方国家合法化。然而，针灸仅是中医的一部分。针灸机理迄今并不清楚，西方之所以能接受，就在于看到了其疗效。

北京中医药大学与德国在慕尼黑附近的魁茨汀合办了一家示范中医院，疗效卓著，深受德国民众的欢迎与赞扬，预约住院已排队到一年半以后。德国各大新闻媒体纷纷报道，影响巨大。瑞士等国已要求在他们国内设立类似示范中医院。只要让西方人士看到中医药的疗效，就会信

服、会承认、会使之合法化的。

由于华裔林子强等人十多年不懈的努力，2000 年 6 月，澳大利亚维多利亚州正式为中医药立法，这是西方国家第一个承认中医药的。

西方人士日渐认识到西医的局限性和西药所产生的不良反应，西方国家也不堪忍受日益增长的医疗费用重负，出现回归自然的潮流。在国家科委和国家中医药管理局于1996—1998 年进行的"中药现代化发展战略研究"课题报告中，清楚地论述了中医药走向世界的优势。问题是从管理部门、企业到学术机构都要促进中医药走出去。再有优势，不促也是走不出去的。从某种意义上说，我国中药企业应该有传教士的精神。我们尤其要为西方国家培养一大批亲中医药派，有关部门甚至可以考虑对高校补贴以促进为各国培养中医人才，特别是高级人才，没有当地的中医专家，中药很难走出去。

总之，通过宣传，通过以医带药，中医药必将迅速走向世界，成为与西医药平起平坐、相互补充而又不能相互取代的人类又一医疗保健体系。中医药的系列标准规范也将为世界各国所接受，成为世界传统医学系列标准规范的典范。

贾谦　曹彩　陈峰　吴运高　杜艳艳

参考文献

[1] 中国科学技术信息研究所，中国中医研究院中医药信息研究所 . 国家软科学研究课题"促进中医药出口创汇的战略与政策研究"总报告：弘扬祖国传统医学，参与国际竞争与开拓 [R]. 中医药信息研究所 .1995.

[2] 中国科学技术信息研究所，中国中医研究院中医药信息研究所 . 国家软科学研究课题"促进中医药出口创汇的战略与政策研究"分报告之一至之二 [R]. 中医药信息研究所 1995.

[3] 甘师俊，等 . 中药现代化发展战略 [M]. 北京：科学技术文献出版社，1998.

[4] 吕炳奎 . 从医六十年 [M]. 北京：华夏出版社，1993.

[5] 国家"九五"攻关课题"中药现代化发展战略研究"总报告——中药现代化科技产业行动计划 [R].1997-9-30.

[6] 中国科学技术信息研究所,黑龙江中医药大学,等.国家"九五"攻关课题《中药现代化发展战略研究》第四子课题(中药国际化研究)报告——出口导向加速中医药国际化 [R].1997-9.

[7] 王智民等,中药药效评价的"水闸门"法 [J].世界科学技术——中药现代化.2000.2(5):34-38.

[8] 贾谦.中药现代化之我见 [J].前进论坛.2000(7):28-30.

新时期名厂名药战略刍议

全世界制药企业都在争创名厂名药。到底什么是名厂名药？新时期我们应该采取什么战略争创名厂名药？这是我们希望回答的问题。

一、何谓名厂名药

战国时公孙龙提出"夫名，实谓也"。荀子曰："名也者，所以期累实也。"认为名是对实的反映。凡名必须副实，才有确切的名，否则即无意义。

我们平常说的名医、名人、名家、名演员等，首先是其言其行得到公认。当然，也有人是被捧起来的，炒起来的，知名度很高，却不一定是名人名家。也有的厂家及其产品完全是靠做广告出名的，虽然可以发大财，但其寿命有限，也成不了名厂、名药、名产品。例如，一种产品全靠弄两个小人在电视上扭屁股卖礼品，中国人几乎无人不知无人不晓，知名度甚高，财也发得很大，但名不副实，难成名厂名产品，弄不好，将来可能还会成为人们唾骂的对象。一位美国中医朋友到中国来，要买这种产品，一看说明，是美国过时了的东西加了点维生素，扭头就走，边走边说："怎么能这样做！"

同仁堂、胡庆余堂是公认的名厂，原因在于，这些厂家几百年来的药品没有假冒伪劣，确实有效，确实能解决病痛，尤其是其药品并非今天有效明天就得淘汰，而是过去应用了千百年，今后仍要应用下去。

六味地黄丸是名药，应用了一千多年，是有名的专用于肾阴虚的成药。鲁兆麟先生曾统计过，六味地黄丸可以治疗 430 种病。当然，将这 430 种病写到其说明书上，则一种病也不治，因为六味地黄丸是中药。

在安国药材市场，见到某厂生产的牛黄解毒丸，一盒 10 丸 1.5 元钱。牛黄解毒丸也是名药，但这家的牛黄解毒丸名副其实吗？是名药吗？这个厂家能成名厂吗？

综上所述，简单地说，所谓名厂，是其产品好，信誉高；所谓名药，则是货真价实，疗效好，寿命长。同仁堂有两句名言：炮制虽繁必不敢省人工，品味虽贵必不敢减物力。这是同仁堂的祖训，也是其创名厂名药的经验总结。应该说，今天的名厂名药实际上都是这么创出来的，不如此，成不了名厂名药。名厂名药往往是连在一起的，换句话说，六味地黄丸是名药，但您生产出来的是否是名药，那就另当别论了。为了降低成本，赚取更大的利润，投料不足，次料代好料，不可能成为名药、名厂。正所谓：修和无人见，存心有天知。

二、西药产业难以创出名药的原因

西医药在全世界占据了统治地位，为人类健康做出很大贡献，有其优势，但也有其问题，难以创出名药品牌。

（一）市场经济与和谐社会不太相容

西药企业的发展源于化学合成药物的大规模生产，是市场经济使然，市场经济起源于欧洲。当我国早已成为成熟的农业社会时，欧洲还是散乱的游牧部落。众所周知，中原地区历来受游牧民族侵略，修建万里长城就是要抵抗游牧民族南侵。农业社会不去侵略别人，是因为自己有土地房屋，"穷家难舍"。而游牧民族则是马背民族，抢了就跑，抢来的就是自己的，因而就有匈奴南侵，五胡乱华，就有蒙古人占领中原建立元朝、满人入关建立清朝之情事，这是生产力落后的游牧民族打败先进的农业民族的典型事例，所以哥伦布发现新大陆与郑和下西洋绝不能相提并论，一个是要抢劫，一个是要通商。市场经济的特征之一是，不仅抢劫他人，也掠夺自然，导致生态破坏，环境恶化。今天，市场经济统治了全球，似乎市场经济就是绝对先进的，必须遵循的经济法则。市场经济确实有其优越性，通过竞争，通过流通，可以促进经济发展。但市场经济不是万能的，有其局限性，其与和谐社会并不完全相容，尤其在医疗卫生领域和教育领域更是如此。若以金钱为唯一目标，则会不择手段去争、去抢、去骗，只要有利可图就蜂拥而上，人与人也将成为金钱关系、竞争关系、敌对关系，犹如今日美国与世界各国的关系一样。

我们中国人讲"和"，讲"和谐"，讲"和为贵"等，中华民族讲的是"和"文化。我们中医讲"大医精诚"，无论贵贱贫富，怨亲善友，同样予以精心治疗。市场经济则不然，医患关系是金钱关系，患者只是摇钱树，缴不了住院费，不收住院，不予抢救，因为我开医院是为了赚钱。例如，某警察在追捕歹徒中负伤，被送进某医院，因未缴齐费用，一直被搁置在过道中，后因流血过多，错过最佳抢救时机，最终死亡。又如，救护车送产妇上医院，缴不了5元钱过路费，被收费站拦阻，导致产妇死亡。最后，某医院明知人家没有心脏病，却给人家安了10个支架，就是为了多挣钱。

综上所述，如果一切按市场经济规律办事，则与和谐社会相去甚远。

（二）西药企业难创名厂

世界上大的制药企业基本上都在西方发达国家，每年成百上千亿美元产值，大可谓大矣，称其为"名厂"亦无不可。然而，真正的名厂并不是以产值和盈利为标准的，西方的制药厂家无非是知名度很高的大厂大企业而已。他们不断推出新药品，似乎是更先进的药品，殊不知是原来的药品被淘汰了，不得不推出新药品赚钱。他们生产药品并不是为了"济世活人"，仅仅是为了赚钱。许多情况下，他们先"制造"出疾病，以便卖他们的"药品"来"赢得"利润，"发展经济"。《参考消息》曾经刊载欧洲人的文章，说疾病都是大药厂发动舆论工具"制造"出来的：你有什么病，必须吃什么药，否则如何，等等，然后就说，你吃了我的药如何好，等等，于是他的药就卖出去了。有人按照洋人补充医学即缺什么补什么的说法，一说有人缺钙，于是补钙药品铺天盖地而来，似乎人人缺钙，不分男女老幼。如此说来，岂非多少万年以来，人就是在缺钙中走过来的？补来补去，骨质疏松没有解决，却平添了血钙高、内脏钙化的新病。这就是为推销药品而制造"疾病"。

（三）西药难有长命药

西药最大的特点是成分清楚，靶点明确，针对性强，适应面广，是群体性治疗用药，只要得的这个病，就吃这种药，所以西医为人找了上万种病，为此也制造了上万种药。但西药有其明显不足，就像服装厂生产服装一样，从不考虑个体差异，当然也不会去考虑时间、地域差异。西药成分单一，不良反应较大，尤其是会产生耐药性。2003年，我国住院者中，约20%系西药不良反应者，其中，四分之一是抗生素所致。雷米封曾是治疗肺结核的特效药，但已导致结核杆菌发生变异，产生耐药性，雷米封对之已毫无办法，只得另行开发新的毒性更大的能杀死变异后的结核杆菌的药物。因此雷米封只是"过去时"的特效药而非名药。也正因为如此，西药必须不断推陈出新，淘汰老产品，推出新产品，不良反应和耐药性是西药发展的两大瓶颈，几乎无法克服。

自19世纪末化学合成第一例治疗梅毒的西药——606以来，西方成功开发上万种药物，但绝大多数已成为历史。在所开发的药物中，唯有阿司匹林和磺胺应用至今，前者有一百多年历史，后者约八十年历史，可谓名药。除阿司匹林和磺胺之外的其他西药，寿命难有超过三十年者，不少新药的寿命不过短短几年甚至几个月。任何一种新西药问世，均可骄傲地说"俱往矣，数风流人物，还看今朝"，但不要多久，它也只好"俱往矣"。

青蒿素是从中药青蒿中提取出来的一种单体，有人说："中药现代化就是要开发像青蒿素这样的一类新中药。"其实，说这种话的同志尽管也是"中医大家"，却根本不了解什么是中药什么是西药。按照中医理论辨证使用的是中药，按照西医理论辨病使用的是西药。大蒜按西医理论用于杀菌而不问寒热虚实就是西药，按中医理论用于虚寒性疾病就是中药。从中药青蒿中提取出的青蒿素已不能辨证使用，只要是疟疾就用它治疗，当然是西药。事实上，《中华人民共和国药典》从来都是将之列入二部即西药部。时至今日，还有人说青蒿素是新中药，呼吁中药如此现代化，恐怕已不是无知了。青蒿素问世仅二三十年，也已出现第三代产品了，西药的短命由此可见一斑。

（四）西药往往成为短命药的原因

世界上数量最多的是微生物，包括细菌、病毒等。微生物是最低等的生物，任何微小的温度、湿度变化，以至微小的物理化学刺激，都可使之变异。变异是生物进化的形式。根据李维贤教授统计，癸未年易出现瘟疫，原因在于，根据五运六气，癸未年天气异常，适于病毒繁殖。邓铁涛教授在 2003 年 4 月说，"非典"系湿邪内侵所致，根据五运六气，过了节气，戾气自然消失。北京更有人预测 5 月 22 日"非典"停止，确实，从这一天起再没有一个新增 SARS 病人。

中医历来讲究"司岁备药"，即根据五运六气判断次年天气及疾病变化情况，预先为次年准备药物。

西医是对抗医学，要用药物消灭微生物，这是对微生物的刺激，总有一些会发生变异来适应这种刺激，一变异，就产生耐药性，原来的药物就不起作用了。

由于每年气候不同，流行的病毒也不同，预先研究出的疫苗是否能针对当年流行的病毒，抑或是已经发生变异的病毒，难以预测，因此难以用疫苗解决瘟疫。美国早已研究出流感疫苗，用量很大，但年年死于流感者要有三五万人，比全世界死于 SARS 者多得多。现代医学陷入一种怪圈，即抗病毒药和疫苗的研究永远赶不上病毒变异。

这就是西药短命的原因。

（五）从中药中提取有效成分不是开发中药的方向

中药现代化绝非是从中药中提取有效成分，把中药变成西药，那不是现代化，而是西药化，是崇洋媚外思想作怪，是将西药看作唯一"科学"的药物，是把西药标准看作唯一"科学"的标准。借用中国台北市前女市长的话，这是把别人家的牌位摆到自己家的灵堂。

中药自成体系，不能"东施效颦"去搞提取物，你搞不搞西药化，与不与人家接轨，美国人根本不在乎，也瞧不上眼，你也一样国际化不了。黄连素是从中药黄连里提取的，但黄连素不是黄连。美国人用黄连素减肥，出了问题，却归罪于中药黄连，FDA 下令禁用黄连。美籍华人明道大学校长张绪通先生说，他们在外面为祖国的中医药奋战，不求祖国那些专家的支持和援助，只求他们不要跟着洋人瞎说，"因为洋人外行对我们说：你们中国的中医药专家完全同意我们的说法和做法！我们只好打落牙齿和血吞。"

我们有些同志热衷于现代化、科学化，总希望中医药"去伪存真，去粗取精""取其精华，去其糟粕"，殊不知，西医药糟粕更多，西药不断被淘汰就是明证，为什么西医药不提现代化、科学化，不提"去其糟粕，取其精华"呢？说穿了，就是仍然认为中医药"不科学"。

综上所述，西药尚不成熟，需要不断推陈出新，他们倒是应该加紧现代化、科学化管理。

三、中药可以创出名厂名药

与西药产业截然不同，中医药产业可以创出名厂名药。同仁堂、胡庆余堂、乐仁堂等都是名厂，而安宫牛黄丸、牛黄解毒丸、牛黄清心丸、六味地黄丸、紫雪等，都是名药。

（一）中药是万岁药

中药讲究辨证用药，不论什么病，只要是这种证，就要用这种药。只要肾阴虚，无论何病，均可使用六味地黄丸。大道至简，中医从不问是病毒还是细菌，更不问是衣原体还是冠状病毒，只辨证用药。

众所周知，"白虎汤"出自仲景，已有一千多年历史。20 世纪 50 年代乙脑流行时，用"白虎汤"解决了问题，次年再次流行时，"白虎汤"无效，蒲辅周根据五运六气学说，让在"白虎汤"中加入苍术，又解决了问题。SARS 期间，我们的中药安宫牛黄丸等发挥了巨大作用，并非临时研究出来的（当然，我们要承认，首先起作用的是汤药，成药次之）。我们的中药用了几千年，现在仍在用，今后也将继续使用。中药不是"短命药"，而是"万岁药"，不会因不良反应和耐药性而被淘汰。今后不管遇到什么"新"疾病，我们的中药都可以解决问题，但首先是辨证而不是按照西医理论去研究"新中药"。正因为中药是万岁药，因此，中药可以出名药，有了名药，厂家自然跟着出名。

（二）成熟医学不可能天天推陈出新

有不少人总是说：这么多年，一直没有开发出多少Ⅰ类、Ⅱ类新药，中药研究总是在低水平重复，这些同志把中药当成了西药。在这里，再次说得明确点，中药不可能有Ⅰ类、Ⅱ类新药，换句话说，Ⅰ类、Ⅱ类新药也不可能是中药，除非是新发现的药材，或像岳凤先教授说的那样，弄清了某种西药的中药药性而把它变成了中药。

也有同志说，中药要不断推陈出新，如此说的同志根本没有弄清中医药与西医药的区别。上面已经说讨，西药因其不良反应和耐药性而不断被淘汰，寿命很短，因此，必须不断推陈出新。而中药与西药机理完全不同，它只是用于调理五脏平衡，调动患者体内的自康复能力，根本不用于对抗疾病，因而不产生耐药性。此外，只要按中医理论，辨证论治，中药不产生什么不良反应，中药是万岁药！

（三）药之害在医不在药

龙胆泻肝丸出了问题，致人肾损伤，有人将之归结为其中的关木通，为了迎合外国人的口味，与国际"接轨"甚至不惜修改处方，用川木通代替关木通。其实，如此并不能解决洋人攻击中药的问题。适得其反，倒是为人家提供了"马兜铃酸是中药，中药有毒"的口实。例如：修改处方一个多月之后，《参考消息》就刊出，连我国的香港特别行政区都规定 10 种含有"马兜铃酸"的中成药不得在香港上市，因为除关木通之外，也有别的中药材含有马兜铃酸。为什么从 20 世纪 30 年代开始用关木通后的几十年中中医使用不出问题？因为中医不会拿龙胆泻肝丸让你当饭吃！怎么办，难道把所有含马兜铃酸的中药材都废除不用？让人难以理解的是，洋人的话怎么那么好使，祖宗说的"药之害在医不在药"的古训怎么就当耳旁风？

我国某大医院跟着洋人说，他们医院有几十位患者吃龙胆泻肝丸造成肾损伤。陈光曼同志曾专门调查此事，这些患者没有一个是吃中医大夫开的龙胆泻肝丸。不按中医理论用药，让病人像吃饭一样长期大量吃龙胆泻肝丸，哪能不出问题？《黄帝内经》说"饮食自倍，肠胃乃伤"，何况是药呢！"药之害在医不在药"，吃中药出了问题，那是大夫水平不高，没有按照中医理论辨证论治。

中医药是有五千年历史的、成熟的理论医学，无论是中医理论还是中药研究，都不可能天天创新，天天出新药。这正是中医药成熟的标志。也正是由于中医药是成熟医学，中药是万岁药，因此，只要把住下药关、生产工艺关，保证质量，尤其是与中医相结合来保证药效，自然可以成为名药。

有的同志总想搞创新，搞成分提取，其实，药效反而低了。目前都知道，大蜜丸比提取物的小丸好。安宫牛黄丸疗效很好，从未出过不良反应，变成注射剂后，经常出现过敏问题。事实证明，几种中药针剂都有一定问题。说到底，有些同志还是没有弄明白中药不同于西药，它不是针对靶点，不能按西药那么做。

也有同志总是说，中医理论用西医证实不了，西医听不懂。如果中医理论西医全都明白，全都可以用西医方法证实，那中医不就与西医一样了吗？那样中医还有什么先进可言？爱因斯坦的相对论刚提出时，全世界只有几个人懂，今天懂得的也不多，在绝大多数人搞不懂的情况下，有谁敢说相对论不科学，倒是认为自己水平低。对中医药理论体系的认识，其实也是如此。

（四）中药能够解决今天的疾病

中药既是万岁药，今天现有的中药也应该可以解决今天的各种疾病，例如 SARS、艾滋病，中医药解决了 SARS 就是例证。

其实，今天同仁堂生产的药中，总有一些可以用于治疗艾滋病及其随机感染的，问题在于我们是否研究了艾滋病从感染到发病到死亡这一全过程的"证"的变化，在于我们是否相信我们的中药能够解决艾滋病问题。如果今天同仁堂还是前店后厂，有坐堂医，我相信，完全可以用同仁堂现有的成药解决艾滋病问题，更别说用饮片汤药了，那就用不着成天去做白鼠实验来开发治疗艾滋病的新中药。

如果有关部门组织真正的中医上一线，应该可以用我们正在生产的已有国药准字的中药解决艾滋病，但是没有人组织。我们的现行制度实际上不鼓励创新（中医每开一次汤药就是一次创新），不相信简便廉验的中药，只免费发放不良反应很大的抗病毒药物，只鼓励接受洋人"捐赠"，去进口人家的治疗艾滋病的垃圾药。如此，限制了自己研究治疗艾滋病药物的能力，将自己人民的疾病控制权交到了洋人手中。

（五）中药如何创新

某中医学院院长说，他的老师教给他中医治疗肠梗阻的简便方法：香油加上几味特殊炮制的中药，其成本相当低廉。他将此法告诉一位朋友，拟用以解决其母的肠梗阻，西医院不让用。院长的这位朋友告诉医院，这是中医学院院长说的，而且写下了出问题与医院无关的保证书，才准予使用，一次即痊愈，医院因此也用之治好了五六个肠梗阻患者。然而，也只用于治疗自己的亲朋好友，因为用于他人收费太少。诸如此类的简便廉验的药品值得我们去开发，而不必去搞什么提取物等，难道这不是创新吗？！

四、名厂名药必须与名医相结合

我们课题组总是说中医药产业而不说中药产业，原因在于中医中药不可分开，中医中药不分家，药离不开医。无医不懂药，是中医就必然会认药、会炮制、会制丸散膏丹，否则，绝非一个合格中医。

（一）中医药产业的内涵

中医药产业包括中药的生产和中医人才的培养，尤其是后者。这里中药包括药材、饮片和成药。中药生产得再多再好，没有中医大夫使用，那都是垃圾。此言重了点，却是事实。

我们今天最缺的是中医而非中药。余云岫当年提出"废医存药"，认为中医不科学，中药还有点用处。中医今天已被消灭得差不多了。清末民初，我国4亿人口80万中医；1949年，5亿人50万中医；今天13

亿人，27万中医。事实上，我们的中医院中，不到10%的大夫会开汤药处方，其他的只会看化验单、开西药和开中成药，换句话说，真正按中医理论看病的不到3万人。中医萎缩到如此程度，我们生产的中药将给谁使用？

（二）中成药应该由中医使用

我国中成药约30%是由中医大夫开出去的，60%～70%是由西医大夫开出的。众所周知，我国中医高等教育中要求学生必须学习西医知识，而且学习西医的时间与学习中医的几乎相等，培养出的都是西医的辅助人员，或说二流西医。而西医院校学生几乎不学中医知识，仅约30个学时，如何能学好中医理论。他们不懂得辨证论治，以为中药没有毒，可以随便开成药，于是出现了龙胆泻肝丸致人肾衰的事件。教育与管理部门若不引以为训，还会出现其他事件，中医药将毁于一旦。但由此给我们中药生产企业如下启示：名厂名药必须与名医相结合，若无中医大夫正确使用，生产再好的中药又有何用？若与中医结合，由他们辨证使用，SARS、艾滋病早就解决了，早就出现了新的名药。

许多中药都被列为非处方药，我们有些"中医大夫"尚且分不清风热感冒与风寒感冒，没有坐堂医，老百姓如何分得清？光由那些根本不懂中医理论的西医使用中药，能有效吗？我们生产中药，不光是要产值要效益，更要让这些药真正服务于人民健康。因此，药厂若能与中医结合，让大夫真正了解您生产的中药的功能主治，则能产生奇效，您的药也将成为名药，您的厂自然也是名厂。

五、几点不成熟的想法

（一）培养药工

我们过去的药工非常了不起，拿起一味药，就知道真假、知道产地、知道好坏，把住了质量关。所以人们愿意到同仁堂抓药，愿意买同仁堂的药，一说安宫牛黄丸，先问是不是同仁堂的。据说，同仁堂现在还有两个老药工。我们组有同志拿远志去请教同仁堂的老药工白总，白总一看就说，这是陕西合阳产的，是挑出来比较好的。

这些年来，要科学化、现代化了，嫌药工眼看、鼻闻、手摸落后、不科学，要采用仪器设备来检查。我们不排斥现代仪器，而且还要尽可能采用现代仪器，争取检测更准、更快、更方便，但绝非仪器就能解决一切。首先，仪器检测结果不见得各方面都比药工的眼看、鼻闻、手摸更准确，二则远比药工检查要慢要不方便，三则大大增加了成本。由于没有了老药工，假药充斥17个药材市场，尤其是亳州和安国市场，各药厂、药店、医院进货没有了药工把关，质量得不到保证，还往往进许多假药，某单位就进了大批红薯干当天麻。有人总说中药没有效，用假药怎么可能有效？

不要瞧不起眼看、鼻闻、手摸这些土办法，确实有用，确实解决问题。仪器再先进，确定不了酒、茶的好坏，还必须靠品酒师、品茶师的舌头。指纹图谱再好，难以在进货时一一把关。我国还有少数老药工健在，这是我们的国宝。应该把这些国宝请出来，为自己药厂培养几位像样的药工，为创名药名厂把住质量这第一关。

（二）组建自己的中医队伍

我们中国要有自己的具有中国特色的医疗保健体系，我们学不起西方的医疗保健体系，也不必学，因为我们有简便廉验的中医药。新型的医疗保健体系是否只有政府才能组织？是否必须是医院模式？我们中药企业在其中能否起点什么作用？能否从我们过去前店后厂的模式中发展出新的模式？

中药企业似乎应该组建中医药集团，既要生产中药，也要有自己的中医队伍，能够看病，能够将集团的药直接用于治疗，尤其是应用于

"新出现"的疾病，比如 SARS、艾滋病、"禽流感"等，如此，药可以成为名药，厂可以成为名厂。

一提中医，人们就联想到中药，其实中药仅是中医中的一小部分，更多的则是中医非药物疗法，如：砭、针、灸、导引、刮痧、按摩、拔罐、推拿等。中医药产业似乎可以把医、药、非药物疗法统一起来，如此，才能更好地为 13 亿人的健康服务。如何统一，则是我们要创新的内容。

有了这支中医队伍，中医药集团甚至可以组建医疗保险、健康保险，连锁店式的中医门诊或医疗点，可以真正为中国人民的健康做点贡献。

（三）让医生了解中药功能主治

今天有些中药广告宣传"抗病毒治感冒"等，中医大夫还是不会用，因为中医没有这种说法。如果是您新开发的中药，是否应该把其主要成分、功能主治、辨证乃至实例，通过学习班、媒体等各种办法告诉中医，让他们会用，愿用。

（四）药店应有坐堂医

中医药集团的连锁药店应有自己的坐堂医。俗话说，西医认门，中医认人，坐堂医既可提高药店知名度，也可使更多的人了解药厂生产的成药，更合理地辨证地用药，提高治愈率，最关键的是，这种做法更贴近普通老百姓。

贾谦

反思篇

中医战略：自主发展之路

中医药

——应该重新认识的人类又一医疗保健体系

中医药是世界上迄今保存最完整的传统医学体系，也是具有系统理论、丰富实践、浩瀚文献、严密制度的传统医学。与西医药相比，中医药有自己独特的优势：（1）中医是临床医学，从整体考虑，从根本上治疗，具有宏观准确性。（2）中医药简便廉验，在预防和治疗慢性病、老年病和某些疑难病方面尤有所长。（3）中医药追求的是高层次的医疗保健，即保持健康，不生病。（4）中药源于自然，多采用复方，讲究君、臣、佐、使，药物归经，中药复方按中医药理论配伍使用可以增效、减毒。（5）中医是辨证论治，即使是同一种病，也因证而异，属个性化诊治。（6）根据中医药理论开发新药，有规律可循，而且要简单、有效、便捷得多。因此，中医药必将迅速国际化，成为与西药平起平坐，相互补充而又不能相互取代的人类又一医疗保健体系。

虽然针灸作为中医的一部分，已被大多数西方国家承认，并将其合法化了，但他们至今仍不认可中医药，原因在于：（1）东西方文化差异。（2）西方国家的法规。中医药与西医药、其他传统医药都不同，彼此之间应该"求异存同"。

魁茨汀示范中医院已成为中德医药界长期合作推进中医药、为德国民众健康良好服务的典范，也已成为中医药为世界人民服务的典范。

中医药是中华民族优秀文化的灿烂结晶，五千年以来，为中华民族的繁衍昌盛做出了不可磨灭的贡献，千余年来也一直在为周边国家和地区的人民的健康服务。经过多年的研究，我们认为，中医药将成为与西医药并行的人类另一医疗保健体系。

一、中医药是保存最完整的传统医药学

在人类文明发展进程中，除中医药之外，还有埃及、罗马、印度医学体系。然而，后三种传统医学已逐步走向衰弱直至消亡，迄今已散失殆尽，往往只有个别处方散存民间。中医药是世界上迄今保存最为完整的传统医学体系，而且是有系统理论、丰富实践、浩瀚文献、严密制度的传统医学，因而最有可能迅速国际化。

自 20 世纪 80 年代开始进行的全国中药资源普查表明，中国中药资源种类达 12807 种，其中，药用植物 11146 种，药用动物 1581 种，药用矿物 80 种。数千年积累的处方达 30 万个。这是人类的共同财富，值得进一步开发利用。

西方国家尤其是德国、法国，也都有应用草药（植物药）的传统。但是，西方草药与中医药大不相同，其主要差别是：（1）西方草药尚未形成系统理论，多为单方，偶用复方，亦无君、臣、佐、使之说。（2）西方草药系对症用药，无辨证施治理论指导。（3）西方草药多用于轻浅病症，不用于急重症。（4）西方草药只限植物药，且仅应用生药，无炮制工艺。因此，西方草药难以形成完整的医药学体系。

二、中医药与西医药优势对比

近二百年来，西医药为人类医疗保健做出了重大贡献，使人类平均寿命延长了 10～20 岁。而中医药历经数千年而不衰，也必有其存在的道理。世界上每五人中就有一个中国人，中医药是发挥了作用的。与西医药相比，中医药具有自己独特的优势。西医药源于解剖学，以死人为

研究对象，了解药品的精确作用，具有微观精确性，却往往头痛医头，脚痛医脚。中医是临床医学，以活人为研究对象，将人视为整体，强调人与自然、社会的相互关系，故从整体考虑，从根本上治疗，具有宏观准确性。

中医讲"上工治未病"。从人类医疗保健追求的五个层次看，中医药追求的乃是要"曲突徙薪"以防生病，追求的是最高层次，即保持健康，不生病。而西医药则是前来"救火"，医危病，追求的是其次层次。西医药今天也开始研究"亚健康状态""预防医学"，这正是向中医药的靠拢。我们万万不能错误地认为"曲突徙薪无恩泽，焦头烂额为上宾"。

西医药在细菌性传染病防治方面曾发挥重要作用，但中医在许多疑难症、慢性病和老年病的治疗方面尤有所长，为西医药所不及。人类寿命要进一步延长 10～20 年，只能依赖中医药。

西药是化学合成药，讲究弄清有效成分的结构，要求纯而又纯，这却往往成为西药产生不良反应的原因：食至精则有害，药至精则有毒。

20 世纪 20—60 年代，世界上发生多起西药药害事件，如 30 年代的磺胺事件，造成成千上万人残疾或死亡。在中国，每年因西药药害住院的病人达 210 万人，因此而死亡者 19 万人。然而，中药源于自然，多采用复方，讲究君、臣、佐、使，药物归经。复方中每味药的作用可能不大，但按中医药理论配伍使用却可以增效减毒。据岳凤先教授统计，1950—1990 年，中药不良反应者仅 5000 例，由此可见，随着世界范围"回归自然"热的兴起，中药，尤其是中药复方必将风靡世界，风靡 21世纪。

西医药讲究群体治疗，只要是同一种病，就用同一种药。而中医是辨证论治，即使是同一种病，也因证而异，即因不同时间、不同地点、不同人、不同证而用药不同，属个性化诊治。吃饭穿衣尚且要个性化，治病用药岂能千篇一律！

综上所述，中医药与西医药各有自己的优势和劣势。因此，中医药必将迅速国际化，成为与西医药平起平坐，相互补充而又不能相互取代的人类又一医疗保健体系。

三、中医药国际化遇到的问题

现在，针灸已在大多数西方国家得到承认，合法化了，但针灸仅是中医的一部分。由于林子强先生等十余年的不懈努力，2000 年澳大利亚已赋予中医药以合法地位。其他西方国家尚不认可中医药的原因主要有如下两点。

（一）东西方文化差异

中、西医分属两个不同的哲学体系，理论和思维方法不同，名词术语大不一样，语言难以相通。因此，西方国家不了解，也难以理解博大精深的中医药学，因而持排斥态度，甚至动不动就查抄中医药。

想当年，在美国用针刺治病是要被判刑的。1972 年，尼克松目睹了针刺麻醉的神奇效果，今天美国各州不是都承认了针灸吗？ 19 世纪，当西方传教士将西药带入中国时，我们同样不理解。到 20 世纪初以后，中国人学习西医者渐多，才慢慢接受了西医药。

（二）西方国家的法规

西方国家基本上按其西药有关法规要求传统药物，尤其是对待中药。半个多世纪以来，由于西药药害事件，为西药制定了严格的标准规范，而且世界上的传统医药也都得按这一个标准办事。前面已说过，中医药与西医药、其他传统医药都不同，西医药与其他传统医药也不同，彼此之间应该"求异存同"。所谓"异"，就是指各种医药的特色，这是真正需要保留的东西。

所有的球类都是球，都是娱乐工具，但我们进行篮球比赛总不能按足球规则来裁判吧！

所有的政策法规都是由人制定的，也都会影响社会发展。日本明治维新时规定西医药是唯一合法的医药体系。从此，应用中医药一千五年年的日本人民失去了一种医疗选择达百年之久。20 世纪 60 年代，日本又允许中药存在，但废医存药，水平明显下降，出现了"小柴胡汤事件"。美国 FDA 业已认识到中药的安全性，允许中药以"膳食补充剂"名义在美国上市，且规定已在他国以药品名义上市的草药，在美国申请新药注册时，可以考虑免去一些临床前实验。这是一个进步，只是步子小了点。

为使本国人民有更多的医疗选择，并降低医疗费负担，主动考察、了解、学习他国的医学，并从政策法规上予以支持，才是最明智的做法。

贾 谦　吴运高

此为 2001 年卫生部组织的欧洲会议的发言稿

中药现代化之我见

中医药是中华民族优秀文化的灿烂结晶。数千年来为中华民族的繁衍昌盛做出了不可磨灭的贡献。近几年，国家特别重视中医药的发展，中医药迎来了新的春天。

一、中药现代化是适应社会需求和发展的一个进程

中药现代化是使中药不断适应当今社会需求与发展的一个进程，不是一蹴而就的事。事实上，数千年来中医药一直在不断地现代化。《山海经》记载的中药仅 124 种，以后历代逐渐增加，直到今天的 12772 种。原来南药产自海外，后来弄清了其药性，都成了中药；砭石原来是尖石，后来用银针代之，今天多用一次性不锈钢针；原来中药仅丸、散、膏、丹，今天又有了注射液、胶囊等各种剂型，均是中医药不断现代化的实例。

今天提出中药现代化，就是要以当代最新的科学技术手段、方法和设备使中医药更符合当代生活节奏快的人的需求，或说要研究开发出三小（剂量小、毒性小、不良反应小）三便（贮存方便、携带方便、使用方便）的新中药。

中药现代化共有四个目标：

（1）研究开发符合市场需求的新中药，并使之以药品身份进入国际医药市场，这是中药现代化的基本目标之一。

（2）建立我国中药现代研究开发体系，这是中药走向现代化，走向国际市场的基础。基本目标是到 2010 年基本建成我国中药的现代研究

开发体系，主要涉及加强中药基础性研究，制定和完善标准规范，建设中药现代评价体系，建立中药信息网络系统。

（3）建立我国科技先导型中药产业，向科技型、规模化的方向发展，到 2010 年逐步形成几个以科技为先导、产品为依托、有国际竞争力的中药产业集团，或称跨国公司。

（4）推进中药进入国际医药市场，促进中医药走向世界，造福人类，同时为我国带来巨大的经济效益。

为促进中药现代化、国际化，国家已拨出巨款，并在科技部设立了中药现代化项目管理办公室，负责从药材种子选育、栽培直至符合国际市场需求的中成药研究开发等一系列工作。国家批准成立了一个国家级"中药现代化科技产业（四川）基地"，并已于去年 7 月挂牌。全国各地也建起数十个中药材生产基地。

二、中药现代化是要开发新中药

中药现代化是要得到新中药而非新西药，这一点是明白无误的。所谓中药，是能依据中医理论加以应用的药品。青蒿素是近年我国开发的新药，自中药青蒿中提取的单体，治疟有特效，在世界产生重大影响。但是，青蒿素已不是中药，而是西药，因为它不能以八纲辨证应用。

西药有两大特点：其一是用于群体治疗，只要是这种病，就用这种药；而中药需辨证施治，因人而异，针对个体用药。其二，西药具有微观精确性而无宏观准确性，正由于其应用单体成分，往往不良反应很大，药品不良反应仅中国每年不下 210 万例；而中医强调天人合一，强调人的整体性，多以复方入药，各味药产生协同作用而增效减毒。所以西方"返朴归真""回归大自然""采用天然药物"思潮有一个误区就是"拼命"研究植物的成分，希望从中找到一个有效的单体。不是说由此途径不能得到新药，而是说：第一，得到的不是新中药而是新西药，这只是西药研制筛选法今天遇到重重困难后欲得新药而开辟的一个新药研究途径。第一，恰是西方人根本不懂中医药的博大精深，尚不认识中医药复方的巨大优势，因而只是沿着过去西药开发思路而略有拓展产生的一条求生之路。我们也希望弄清每味中药中的化学成分，这将对中药的发展有很大促进作用。但是，复方中各种成分的协同作用以及复方的思路恐怕不是仅靠研究每味药的化学成分所能解决的。

今天，在我国，研究药用植物成分，也不失为一条开发新药之路，也有助于提高中药的科技含量，使西方人更易于接受。但是，此非唯一之路，且非中药现代化之目的。中药现代化要开发新中药，且希望赋予具有宏观优势的中药以微观优势，即提高其科技含量，但绝不是要把中药西化为西药。

三、建立系列标准，与国际双向接轨

国家开始执行"中药现代化"计划以来，论述中医药现代化、国际化的文章日渐增多。然而，不少人在论述中往往提及须"与国际接轨"。对此，笔者不敢苟同。

中、西医药分属两个哲学体系，理论和思维方法不同，语言也不易相通。近二百年，西医药标准在世界各地推行开来，似乎但凡医药就只能采用西医药这一个标准，与国际接轨似乎就是采用西医药系列标准规范，否则就不能得到承认。

其实，这完全是一种误解，比赛足球的规则能与比赛乒乓球的规则一样吗？

系列标准规范是怎样出来的？是从实践中归纳、总结、提高出来的。中医药是我国的瑰宝，虽传至周边国家千年余，但其水平远不及我国，而西方根本不懂中医药。因此，中医药自己的轨，即系列标准规范，只有中国才有资格制定，迄今国际上没有中医药的"轨"，因而无法"与国际接轨"。也就是说，在中医药方面，绝大部分标准规范，如GAP、GLP、GCP、GMP、GSP乃至包装及说明书标准，只能由中国自己依据几千年的实践制定，并力争得到国际认可，西方在这方面应向中国看齐，与我们接轨。

当然，在制定有关标准规范时，也需要参考目前国际惯例和西医药先进、可行的方面，一则完善自我，二则易于为国际尽快认可。

这就是我们说的双向接轨。

我们所以这么说，是有根据的。西药的研究开发采用的是筛选法，"盲目地"从无数化合物中筛选可能有效的成分，再在动物身上做实验，从中选出几种有效成分在志愿者身上试验，确定其没有不可接受的毒性后再进行Ⅱ期临床确定有效性，以Ⅲ期临床确定最佳剂量。然而，中药的开发与此大相径庭。几千年来，中药在无数人身上进行了试验，证明了其安全性和有效性，进一步的实验仅是为了提高与改善。因此，中药系列标准不可能等同于西药标准规范。

世界上的事物历来就是，谁先提出标准并加以推广，就得按谁的标准、规则去办，然后才是逐渐完善的问题。例如，围棋是中国发明的，但日本人先制定了规则并推广开来，谁比赛围棋也只有照此办理。中国人的中医药，总不能等日本人来推广他们的系列标准规范吧！更何况，日本只有中药（汉方制剂）而没有中医，日本中药的进一步发展，可能会西药化而没有真正的中药。

四、中医药必将成为与西医药平起平坐的人类另一医疗保健体系

与西医药学相比，中医药学有诸多优势：中医药历经数千年而不衰，必有其存在的道理。世界上五人中就有一个中国人，中医药是发挥了作用的。中医药是有系统理论、丰富实践、浩瀚文献、严密制度的科学，是世界

上其他三大传统医学体系所不及的，也是迄今保存最为完整的传统医药学。

随着疾病谱的变化，西医药对许多疑难症缺乏有效疗法，而且西医药日益高昂的费用已使发达国家不堪重负。中医药简便廉验，在预防及治疗慢性病、疑难病和老年病方面尤其擅长，为西医药所不及。

中医讲"上工治未病"，从人类医疗保健追求的五个层次看，中医药追求的乃是要"曲突徙薪"以防生病，而西医药则是前来"救火"，医危病。西医药今天也开始研究"亚健康状态"，正是向中医药的靠拢。我们万不可抱着"曲突徙薪无恩泽，焦头烂额为上宾"的观点看问题。

中药多采用复方，讲究君、臣、佐、使，讲究药物归经。复方中每味药的治疗作用可能并不大，但配伍使用却有增效减毒作用。可以肯定地说，21世纪将是复方的世纪，西药单体势必要向中药复方看齐。

由中药开发新药有理论指导，有规律可循，与西药开发依赖"筛选法"相比，要简单、有效、便捷得多。开发一个西药，约需5亿～10亿美元，8～10年时间；开发一个新中药只需数十万至数百万人民币，三两年时间。即使开发要进入西方医药市场的中药，据估计，也仅为一个西药开发费用的几十分之一。因此，中医药学是开发新药的金矿，而这一金矿掌握在中国人手中。

自然科学各领域中，最有优势、最具实力、最有后劲的就是中医药。千余年来，中医药已经造福周边国家和地区。自1972年尼克松访华在世界掀起针灸热以来，各国对中医药已逐步了解，包括美、日、英、法、韩等在内的40多个国家已经在中医药领域与我国建立了政府间的合作。在"返朴归真""回归自然"潮流的推动下，中医药必将迅速走向世界，成为与西医药平起平坐，相互补充而又不能相互取代的人类又一医疗保健体系，中药产业也必将成为我国的支柱产业。

贾 谦

原载于2000年7月28日《前进论坛》

中药必须与国际接轨吗

不少论者一再强调："中药要走向世界，必须与国际接轨。""重点支持一批符合国际质量标准、疗效确切的现代中药新品种。""培育 20 个左右符合国际质量标准的现代中成药，争取有 2 ～ 3 个中成药正式进入国际主流医药市场。"

这些论点和指导思想都是要中医药与国际接轨。我们从来认为，但凡能与国际接轨的都应与国际接轨，以参加国际竞争，进入国际经济大循环。但是，我们首先要解决的是，国际上有没有中医药之轨？

一、中、西医药学是完全不同的医疗体系

我们曾在《战略与管理》杂志、《中国中医药信息杂志》上撰文，从外行的角度，较详细地分析了中医药学与西医药学的差异，说明了中医药学与西医药学是平起平坐，相互补充，而又不能相互取代的两大医疗保健体系。二者理论与实践完全不同，不能相互作为证伪的标准，更不能拿西医药的标准作为中医药的历史审判庭。这里不拟对两大体系详细比较，只想说明如下三点：

（一）依靠对象不同

西医以药为依靠对象，用药进行对抗治疗，如用药消灭肠道病菌。中医则是依靠病人的自康复能力，用药不过是借以调动人这一复杂、开放的巨系统的自组织能力而已，并非用药对抗疾病。

各种抗生素灭菌作用都很强，西医用之对抗病菌。中医解决类似问题则用清热解毒药。20世纪50年代有人用西医的抑菌法筛选中药清热解毒药，筛选的结果，最好的抑菌药却不是中药中最好的清热解毒药，而是五味子。此后的研究表明，中药清热解毒系通过调节免疫功能抑菌而非直接灭菌。所以，今天有的中药上标明能有效杀灭细菌等，是过于向西医靠拢，反倒使中医大夫不知如何使用了。

某老妇便秘二十余天，疑为肠道肿物，剖腹未见异常，此后患者腹泻不止，低烧不已。西医诊断为肠道菌群失调，须肛灌健康人新鲜粪便，遭拒绝。赵锡武先生诊断为"太阳阳明合病"，三剂中药而愈。如果把肠道菌群比作青草，肠道犹如土壤。西医看到的是草没了，要种草——肛灌健康人新鲜粪便。中医看到的是要兴修水利，改良土壤——"天涯何处无芳草"。显见中、西医是两种医学理论、两种诊疗手段，都能治病，却不能用同一标准。

（二）不良反应问题

西药是纯而又纯的单体，结构清楚，作用靶点单一。打个不确切的比方，西药是单一兵种，而中药是联合作战。也可以把西药比作武功高强的侠客，而中药是军队。论"武功"，中药的某一成分远不及西药。但侠客只能救一时之急，也有相当大的破坏性，打不了天下，任何天下都是靠军队打下来的。侠客与军队很难用同一标准衡量。

西药由于作用单一局部对抗，不良反应很大，历史上多次重大药害事故说明了这一点，最近淘汰PPA又是一例。只要辨证施治，配伍得当，中药几乎没有什么不良反应，几千年来，没有哪种中药因不良反应被淘汰。

1998年，美国因药源性反应住院抢救者高达216万人，其中死亡者10.6万人，经济损失40亿美元。根据岳凤先生统计，中华人民共和国成立四十年间中药不良反应的报道仅5000例，且多属用药不当。可见西药那么严格的质量标准也不见得可靠，也不见得科学。

众所周知，美国认为安宫牛黄丸含有朱砂，而朱砂含汞，有毒，严禁进口。安宫牛黄丸确实不符合西药的标准，既含汞，又没有质量控制指标。然而，我们却不能削足适履地去迎合美国标准，因为安宫牛黄丸根本不可能达到西药标准。但是，我们的安宫牛黄丸非常安全，非常有效。从来没有人因吃安宫牛黄丸出现汞中毒。最近有报道说，被英国判断"脑死亡"的香港凤凰卫视女主播刘海若，在北京宣武医院经两个多月治疗，业已转危为安，而转危为安的王牌却是不符合西药标准、被美国禁止进口的安宫牛黄丸。另外，韩国某药商生产牛黄清心丸去掉了朱砂，他自己却跑到同仁堂购买含朱砂的牛黄清心丸自用，说没有朱砂没有效。

因此，我们认为，两种体系就应该采用两种标准。

（三）耐药性问题

众所周知，化学农药和化肥减少了农业病虫害，粮食得到增产。养活了更多的人，但是造成的环境污染和生态破坏都难以是估量的。现在人们又开始恢复生态农业，不用化肥和农药了。

西药在人体内也造成了同样严重的问题，同时也产生了耐药性问题。20世纪60年代，青霉素用量几十万单位，今天增加一个数量级仍不解决问题。西药因产生耐药性问题日益迅速地被淘汰，只有加快开发新抗生素，而新抗生素产生耐药性的周期越来越短，成本越来越高，形成恶性循环。

中药应用了五千年，并没有因产生耐药性而被淘汰，原因就在于整体治疗思想和复方的应用。

综上所述，中、西医药学是两个体系，难以采用同一标准，打篮球是不能用足球规则裁判的。中医药系列标准是不能采用西药标准裁判的，不能与西药标准接轨。

中、西医药学两大体系将来或许会统一，但短期内，起码百十年内绝无可能。当年物理学中光本质的波动说与粒子说之争达上百年之久，最后统一于量子力学之下，但对具体问题仍采用不同算法。中、西医药也如是，即使将来能用更高级的理论统一，在具体对待上也不能采用同一标准，今天尤其如此。

二、不能把中药降低为植物药

有同志说，要"按照发达国家植物药市场竞争要求"来开发新中药。也有同志说："植物药物向化学药物发展是中药类产品的一大发展趋势。"

其实，这是一种误解。中药不等于植物药，外国人不懂，我们自己不应该把中药降低为植物药。

（一）中药与植物药的区别

在西医药学开始形成之前，即二百余年前，西方各国也使用一些草药，只不过他们没有系统理论，也没有什么文献记载。西药洋地黄最早的应用就是将洋地黄叶子晒干研碎服用，后来经提取而成为今天的西药。随着工业革命和科技的发展，以解剖学、细菌学、毒理学和化学合成为基础，形成了现代医药学之后，他们就忘记了其祖先曾使用过植物药的经验。

到了 20 世纪 80 年代，西方人逐渐认识到西医的局限性和西药产生的不良反应，且西方国家日益感到承受不了医疗费用高涨的沉重负担，才出现了回归自然、采用天然药物的潮流。但是，中药不等于西方的植物药，也并不是天然药物。

植物药是当今西方人对西方草药的常用称谓，中药大多数也是用植物入药，却不能称为植物药，因为中药与西方植物药差异很大。所谓中药是指纳入了中医药理论体系的药物，按照中医药理论而使用。而所谓植物药或说草药，则是尚未纳入任何医药学体系的药物，仅凭一定的经验而使用。我国有中药资源 12000 多种，并未全部纳入中医药理论体系。有相当一部分属民族药，另有相当一部分属民间草药。

中药与植物药的主要差别如下：

（1）中医药有系统而又完整的理论，有浩瀚的文献，遣方用药有规律可循；西方植物药仅凭零散的经验使用。

（2）早在两三千年前中医药就建立了一定的医事制度，到唐宋年间逐渐形成理论完整、结构合理、部门齐全的医疗、药品、教育、考核、选拔、管理等部门及相关制度、法规。中医药是一个历史悠久的行业，而西方植物药在近几十年之前从未形成过行业，用植物治病只是个别人的个人行为，而非职业行为。

（3）中药讲究炮制，讲究药物四性五味和归经；西方植物药仅应用生药，不懂炮制后药性之改变。

（4）中药多用复方，讲究君、臣、佐、使；西方植物药一般用单味药，偶用复方，多则四味，亦无君、臣、佐、使之说。

（5）几千年来，中医药一直是我国唯一的医疗保健体系，直至今天，无论大病、小病，急性病、慢性病，均可依赖中医药；西方植物药仅用于可以自我诊疗的轻浅病症，对症用药，无理论指导。

众所周知，人参是中药四维之一，也是西方人认为的植物药，极有补益作用。而且，现代医学和动物实验证明，人参没有不良反应。但中国人都知道，人参不是任何人都可随便当饭吃的，需要辨证使用。西方人不懂人参的药性，只知其中所含的化学成分。西欧商店中都有人参制作的强壮剂，他们不懂"用人参杀人有功无过"的道理。人参叶中含的人参皂苷比人参还多，但中药中何不用人参叶代人参入药呢？说明不能仅以某种化学成分而定。

欧美都在制定自己的植物药专论。某种植物药只要有了专论，任何人都可据以生产 OTC 药品。但这只是对单味药适用。他们的植物药专论说明了某种药用植物的药性及所含化学成分，化学成分是我们本草著作中没有的，中药今后也许应当在这方面加强研究。但本草著作中都列出了每味药的四性五味与归经，这样的宏观知识却是欧美各国植物药专论中所没有的，他们不可能根据植物药专论来开发出高质量的复方成药。从这方面讲，中药系列标准规范完全有可能成为世界传统药物标准规范的典范，为世界各国所认同。

（二）植物药步的是西药后尘

在"回归自然"思潮影响下，西方各国于 20 世纪 80 年代开始重视植物药的研究与开发，但是，他们走的是西药的路子。他们也承认植物药有其特殊性，例如：常以混合物形式出现，其化学成分有时不能准确测定，甚至其有效成分都不能确定，其生物活性也不明确；许多植物药制备加工方法源于经验，等等。美国 FDA 也因此对其 I/II 期临床的技术要求有一定的放宽，但总的来说，须符合化学药物复合制剂的要求。而且，对植物药的 III 期临床要求依然很严，同对西药的要求没什么区别，要求提供进一步的毒理资料以支持临床。也就是说，他们还是唯成分论，步的是西药后尘。

在采用筛选法开发西药越来越困难的情况下，西方开始从植物里寻找有效成分来开发新西药，这也是植物提取物在西方兴起的原因之一。

有不少论者认为，我国中药应像植物药那样，搞些提取物出口，易于质量控制，可以达到西方国家标准，可以得到认可。从商业角度看，这也许是一条创汇之路，我们不反对，出口就应该多一条腿走路。而且，在不少情况下，植物药也有一定治疗作用，也是一种治疗方法。但从弘扬中医药看，这是将具有系统理论的中药降低为没有任何理论仅根据民间经验而使用的草药，将可能造成中医药自然消亡，犹如中医之外另三大传统医学体系那样不复存在。原因很简单，植物药是不能按照中医药理论来使用的，只能按西医药理论使用。而且，已有资料证明植物药产生的耐药性远远大于中药。

作为中国人，首先要对我们的民族文化有信心。1840 年以来，我们有些同胞民族自信心不足，总觉得外国月亮比中国的圆。中医药现代化、国际化的首要问题就是要树立民族自信心。

（三）新药开发思路不同

如上所述，植物药走的西药路，重微观，轻宏观，完全是药学家在实验室开发出来的，依然是医不懂药，药不懂医。他们的思路是，依据某植物可治疗某种病的经验，研究该植物的化学成分，希望找出有效成分，找不出来就用其有效部位。中医药恰恰相反，重宏观，重整体，中药是中医大夫辨证施治临床经验的总结，离开临床，在实验室是开发不出像样的新中药的。中药与中医分家，是近百年来中医药西化的一种表现。

三、中医药不能与国际接轨

系列标准规范是怎样出来的？是从实践中总结提高归纳出来的。1078 年宋代《太平惠民和剂局方》中，详细列出了处方、剂型、制剂工艺、服法、服量、功能主治，堪称我国最早的成药标准；1505 年明代刘文泰的《本草品汇精要》对药材按名、苗、地、时、收、用、质、色、味、气、臭等 24 方面予以记述，图文逼真，堪称早期最全面的药材标准。中医药是我国的瑰宝，虽传至周边国家千余年，但其水平远不及我国，而西方根本不懂中医药。我们当然不可能按西药标准，也不可能按其植物药标准来生产我们的中药了。因此，中医药自己的轨，即系列标准规范，只有中国才有资格制定，迄今国际上没有中医的"轨"，因而无法"与国际接轨"。有人说，我们应向西方植物药标准看齐，这是一种崇洋媚外的思想，因为迄今西方没有公认的植物药标准，尤其是我们不能将具有系统理论、浩瀚文献的中药降低为未纳入任何医药体系的植物药（民间草药）。也就是说，在中医药方面，绝大部分标准规范，只能由中国自己依据几千年的实践制定，并力争得到国际认可，即向海外铺轨，让他们与我们接轨，并使之成为世界传统药物标准的典范。

不可否认，我国已有的中药系列标准带有浓厚的西药气息，这是历史的必然，是西方文化伴随枪炮进入中国所不可避免暂时出现的一种现象。今天，要完善中药标准，就要强调"求异存同"，而不是"求同存异"。即，为弘扬中医药，中药标准要突出中药与西药及植物药不同的特点，否则，会阻碍中医药的发展。

当然，在制定有关标准规范时，也需要参考目前国际惯例和西医药以及西方植物药标准规范中先进、可行的方面，一则完善自我，二则易于尽快为国际认可。

贾 谦　杜艳艳

参考文献

[1] 贾谦，段黎萍，等.中国中医药的发展现状与前景 [J].战略与管理，2002，1：65-74.

[2] 贾谦，曹彩，等.中药系列标准的完善与国际化推进战略 [J].中国中医药信息杂志，2001，8（11）：1-3，2002，9（1）：1-3，9（2）1-5.

[3] 林中鹏.新世纪中医药产业发展战略思考 [C].广州会议报告，2002-5-6.

[4] 陆广莘.中医诊疗思想与中药现代化 [C].广州会议报告，2002-5-6.

[5] 贾谦.我国中药出口占世界草药市场份额到底有多少 [J].中国药业，2002-11-5.

中药现代化、国际化反思

导读：中国中医科学院中药研究所王孝涛老先生建议我写一写十年来中药现代化情况和问题，适逢我单位某同志向我约稿，即写了此文。此文社会反响很大，但中药现代化发展战略研究课题组的领导批评我不应该检讨，说是大家集体讨论的观点，个人不能检讨，也有副所长到2007年还对我说：你的观点是错误的。

中国科学技术信息研究所徐绍颖教授在驻英使馆工作时，曾帮助一个根本不懂中医的英国人办了一个中医诊所，从中国聘请了中医大夫，患者络绎不绝。但徐教授发现，从中国进口饮片存在种种问题。于是，1992年回国后，向科技部申请了"促进中医药出口创汇的战略与政策研究"课题。笔者有幸参加了课题工作。该课题提出：中医药国际化面临空前良好的机遇，也面临严峻的挑战，因此，建议国家制订"弘扬祖国传统医药学工程"。

在上述课题基础上，1996年，甘师俊司长、李振吉局长等又领导进行了"中药现代化发展战略研究"课题，笔者又幸运地参与了研究。1997年，该课题提出中药现代化科技产业行动计划，并得到国家批准。从此，全国出现了中药现代化热潮，国家拨出巨款，开展了各种研究。人们希望使中医药这一中华民族优秀文化的灿烂结晶发扬光大，更好地为 13 亿中国人民的健康服务，并走向世界，造福全人类。

从徐绍颖教授研究中医药发展战略至今，恰恰十个年头，十年来中医药现代化、国际化进展如何呢？

一、笔者的思想转变

近两年，不少人认为，中药现代化就是要弄清中药的有效成分，就是搞植物提取物，就是与国际接轨，就是得到美国 FDA 的认可，就是进入世界主流医药市场。甚至更有人说：

"中药现代化就是要研究开发像青蒿素这样的 I 类新中药。"

"'十五'期间，重点支持三五个结构清楚、药理药效明确的 I 类中药创新药物的临床研究。"

"植物药向化学药发展是中药类产品的一大发展趋势。"

"重点支持一批符合国际质量标准、疗效确切的现代中药新药品种。"

"培育 20 个左右符合国际质量标准的现代中成药，争取有 2 ~ 3 个中成药正式进入国际药品主流市场。"

"中药要走向世界，必须与国际接轨。"

这些观点的实质归结起来不外两点。其一，中药现代化就是要开发结构清楚、药理药效明确的 I 类中药；其二，中药必须与国际接轨，必须符合国际质量标准。这些观点明显是错误的，任其在社会上流传，会造成思想混乱；用以指导科研与生产，会导致中医药消亡，会使中医药如同世界另外三大传统医学一样不复存在。

1998 年我们课题结束后，公开出版了《中药现代化发展战略》，笔者是执行主编。《战略》未区分中药、植物药和天然药物的概念差异，这是一大缺陷，而且提出争取有两三个中药以药品身份堂堂正正走向世界，过分强调研究中药的有效成分，过分强调分离提取，几乎完全忽略了中医药与西医药是截然不同的两个体系，这些不够准确的提法误导了读者，也误导了有些部门的计划制定。上述一些提法明显是受《战略》这本书的影响，为此，笔者非常惭愧。

当初，笔者也曾为其中一些提法而激动，也曾在一些场合宣传过。经过深入研究，汗颜不已。作为上述两项课题的参与者，今天，做一反思，谈谈笔者的思想转变。

二、中药现代化是要发展完善中药而非西化中药

中医药现代化的目的是什么？是把当代最新科学技术、手段、方法、设备融入中药研究、生产、应用从而发展完善中医药的一个过程，而不是要把中药西化为西药。

（一）中药现代化是要得到新中药而非西药

所谓中药，系指纳入了中医药理论体系，能够按中医理论使用的药品，包括中药材、饮片和成药。青蒿素是由中药青蒿提取出来的，但它是西药而不是中药。因为谁也没有弄清它的中药药性，它也无须辨证使用，只要得的是疟疾，谁都会用。将来弄清了其四性五味与归经，届时可以划归中药范畴，辨证使用。

西药的特点是结构清楚、药理药效明确。中药也有结构清楚者，如冰片、朱砂、生石膏，但为数甚少。即使单味中药，成分也极复杂。人参至少已被人们研究了一百年，迄今其成分和作用也未真正研究清楚，但中医大夫用起来却得心应手。

如果将结构清楚、药理药效明确的Ⅰ类中药当作中药现代化的标准，如果说从中药材中提取、分离、纯化出几个结构清楚的新药就是中药现代化，那么，八十年前西方国家为我们培养的药学家就从中药中提取出黄连素、麻黄素等，我国早就实现了中药现代化！西方国家一百多

年前就从柳树中提取出了应用至今的水杨酸，从金鸡纳树皮中提取出了治疗疟疾的奎宁，岂非西方一百年前就替我们实现了中药现代化，我们今天不过是步人家的后尘而已吗？！

今天，我国众多部门、众多行业，尤其是植物化学、化工、生物技术、西药等，都在大搞中药现代化，这种积极性很好，但显得有些浮躁。其实，许多同志对中医药一知半解，甚至连中医药之皮毛尚且不知，根本不了解中医药与西医药的区别，就按照西药那一套去"研究中药"，说是在搞"中药现代化"，不西化而何？

不要把植物化学当中药现代化。不要认为中药现代化就是搞植物化学。西方国家一个小小的植化工厂，就能分离提取百十种植物成分，难道他们是中药现代化的典范吗？

迄今，全世界共研究了3000种植物，摸清了其化学成分，从中筛选出59种西药，包括我国的青蒿素，这是植物化学对西药的贡献。

不要以为成分决定一切。生石膏与煅石膏相比，仅相差6个结晶水，然而药性有天壤之别。人参与人参叶都含人参皂苷，古人却不用人参叶而用人参。今天检测仪器那么先进，茶叶和酒却不能以检测成分定优劣，而必须品茶师、品酒师品尝。我们不能搞唯成分论，要重在临床表现。

我国西药97.4%（1992）是仿制的，入世后，难以再仿制。从中药中研制西药，或从中药中分离提取一些提取物，出口创汇，也是一件好事。出口创汇就应该两条腿走路。而且，植物药也有一定治疗作用，有些还可以开发成西药，但不知为什么，有些人总喜欢给这种做法戴上一顶中药现代化的帽子。

（二）中药不等于植物药，也不等于天然药物

进入20世纪80年代，西方人逐渐认识到西医的局限性和西药的不良反应，且西方国家感到医疗费用高涨的沉重负担日益难以承受，才出

现了回归自然、采用天然药物的潮流，但是，中药不等于西方的植物药，也并不是天然药物。

植物药是当今西方人对西方草药的常用称谓，中药大多数也是用植物入药，却不能被称为植物药，因为中药与西方植物药差异很大。所谓中药是指纳入了中医药理论体系的药物，按照中医药理论而使用。而所谓植物药或说草药，则是尚未纳入任何医药学体系的药物，仅凭一定的经验而使用。中药多经炮制，经过了化学过程，且有些中药如密陀僧则是用化学方法合成的，因而不能称为天然药物。

中药与植物药的主要差别如下：

（1）中医药有系统而又完整的理论，有浩瀚的文献，遣方用药有规律可循；西方植物药仅凭零散的经验使用。

（2）中医药早在两三千年前就建立了一定的医事制度，是一个历史悠久的行业；西方植物药在近几十年之前从未形成过行业。

（3）中药讲究炮制，讲究药物四性五味、升降沉浮和归经；西方植物药仅应用生药，不懂炮制后药性之改变。

（4）中药多用复方，讲究君、臣、佐、使；西方植物药一般用单味药，偶用复方，多则四味，亦无君、臣、佐、使之说。

（5）几千年来，中医药一直是我国唯一的医疗保健体系。直至今天，无论大病、小病，急性病、慢性病，均可依赖中医药。而西方植物药仅用于可以自我诊疗的轻浅病症。

在"回归自然"思潮的影响下，西方各国于20世纪80年代开始重视植物药的研究与开发，但是，走的依然是西药路子。他们承认植物药有其特殊性，例如：常以混合物形式出现；其化学成分有时不能准确测定，甚至其有效成分都不能确定，其生物活性也不明确；许多植物药制备加工方法源于经验，等等。美国FDA也因此对其Ⅰ/Ⅱ期临床的技术要求有一定的放松，但总的来说，须符合化学药物复合制剂的要求。而且，对植物药的Ⅲ期临床要求依然很严，同对西药的要求没什么区别，要求提供进一步的毒理资料以支持临床。也就是说，他们还是唯成分论，步的是西药后尘。

在采用筛选法开发西药越来越困难的情况下，西方开始从植物里寻找有效成分来开发新西药，这也是植物提取物在西方兴起的原因之一。由此也不难看出，不能把植物提取物当作中药现代化。

三、中医药不能与国际接轨

中医药学与西医药学应该是平起平坐、相互补充，而又不能相互取代的两大医疗保健体系。二者理论与实践完全不同，不能相互作为证伪的标准，更不能拿西医药当作中医药的历史审判庭，下面先研究一下中、西医药的主要差别。

（一）看问题角度不同

中医药学从宏观角度看问题，将人看作一个有机的整体，机体的各部分相互影响。中医药有宏观准确性，缺少微观精确性；而西医药学则从微观看问题，采用分析法，不把人当成人，而是视为各零件的组合，有微观精确性，却无宏观准确性。

认识论告诉我们，宏观可以统帅、包括微观；微观只能说明和解释宏观，而不能统帅和包括宏观。因此中医药可以融合西医药，西医药却难以融合中医药。也可以说，中医药博大精深，再有二百年，西医药也赶不上，也理解不了中医药。在这一点上，我们要有民族自信心。

（二）依靠对象不同

西医给人找病，中医给人找健康。西医以药为依靠对象，用药对抗疾病，如用药消炎灭菌。中医则是依靠病人的自康复能力，虽然有时也用药直接对抗一些疾病，但用药主要是借以调动人这一复杂、开放的巨系统的自组织能力而已，西医是对抗医学，中医是中庸医学。

西医用各种抗生素对抗病菌，中医解决类似问题则用清热解毒药。20 世纪 50 年代有人用抑菌法筛选中药清热解毒药，结果，最好的抑菌药却不是中药中最好的清热解毒药，而是五味子。此后的研究表明，中药清热解毒系通过调节免疫功能抑菌而非直接灭菌。所以，今天不少中药上标明能有效杀灭细菌等西医之功能主治，是过于向西医靠拢，反倒使中医大夫不知如何辨证使用了。

某老妇便秘二十余天，疑为肠道肿物，剖腹未见异常，此后患者腹泻不止，低烧不已。西医诊断为肠道菌群失调，须肛灌健康人新鲜粪便稀释液，遭拒绝。赵锡武先生诊断为"太阳阳明合病"，三剂中药而愈。如果把肠道菌群比作青草，肠道犹如土壤。西医看到的是草没了，要种草——肛灌健康人新鲜粪便。中医看到的是要兴修水利，改良土壤——"天涯何处无芳草"。

（三）不良反应问题

西药是纯而又纯的单体，结构清楚，作用靶点单一。有人提出，中药是多靶点作用，其实是不合适的，中药用于调整而非对抗。西药由于作用单一，局部对抗，不良反应很大，历史上多次重大药害事故说明了这一点，近年淘汰 PPA 又是一例。西药之不良反应是其不可克服的一大弱点，食至精则有害，药至精则有毒。只要辨证论治，配伍得当，中药几乎没有什么不良反应。中医认为是药三分毒，讲究"中病即止""效必更方"，从不主张长期大量用药，几千年来，没有哪种中药因不良反应而被淘汰。西方人不懂，让人天天大量吃关木通等（里面还加了大量西药）以减肥，出了问题，又说含马兜铃酸的中药有毒，能导致中草药肾病。外国人不懂情有可原，也有同胞为之佐证，只能说明这位同胞并不"效必更方"，也不懂"药之害在医不在药"，其行医不亦悲乎！

1998 年，美国因药源性反应住院抢救者高达 216 万人，其中死亡者 10.6 万人，经济损失 40 亿美元。1997 年，在我国，210 万人因西药药物反应住进医院，19 万人因此而死亡（相当于我国每年死于 10 余种传染病人数总和的 12 倍）。根据中国中医研究院岳凤先教授统计，中华人民共和国成立四十年间，中药不良反应的报道仅 5000 例，且多属用药不当，例如把商陆当人参。可见西药那么严格的质量标准也不见得可靠，也不见得科学。

众所周知，美国认为安宫牛黄丸含有朱砂，而朱砂含汞，有毒，严禁进口。安宫牛黄丸确实不符合西药的标准，既含汞，又没有质量控制指标。然而，我们却不能削足适履地去适应美国标准，因为安宫牛黄丸根本不可能达到西药标准。退一万步说，勉强达到了西药标准，也扔掉了中药特色，不再是中药了。但是，我们的安宫牛黄丸非常安全，非常有效，从来没有人因吃安宫牛黄丸出现汞中毒。最近有报道说，被英国判断"脑死亡"的香港凤凰卫视女主播刘海若，在北京宣武医院经几个月治疗，不仅已转危为安，而且能吃、能说、能写字，计划 2003 年再当主持人。使刘海若"起死回生"的是中医中药，其中的王牌却是不符合西药标准，被美国禁止进口的安宫牛黄丸。另外，韩国某药商生产牛黄清心丸去掉了朱砂，他自己却跑到同仁堂购买含朱砂的牛黄清心丸自用，说没有朱砂没有效。

因此，我们认为，两种体系就应该采用两种标准。

（四）耐药性问题

众所周知，化学农药和化肥减少了农业病虫害，使粮食增产，养活了更多的人，但是造成的环境污染和生态破坏都难以估量。现在人们又开始恢复生态农业，不用化肥和农药。

西药在人体内也造成了同样严重的污染和破坏，同时产生了耐药性问题，也因此而日益迅速地被淘汰，只有加快开发新药品，而新药产生耐药性的周期越来越短，成本越来越高，形成恶性循环。青霉素从发明至今的八十多年中已发展到第四代产品，而且使用剂量增加了上百倍，可说是一个典型例子。

中药应用了五千年，并没有因产生耐药性而被淘汰。原因就在于整体治疗思想和复方的应用。陆广莘教授曾做过实验：从耐药性来说，黄连素＞黄连＞复方＞辨证论治。

综上所述，中、西医药学是截然不同的两个医疗保健体系，难以采用同一标准，打篮球是不能用足球规则裁判的。中医药传入周边国家虽有一千多年，但其水平远不及我国，而西方国家根本不懂中医药，因而中药系列标准只能由我国制定，绝不能与国际接轨，只能向国外铺轨，即把我国制定的中药系列标准推向国际，让他们承认，让他们与我们接轨。绝不能为了卖出一点中药，拼命削足适履，去按照人家的西药标准来改造中药，同样不能去适应西方植物药标准，因为植物药走的是西药路。

二百多年来，西医药为人类医疗保健做出了重要贡献，解决了细菌性传染病问题，使人类寿命延长了二十多年，但其发展呈现出举步维艰的情况，难以再度辉煌。原因很简单：由于西医不把人当人看，由于它没有整体观念，其毒性和耐药性问题不可克服。人类寿命的进一步延长，只有靠中医药的发展。

中、西医药学两大体系将来或许会统一，但短期内，起码百十年内绝无可能。当年物理学中光本质的波动说与粒子说之争达上百年之久，最后统一于量子力学之下，但对具体问题仍只能采用不同算法。中、西医药学也如是，即使将来能用更高级的理论统一，在具体对待上也难以采用同一标准，今天尤其如此。

四、中药西化之根源

（一）中华人民共和国成立前的废医存药论

1840 年之后，人们看到了西方国家船坚炮利，也因而体会到西方科学技术崛起的作用。于是，推崇赛先生和德先生，倡导西学，西学由此东渐。与此同时，从梁启超开始，包括我国伟大的革命先驱陈独秀、文学旗手鲁迅，均认为中医不科学。余云岫更于 1929 年带头向国民党政府卫生部提出《废止旧医案》，企图废除中医，仅存中药。虽然由于全国中医界的反对，《废止旧医案》未能通过，但国民党时期从不重视中医药发展。

其实，不仅中国，1887 年日本明治维新时即在其宪法中规定西医药是唯一合法的医疗体系，中止其使用了一千四百年的中医药。虽然 20 世纪 60 年代恢复了中药生产，迄今仍是废医存药。日本没有中医大夫，也没有一所中医药院校，日本的中药（汉方制剂）由西医辨病使用。20 世纪 80 年代末，日本用最先进的科技手段、方法和设备，按照西医药的研究思路重新研究小柴胡汤，真是研究到了"分子水平"，结论是：小柴胡汤可用以治疗肝炎。于是，只要是肝炎，就给小柴胡汤，吃死了人，出了问题，导致了"小柴胡汤事件"，也因此严重影响了日本的汉方制剂产业。

（二）余云岫对共和国成立之初中医药事业的影响

中华人民共和国成立之后，余云岫是中央政府卫生部的顾问。在其影响下，卫生部 1952 年文件规定，中医不许进医院，要进医院必须先学习西医，先学习解剖学。为中医药的发展设下了重重障碍。虽然毛泽东批评了这种做法，并撤了两位副部长，余云岫的影响依然存在，直至今天。

由于余云岫的影响，由于卫生部是西医的一统天下，尽管中央一再批评，中医药的发展速度依然远远落后于西医药。例如：

1949 年，全国中医从业人员 27.6 万人，1999 年为 33.7 万人，增加 22.1%。

1949 年，全国西医从业人员 8.7 万人，1999 年为 169.6 万人，增加 18 倍。

1999 年，全国综合性医院 10793 家，中医院仅 2449 家，约 4：1。全国医药高等院校共 118 所，其中，中医院校（含民族医院校）33 所，西医院校 85 所，且中医院校规模远小于西医院校。

1995 年，全国高等医药院校在校生共 256003 人，其中，中医院校在校生仅 44737 人（含民族医院校及西医院校中医系在校生）中、西医在校生之比为 1：5。尤其是，中医院校学生学习中医、西医的时间几乎相等，毕业的学生不西不中，既不能当中医，又不能当西医。这样的毕业生怎么能够继承和发扬中医药呢。今天，高水平的老中医已经为数不多，如果不设法抢救，将之经验继承下来，将有可能出现中医断档问题。很可能如日本那样，再无中医。

由此可见，中西医发展极不平衡，政策大大倾向于西医，使西医在中国占据了绝对统治地位，中、西医从未并重过。所以然者何？余云岫"中医不科学"之影响使然。

其实，今天将植物化学说成中药现代化，要开发像青蒿素那样的 I 类新中药，要与国际接轨等，正是认为中药需要"提高"到西药水平的错误认识的翻版。在我国中药现代化热潮中，按照病名对中药进行二次开发，希望某种中药专治某种病，然后让之进入国际主流医药市场，乃是要废除中医的辨证而采用西医的辨病，即废医存药。

（三）中药标准的西化

由于受余云岫思想的影响，在制定中药系列标准时，总是想要把中药"提高"到西药水平，总是想要用西医药改造中医药。于是，无论是中药申报程序、所需资料，还是近年制定的几个 P，都没有充分考虑中药的特点。中医药是临床经验与哲学的结合，在人体上已经试验了无数次，其安全性、有效性早已得到证明。在日本，生产张仲景的 210 个处方都无须各种实验，我们药厂生产之前还必须让白鼠点头，岂非咄咄怪事？中药的五大分类也是仿效西药的，这一分类（以及笔者作为执行主编出版的《战略》）误导了众多的研究人员。因此，不少人的文章都认为中药高水平的研究，即Ⅰ类、Ⅱ类新药研究太少，绝大多数是低水平重复，也才出现中药博士及其导师认为"中药现代化就是要搞像青蒿素这样的Ⅰ类新中药"的怪论，也才有了大搞植物提取物当作中药现代化的怪现象。其实，中药就没有Ⅰ类、Ⅱ类新药，Ⅰ类、Ⅱ类新药就不是中药。

西医、西药分为两大块，医不懂药，药不懂医。中医、中药历来不分家，我们却硬是按照西医药的分法分成中医和中药研究两大块，其间也仅以白鼠相联系。众所周知，中药是中医大夫临床经验的总结，脱离了中医，在实验室里怎能研究出好中药呢？

今天，动辄要求研究出药理、药效明确的新中药，而我们新药申报却是按西药标准来要求中药。西药用以对抗，中药用以调整，如此要求，岂非为难中药？如果按中医的疗效标准要求西药，西药还能存在吗？

我们在中药系列标准方面模仿西医药太多了。《中华人民共和国药典》的许多中成药的功能都是按西医的说法，中医大夫无法使用。过多的跟踪、模仿，没有自己的自主创新体系，只能阻碍中医药的发展，乃至埋葬中医药。

（四）传统文化的衰落

一百多年来，中医药在中国日益衰落，即使中华人民共和国成立后我国政府重视中医药，中医药的发展速度也远远落后于西医药。所以如此，是看到西方之强大，失去了民族自信心。只看到赛先生的作用，忘记了中国传统文化的意义。五四运动对倡导科学，促进新文化运动起到了积极作用，但也有其负面影响——打倒了"孔家店"，抛弃了传统文化，使中医药等传统文化难以继承。近百年来，中小学只重视微观知识的教育，几无宏观知识、传统文化知识的学习。过去说，"十个秀才九个医""不为良相，即为良医"，是说有了古文底子，学习了传统文化，很容易掌握中医药。因此，真正要弘扬中医药，就必须从小学开始进行传统文化教育，如今天圣陶小学所做的那样。

西医药是随着枪炮进入中国的，是文化侵略的一部分。想当初，日本侵占我东北后的第一件事就是强迫中小学生学日语。没有文化的民族是愚蠢的民族，丢弃自己文化的民族是难免要灭亡的民族。今后世界的冲突，恐怕主要集中于文化的冲突。

我国传统文化的衰落，注定了要走西化的道路，中医药首当其冲，原因就在于中医药植根于中华民族传统文化的深厚土壤之中。

五、中医药国际化首先要本土化

想当初，笔者也误以为中药、西药都是药，只要有几种中药得到美国 FDA 认可，就等于领到了全世界的通行证。事实远非如此。美国 FDA 对中医药一无所知，它本来就无权评审中药。今天即使它认可了中药，那也是西化之后抛弃了中医药特色的"中药"。所以，今天再次提出三两种中药进入国际主流医药市场，一则是受我影响，仍同我当初一样糊涂，二则真可能彻底埋葬了中医药，使中国人再无真正的中药可吃。

（一）十余年来中药出口没有增长

从 20 世纪 80 年代末期至今，中药的出口创汇情况几乎没有什么变化，一直在 5 亿美元上下徘徊。1995 年上升到 6.7 亿美元，为历史最高水平。后来下降到 5 亿美元上下。而且中成药仅占 20% ~ 30%，其中，相当一部分还是植物提取物。出口的中药材占 70% ~ 80%，多数是生药而非饮片，实际是为西方提供植物药的原料。尤其是中药材出口平均价格几乎年年下降，1999 年平均价格仅为 1988 年的二分之一弱。（表 3）

表3　近几年中药出口概况

年份	中药材出口量（吨）	中药材创汇额（万美元）	平均出口价格（万美元 / 吨）	中成药出口额（万美元）	合计创汇额（万美元）
1986	67 870	17 564	0.258	7 194	24 758
1987	92 193	20 453	0.222	8 058	28 511
1988	94 130	27 275	0.290	9 976	37 251
1989	102 246	29 772	0.288	10 807	40 579
1990	110 203	30 415	0.276	11 287	41 702
1991	111 562	24 125	0.216	12 668	36 793
1992	123 375	24 134	0.196	13 528	37 662
1993	207 669	32 919	0.159	12 091	45 010
1994	224 451	53 721	0.239	13 026	66 767
1995	228 905	53 701	0.235	13 535	67 236
1996	225 333	44 357	0.197	12 600	56 957
1997	214 963	42 465	0.198	10 752	53 217
1998	193 895	33 213	0.171	8 452	41 665
1999	225 015	29 5127	0.131	7 387	36 904

（数据来源：海关总署统计年鉴）

　　大多数药材以生药出口，其实算不得中药出口，且换取的一点外汇远远补偿不了我国挖甘草、麻黄草所造成的土壤沙化。1994 年，美国从我国进口的甘草相当于 4 万亩草场的产量，而破坏 1 亩草场等于毁了 3 亩草场，出口美国赚了点外汇，却毁了我国 12 万亩草场，难道不值得深思吗？

　　甘草是最常用的一味中药，俗称"十方九草"，但出口到西方国家的甘草相当一部分并非用于配药，而是用于提取甘草酸和甘草次酸，出口的麻黄和麻黄浸膏相当一部分被用于生产冰毒。如此出口又有什么意义，能算是中医药走向世界？珍珠是一味中药，总不能说外国人都戴上珍珠项链就是中药国际化了。

（二）中药国际化遇到的困难

中医药国际化就是要让中医药走向世界，为全世界人民的健康服务。如上所述，我国中药出口情况并不好。原因很多，归纳起来，除了中药微观精确性不够，管理体制不顺，中药企业国际竞争力不强等原因之外，笔者认为，主要还有如下四个原因：

1. 西方缺少中医大夫

中药必须由训练有素的中医大夫辨证应用，方能显示奇效，但西方国家没有多少中医大夫，更缺乏训练有素者，中药再有效，也一样卖不出去，无论是作为处方药、OTC 药，还是作为保健食品。西医药是如何进入中国的？ 1835 年，英国教会率先在广州创办了一所医院，即今天的逸仙国际医院。此后，西方国家又在中国创办了协和、湘雅、华西、齐鲁、圣约翰等医院和医学院，既显示了西医药的疗效，又为中国培养了一大批西医大夫，西医药才在中国站住了脚。中医药要想走向世界，也必须在各国创办示范中医院，显示中医药的神奇疗效，并为之培养一大批中医大夫。这一点早在徐教授领导我们进行"促进中医药出口创汇"课题时就已经提出来了，并已被列入国家中医药管理局 1997 年制定的《中医药国际合作交流十年规划》之中。

2. 东西方文化差异

中医药与西医药分属两个哲学体系，理论与思维方法不同。中医重视宏观知识，西医强调微观知识。由于东西方文化背景不同，除千百年来受中国文化影响深远的周边国家之外，西方国家很难接受中医药文化理念，对中国习用几千年的一些药物和疗法不理解，不接受。最简单的例子就是，当初在美国用针灸给人治病，是伤害人体，是犯罪。尼克松访华目睹了针刺麻醉的神奇效果，加上记者的报道，美国专家的考察，美国才接受了针灸。最近有个电影叫《刮痧》，说祖父在美国给孙子刮痧治病而被起诉，正是这一情况的真实写照。美国人吃惯了西药，很难马上接受中医药。从这个意义上说，中医药文化的宣传比中药出口更重要。

有人认为，中药国际化的最大障碍是中药基础研究不足，机理不清，不科学。我们确实需要加强中药基础研究，但非首要问题。除了针刺使大肠产生脑啡肽止痛之外，针灸机理仍不清楚，西方也接受了针灸，原因在于他们看到了疗效。西医大夫开药以及病人吃西药时，他们懂得那些西药的成分和作用机理吗？都不懂。因此，即使弄清了中药的各种成分，西方也不会承认。除非将中药西化，那将完全抛弃了中医药的优势！

3. 法规限制

西方国家评审药物的法规是针对合成药制定的，仅适用于单一成分的药物，因而成分复杂的中药很难通过 FDA 评审。尽管美国已制定了《植物药产品行业指南》，放松了对植物药的管理，也不可能完全不受合成药物标准的影响，更何况，西方植物药走的是西药路子，而中药远非西方植物药，更不能将中药降低为植物药。因此，中药仍难以以植物药药品身份（处方药、非处方药）进入美国市场。迄今为止，尚没有任何国家的植物药被美国 FDA 批准为药品。因此，想通过削足适履让中医药通过 FDA 认可，此路不通。

今天，西方国家除澳大利亚之外，都不承认中医药的法律地位。由于澳大利亚华裔中医师林子强先生等人的努力，澳大利亚于 2000 年为中医药立法，正式承认中医药。由此也可看出，法规的限制不是不可改变的。

4. 贸易壁垒

这是中药进入西方的最大障碍。西方医药公司完全靠生产、销售西药赚钱，早已形成了自己的市场，他们绝不希望中医药去和他们竞争市场。因而千方百计抵制中药，甚至不惜进行诽谤诬陷。为了抵制中药，大医药集团可以操纵政府制定法律法规予以限制。一个典型例子是"马兜铃酸事件"。比利时 1990—1992 年有 174 例服用同一家诊所开出的减肥药"苗条丸"（含芬氟拉明、安非拉酮、波希鼠李皮、颠茄浸膏、乙酰唑胺、防己、厚朴）长达数月，有的甚至三年，105 名女性患者中有70 人被查出肾脏受到损害，其中严重者还需要做血透治疗和肾移植。国际上诬称为"中草药肾病"。2000 年 6 月 9 日，美国 FDA 在"至今未收到类似不利事件的报告"的情况下，命令停止进口、制造和销售已知含有和"怀疑含有马兜铃酸的原料和成品"，被怀疑的植物多达 70 余种。

不可否认，广防己、关木通、马兜铃等含有马兜铃酸，长期超量服用肯定有害。但我们都知道，马兜铃酸不等于马兜铃。这正是东、西方药学思想的根本分歧。我们从不认为中药无毒，但五千年的临床已总结出系统理论，合理配伍、辨证使用即可增效减毒。但西方人怎么也理解不了这一点。他们总认为天然药物无毒性，可以长期大剂量服用，怎能不出问题？美国人长期用麻黄中的麻黄碱来减肥，也发生了肾中毒，还死了人。洋人怎么也不明白麻黄碱与麻黄其实根本不是一回事。这里顺便提一句，由此可以看出，研究药用植物成分，搞分离提取，并非中药现代化的方向。如果将之作为开发新西药的途径，很好；如果看作中药现代化，则是在埋葬中医药。

1840 年以来，中医药在中国日益衰微。即使在中国卫生保健事业中，也仅处于从属地位，西医排斥中医的例子比比皆是，国家卫生事业费大多用于西医。中医药高等教育中中医、西医教学学时数基本相等，当前最积极于中医药现代化的是从事西药研究和植物化学研究者，以便把中医药"提高"到西医药水平。中医药领域的"博士后"也认为，在中国，中、西医药不可能平起平坐，二八开、三七开就不错了。中国尚且如此对待中医药，要中医药走向世界，要让外国人接受，谈何容易！

（三）中医药首先要为中国人的医疗保健服务

让中医药为13亿中国人服务，然后再考虑走出去的问题。

今天但凡论述中医药的文章，总要说什么中医药是我国的瑰宝，是中华民族优秀文化的灿烂结晶，为中华民族的繁衍昌盛做出了不可磨灭的贡献，云云。既然如此，就应该大力发展中医药，把卫生事业费用首先用于发展中医药教育，发展中医院，让中医药首先为13亿中国人的健康服务。

与西医药相比，中医药有诸多优势。其中一大优势是简便廉验。西方出现返璞归真、回归自然、采用天然药物的潮流，一个重要原因就是负担不起日益高涨的医疗费用。中医药是有系统理论、浩瀚文献、丰富实践的医学，而且是世界上保存最为完整的传统医药学，应该用其先保证其发源地人民的健康，即首先在中国弘扬起来，然后再说走向世界。

今天，我国中医从业人员只有西医从业人员的五分之一，中医院数只有西医院数的四分之一，中医院校在校生只有西医在校生的五分之一，我国高水平的中医大夫屈指可数，因此，同西医药相比，中医药呈萎缩状态。特别是我国现行的中医药法规均参照西医药标准制定，对中医药发展多有限制。即使如此，依靠中医药来保证健康的人，特别是在广大农村，仍占多数。中国曾用世界1%的医疗费保证了世界22%人口的健康，不能说中医药起的作用不大。

事实说明，中医药在我国有着广大的市场，中医药有着西医药不能相比的优势，因此，我国应该大力发展中医药，首先是继承，继而发扬，使之成为保证我国人民身体健康的主力军。

六、结束语

综上所述，笔者有如下几点看法：

（1）中药现代化的出发点是好的，但当时笔者未将一些基本概念弄清，因此，笔者作为执行主编的《中药现代化发展战略》一书也就没有讲清这些概念，以致影响了许多读者的思想和有关主管部门的决策，这是笔者应该检讨的。

（2）中药现代化绝不是将中药西化为西药，把中药"提高"到西药水平。绝不是按照西药要求搞出几个"中药"进入国际医药主流市场就是现代化了。也绝不是研究植物化学成分就算现代化了。如果如此"化"下去，那不是中药现代化，而是中医药消灭化！中医药现代化是将现代科技、手段、设备、方法中能用的都用于中医药的完善与发展之中。

（3）中医药绝不能与国际接轨。中、西医药是完全不同的医疗体系，西方植物药也走的西药路子。国际上没有中药之轨可接，硬要接轨，那是与西药或西方植物药接轨，只能彻底抹杀中医药的特色，葬送中医药。

（4）百余年前，西医药随着帝国主义的枪炮占领了世界，使得殖民地半殖民地国家总觉得西方国家的月亮比自己的圆，失去了民族自信心。在余云岫影响下，我国制定的新药审评方法、程序、所要求资料等，以及新制定的几个P，都没有考虑到中医药的特色，基本上是参照西药制定的，严重地阻碍了中医药的发展。自新药审评办法执行以来批准的新药中，大多数用的不是中医的功能主治，中医大夫难以应用。长此以往，中医大夫将无药可用，中国也将同日本一样"废医存药"。中药系列标准已到了不得不改革，不得不完善的时候了。

（5）中医药走向世界是必然的，但真正走向世界不是今天，而是当我们真正强大起来之后。现在可以为外国培养一大批亲中医药派，并到国外创办示范中医院，显示疗效，以医带药。再有二十年安定团结，以及中医药在中国真正弘扬起来，届时走向世界，就顺理成章了。

（6）中华人民共和国成立以来，卫生事业费大量投入了西医、西药方面。今后，恐怕应该更多地用于中医药事业。首先是继承，让中医药首先为中国人民医疗保健服务，让中医药真正在中国与西医药平起平坐。今天，我国真正优秀的中医大夫已很少了，如不抓紧时间抢救，很可能断档。

贾　谦

参考文献

[1] 甘师俊，等.中药现代化发展战略 [M].北京：科学技术文献出版社 .1998.

[2] 贾谦，段黎萍，等.中医药发展现状与前景 [J].战略与管理，2002，（1）：65-74.

[3] 林中鹏.新世纪中医药产业发展战略思考 [C].广州会议报告 .2002-5-6.

[4] 贾谦，曹彩，等.中药系列标准的完善及其国际推进战略研究 [J].中国中医药信息杂志，2001，8（11）：1-3；2001，8（12）：1-3；2002，9（1）2-5.

[5] 贾谦.中药出口占世界草药市场的份额到底有多少 [J].中国药业，2002，11（5）.

[6] 贾谦.中医药走向世界必须与国际接轨吗 [C].中国中医药产业现状与发展对策高层论坛文集 .2002，（10）：25-29.

[7] 贾谦，杜艳艳，等.中医药走向现代化国际化的发展战略 [J].中国药业，2002，11（2）：8-11.

我国中药出口占世界草药市场份额究竟有多少？

导读：2002年，有单位向国务院报告：洋中药进口大于中成药出口。国务院领导批转中医局：要迅速扭转洋中药进口大于中成药出口的怪现象。我们向局领导反映，不存在这种怪现象，并去海关查了中药进出口情况，发现他们不会查，把进口的扶他林粉剂等西药原料药都算成了进口中成药。给局里打了报告，石沉大海，后又写了这篇论文，除报局里外，也上了网。几个杂志，如中国药业，2002，11：（5）纷纷转载。科技部办公厅梅永红副主任见到此文，找我谈了两个小时，让我这个退休人员继续申请课题。从此，我又进行了几年研究。没有科技部支持，我们课题组不可能做出任何成绩。

有人说，我国中药产品在国际植物药市场中所占份额仅3%～5%，2000年，"洋中药"进口额已超出同期我国中成药的出口额，我国已经成为中药的"进口国"。

更有人说，日本的中药（汉方制剂）出口占据了世界中药市场的30%，甚至有说70%～80%。

我国中药出口在世界草药市场到底占多少份额？

我国中药在国际上的地位到底如何？

笔者有幸参加了中医药领域两项国家级软科学研究，且一直侧重于中医药国际化问题。故不揣浅薄，试图回答上述两个问题。

一、3% 的来历与引用失误

1992 年，在国家科委与国家中医药管理局的共同支持下，由徐绍颖教授任组长，中国科学技术信息研究所与中国中医研究院中医药信息研究所合作进行了一项国家级软科学研究——"促进中医药出口创汇的战略与政策研究"。就笔者所知，此系中医药领域第一项国家级软课题。由于该项课题的开创性工作，荣获国家级科技进步三等奖。

该课题研究了世界三大市场：（1）以华裔为中心的中药传统市场（东南亚、我国港、澳、台地区以及西方国家以华裔社区为中心的传统中药市场）。（2）日本、韩国传统中药市场。（3）西方草药市场（拉丁美洲、非洲、东欧以及中亚、南亚的草药市场未加研究，实际上其市场规模也不大）。1993 年，所研究的三大市场规模约 140 亿美元，同年我国中药出口创汇 4 亿美元，约占三大市场的 3%。

该课题报告提出了一个重要观点：西方国家日益认识到西医的局限性和西药的不良反应，出现回归自然、采用天然药物的潮流，西方国家草药市场（请注意，不是中药市场）每年以 10% 的速度增长，中药大多源自天然产物，因此，中医药走向世界适逢良好的机遇。但是，我国中药出口额（请注意，不是中药产值）仅占世界草药市场（请注意，不含中国大陆中药市场）的 3%，且由于中成药科技含量不高等因素，中药出口以中药材为主，中成药仅占出口额 20% ～ 30%，西方国家在加紧研究包括中草药在内的传统药物，因此，中医药面临严峻的挑战。一句话，中医药走向世界是机遇与挑战并存，因此建议国家制定"弘扬中国传统医药学工程"来弘扬中医药。

从此以后，3%这一数字被频频引用，到处流传，然而，引用时往往忽略了3%的两个前提和一个基本概念。一个前提是，这是指世界草药市场而非中药市场，其中大部分是未纳入任何医学体系的植物药或说草药的市场；另一个前提是，世界草药市场不含我国大陆的中药市场；一个基本概念是，这是"促进中医药出口创汇的战略与政策研究"的报告中提出的，强调的是出口创汇，因而只是讲我国中药出口占世界草药市场的份额，而不是讲我国中药产值占世界草药市场的份额，更不是讲中国是不是中药生产与应用大国。不少人引用这一数字时断章取义，偷换概念，将之变成了我国中药占世界市场3%。

若论我国中药（而不是中药出口额）在世界草药市场的份额，我们可以这样估计：2000年我国大陆中药产值493亿元，合60亿美元，约占世界草药市场的1/4，至少是1/5。若论我国中药产值在世界中药（而非植物药）市场的份额，则应在50%以上。所以，迄今为止，我国（且不论我国港、澳、台地区的中药产业）仍是世界最大的中药研发、生产、应用与出口大国，没有任何国家堪与匹敌。

总之，我国中药出口占世界草药市场的份额确实不高，当年约3%，今天也差不了太多，甚至更少。尽管这一数字可能不十分准确，但偏差不会太大。原因很简单，中药是由中医大夫按中医理论使用的药，西方国家没有多少像样的中医大夫，且不承认中医药，中药只能作为膳食补充剂，保健食品上市，明显影响中药疗效，自然中药出口不可能太多。关于这一问题，将另文论述。这里只是想说明，要想提高中药的国际市场份额，就必须为他国培养大批中医人才，促使其承认中医药，应用中医药，如我国周边国家那样，而不在于将这一数字精确到什么程度。

二、"洋中药"进口到底有多少

由于看到我国中药出口在世界草药市场所占份额不大，于是有人惊呼：狼来了，狼来了！甚至有人说 2000 年"洋中药"进口额大于我国中成药出口额。这一看法甚至影响到国家决策层。

是否真的"狼来了"？

在这里我们首先要弄清楚什么叫"洋中药"。

所谓"洋中药"，顾名思义，是指洋人生产的中药，主要指中成药，对此，应当有个清醒而科学的认识。中药是能按中医药学理论使用的药物（对此，下边还会论及）。然而，迄今为止，在我国市场上尚难见到按中医药理论使用的"洋中药"，能见到的则为以中药尤其是以中药材为原料生产的仅能按西医药学理论使用的药物。还可以从另一方面看：如果真有"洋中药"，那么中药走向世界则已经成为事实了，其实不然。所以，还是应当科学地提有关中药的概念，别再给已很混乱的中药概念之丛添乱了。姑且还称"洋中药"，但从目前社会上对此名词的使用情况看，非常混乱，将进口的西方植物药（西方草药）、生物制品、维生素、深海鱼油等保健品，甚至将历年我国一直进口的高丽参、乳香、没药等中药材，统统算作了"洋中药"。

在我国，与中医药管理有关的政府部门，据不完全统计，多达 15 个。由于政出多门，统计口径不一致，因而"洋中药"进口数据也不统一。

例如，有人查阅我国海关总署统计年报后认为，2000 年我国进口"洋中药"5 亿多美元。但是，从国家药监局了解到，并未批准什么"洋中药"作为药品进口。从卫生部了解到，只批准了一些保健食品进口。那么，"洋中药"到底是些什么呢？

为此，我们也专门又查阅了海关总署的统计年报。其海关进口税则中有一项 4.165 亿美元的进口被上述有关查阅人员列入了"洋中药"范畴。此项即"30049090 未列名混合或非混合产品构成的药品"，但此项到底应归属西药还是中药，请教有关部门，告知也不清楚。于是，我们调查了此项下进口额最大的 11 家公司的进口情况。这 11 家公司在该项下共进口 2.4 亿美元产品，占该项总额 4.165 亿美元的 58%，全部是西药或西药原料，如尼莫通粉剂、扶他林原料等。因此，我们可以说，该项下的进口药品并非"洋中药"而是西药。

此外，在海关总署统计年报中列出了许多著名的中成药，如片仔癀、白药、清凉油等，而 30049059 项则为"其他中式成药"。与上述"30049090 未列名混合或非混合产品构成的药品"项则相对照即可知，后一项下应全为西药，因为若为中药，当列于"其他中式成药"项下，故此项绝不应计为"洋中药"。

按我们查阅与调查的情况，2000 年我国出口中成药 0.846 亿美元，而同年进口的中药 1.06 亿美元，其中，进口清凉油等和其他中式成药共 2449.2 万美元，其余为历年我国均需进口的中药材，如西洋参、高丽参，以及乳香、没药等南药和其他药材。

总之，没有出现"洋中药"进口大于我国中成药出口的怪现象。但我们应有这样的警惕性，因为中成药的进口确实在增长，如不加快发展中医药，我们中药大国将来真有可能都吃进口中药。

三、日本到底占领了多少世界中药市场

有不少论者看到我国中药出口占世界草药市场的份额不高，不去研究这一份额的所指及意义，就主观臆断日、韩在国际市场占了大头。有人说日本出口的中药占世界中药市场 30%，更有说占 70%，甚至说占 80%。

在徐绍颖教授领导我们进行的"促进中医药出口创汇的战略与政策研究"项目中，以及在甘师俊、李振吉教授领导我们进行的"中药现代

化发展战略研究"（该项研究荣获国家级科技进步奖二等奖）项目中，我们先后数次设法查阅了日本厚生省《药事工业生产动态统计年报》，发现日本中药（汉方制剂）产值在 1992 年达到最高峰，约 17 亿美元，由于"小柴胡汤事件"的影响，产值逐年下降，1999 年约 10 亿美元，约占同年我国中药产值（尚不计我国港、澳、台地区中药产值）1/6。日本中药即使全部出口，在国际市场（此时的国际市场须计中国市场）又能占到几何？更何况，根据日本《药事工业生产动态统计年报》，日本中药生产主要供国内消费，每年出口仅数万美元，最高年份为几十万美元，哪能占到国际市场的百分之几十呢？甘师俊、李振吉等主编的《中药现代化发展战略》一书的第 240 页也明确指出了这一点。

当然，也不能排除如下可能性，日本出于本国利益考虑，有可能对其药事工业的统计拿出两套数据，可以公开的那一套数据用以"示弱"，另一套真实数据供内部使用。如此情况，也只能是猜测而已。从下面的事实看，此种猜测的可靠性不大。

19 世纪明治维新时，日本宪法只承认西医药的合法性，日本应用了一千四百年的中医药被废除，直到 20 世纪 60 年代才又重新承认中药，当中断线一百年。而且迄今日本仍是废医存药，只承认中药，不承认中医，日本中药均由西医大夫对症而非辨证地使用。众所周知，中医讲究辨证施治，废医存药，不可能有太高的水平，因而出现"小柴胡汤事件"也就不足为奇了。在这种背景下，日本中药工业怎可能在世界上占据领先地位。

从另一方面说，日本人将西药工业、化学工业的技术成单元地搬入汉方制剂的生产中，加之重视中药科研及生产工艺研究，其中药产品从物质组成角度的质量控制乃至外观等许多方面值得我们借鉴。加之其他因素，《中药现代化发展战略》指出："日、韩可能成为我国在国际中药市场中的强劲竞争对手"，但这里只说"可能"，没有说"已经"，更没有说日本中药已占世界市场 80%。

总之，我们完全没有必要把日本有关中药研究和生产的某些表面现象误认为本质且加以夸大，要坚信中医药学及中药的内在科学性。

四、中药不等于植物药

为了促使中医药走向世界，为了扭转"洋中药进口大于中成药出口的怪现象"，不少论者建议研究中药的有效物质基础，建议与国际接轨，希望中药能像"完全符合现代药物研发的要求和规律"的洋中药那样，即天然植物药那样，搞些单味中药的提取物出口。

在笔者看来，这些论者没有完全弄清中药、植物药、天然药物等概念，导致不少读者思想混乱。在此不揣冒昧，希望澄清这几个概念。

所谓中药，系纳入了中医药理论体系，能够按中医理论使用的药品，包括中药材、饮片和制剂。狭义的中药系指汉族传统草药。广义的中药还包括民族药（即我国其他民族传统使用的草药）及民间草药（即民间流传的仅根据经验使用的草药）。我国于80年代进行的中药资源普查表明，我国中药资源有12807种，但其中大部分是民族药和民间草药，只有少部分纳入了中医药理论体系，可以称为中药。

所谓植物药，又称草药、西方草药，系未纳入任何医药理论体系，仅按民间经验而使用者，与我国民间草药没有什么区别。值得注意的是，西方国家又把中药或说中草药纳入其植物药管理范畴。外国人不懂，我们不能跟着瞎说。中药绝非植物药。中药的大部分得自植物，若因此就将中药视作草药，实在是人为地降低了中药，实质上是在否定中药乃至中医药学。因为如前所述，草药乃是尚未纳入任何医药学理论体系的药物。与中药相比，植物药即西方草药没有系统理论；多为单方，偶用复方，亦无君、臣、佐、使之说；对症用药，无辨证施治理论指导；只限植物药；应用生药，无炮制工艺。

西方人又将植物药称为天然药物。中药不能称为天然药物，这基于如下事实：第一，得自天然产物的物质，并不能简单地称之为天然产物，例如，人工橡胶由天然乙烯聚合而成，只能称为人工橡胶，而不能称作天然橡胶。中药的很大一部分品种，确系得自天然产物，例如，熟附子得自天然的生附子，但生附子变成熟附子后，其中的乌头碱已被水解成乌头次碱乃至乌头原碱，此过程为人工所为，不能称为天然药物，更不必说众多的炭类中药了！第二，确有一批中药完全是人工合成之品，例如机制冰片，即为人工合成的右旋龙脑。再如密陀僧，即为粗制氧化铅，其制法为：将铅熔融后，用长铁棍在熔铅中旋转几次，部分熔铅黏附于铁棍上，然后取出浸入冷水中，熔铅冷却后变成氧化铅固体，即为密陀僧，显然为人工合成之品。当然，大多数中药是天然的，在大家都能理解，不会产生歧义的情况下，这么说也未尝不可。

今天，西方不得不承认植物药有别于西药，也制定了有别于化学药品的标准，如美国的《植物药产品行业管理指南》，但在许多重大方面，《指南》仍将植物药按西药对待。植物药没有理论，按西药管理已被西方认为不妥，中药是有系统理论的，当然不可能按理论体系迥异的西药或根本没有理论体系的西方草药进行管理。贾谦、曹彩等明确指出了中药与西药的区别、中药与植物药的区别，以及中药与生物制品的区别，从而明确提出中药系列标准规范的制定原则是求异存同而不是求同存异，中药的系列标准规范只能由中药大国——我国来制定，并逐步推向国际，使之成为国际传统药物系列标准的典范。因而，中药不能与国际接轨，因为国际没有中药之轨。当然，制定中药系列标准规范时也需要参考目前的国际惯例和西药先进、可行的方面，一则自我完善，二则易于为国际尽快认可，这就是我们说的"双向接轨"。

也有不少论者认为，我国中药应像植物药那样，搞些提取物出口，易于质量控制，可以达到西方国家标准，可以得到认可。从商业角度看，这也许是一条创汇之路，我不反对，出口就应该多一条腿走路。但从弘扬中医药看，这是将具有系统理论的中药降低为没有任何理论仅根据民间经验而使用的草药，将可能造成中医药自然消亡，如中医之外另三大传统医学体系那样不复存在。

作为中国人，首先要对我们的民族文化有信心。1840 年以来，我们有些同胞的民族自信心不足，总觉得外国月亮比中国的圆。中医药现代化、国际化的首要问题就是要树立民族自信心。

五、几点结论

综上所述，我们可以得出如下几个结论。

我国仍是中药研发、生产、应用、出口大国，但我国中药出口在国际草药市场所占份额确实不高，当然这并不是说日本所占份额就比我们高，实际上，日本远低于我们。

我国中药出口额近年在 5 亿美元上下徘徊，其中中成药出口多为 1 亿美元左右，"洋中药"的进口虽有增加趋势，仍远小于中成药出口。

我国中药出口难以迅速增长的原因很多，客观上主要是东西方文化差异，西方国家药品法规限制，以及西方国家的贸易壁垒。不能因为中药出口难以增长就想仿效西方草药做法。我们可以搞些提取物出口，但那不是中医药现代化、国际化的方向。要紧的是宣传中医药文化，让西方国家承认中医药，与我们的系列标准规范接轨，让中医药与西医药成为国际上平起平坐，相互补充而又不能相互取代的人类两大医疗保健体系。

鸣谢：

笔者就拙文向岳凤先教授请教时，岳先生提出许多宝贵意见，笔者受益匪浅，在此特致谢意。

贾 谦

参考文献

[1] 徐绍颖，等.国家软科学课题"促进中医药出口创汇的战略与政策研究"总报告：弘扬祖国传统医药学参与国际竞争与开拓 [R].1995.

[2] 中国科学技术信息研究所，中国中医研究院中医药信息研究所.国家软科学研究课题"促进中医药出口创汇的战略与政策研究"分报告之一至之八 [R].1995.

[3] 甘师俊，李振吉，邹健强.中药现代化发展战略 [M].北京：科学技术文献出版社.1998.

[4] 贾谦，曹彩，等.中药系列标准的完善及国际化推进战略（Ⅰ）[J].中国中医药信息杂志.2001，8（11）：1-3.

[5] 贾谦，曹彩，等.中药系列标准的完善及国际化推进战略（Ⅱ）[J].中国中医药信息杂志，2001，8（11）：1-3.

[6] 贾谦，曹彩，等.中药系列标准的完善及国际化推进战略（Ⅲ）[J].中国中医药信息杂志，2002.9（1）：2-4.90.

[7] 贾谦，段黎萍，等.中国中医药的发展现状与前景.战略与管理 [J].2002(总50期).

[8] 贾谦.中药现代化之我见.前进论坛 [J].2000，（7）：28-30.

中医药国际化的途径

——澳大利亚中医药发展引发的思考

今年 6 月 10—24 日，应澳大利亚全国中医药针灸学会联合会会长林子强先生邀请，到澳大利亚考察访问两个星期。所见所闻使我深深感佩海外华人为弘扬中医药所做的努力，也使我感到中医药完全可以走向世界，问题是如何去做。

一、澳大利亚中医药发展概况

（一）两年前的概况

中医药传入澳大利亚已有一百多年历史，但如同在西方其他国家一样，中医过去是没有法律地位的，只能被称为草药医（Herbalist）而不能称医师。

澳大利亚现有 1970 万人，其中华裔约为 50 万人，主要集中在悉尼（约 20 万）和墨尔本（约 10 万）。凡有华人的地方就有中医药，这也是社会接纳中医药文化的基础。近年亚洲移民激增，中医及针灸师、按摩师数量也迅速增加。

全澳有中医针灸人员约 5000 人，多数是近二十年由东南亚各国和中国前往的。在大城市里，中医针灸诊所随处可见。多数诊所有一两个人，通常由一位医生坐诊，另一人抓药兼售各种食品、保健食品及减肥茶等。也有例外，如墨尔本的林子强先生的诊所就有两位医生，悉尼中华参茸行有 5 位医生坐诊。初始，中医诊所主要是为华人服务，随着发展，西人逐渐接受。在墨尔本林子强先生的诊所看到不少西人前来就诊，而且其中还有两位是西医大夫。悉尼中华参茸行陈先生说，时至今日，在其常客中，40% 是西人。在各中医诊所销售的中药多为饮片，中成药较少，只有六味地黄丸、知柏地黄丸、玉林正骨水等 20 余种。我国大型企业如同仁堂在悉尼也设立了办事处，但业务发展尚需时日。

在澳大利亚，中医药的发展一直较为缓慢，其原因有多个方面，如规模小，自然影响力就小；又如分散，不能形成合力，缺乏行业发展的优势；再如乱，门派分立，各自为政，等等。但最主要的一点，还是法律上不承认，缺乏合法的社会地位，这是中医药在澳大利亚发展的最大障碍。

（二）十五年来的艰苦奋斗历程

1983 年，澳政府出台法令，规定西医之外的人不许行医，1989 年澳联邦政府酝酿立法，拟规定所有非西医类别行医之人不许使用注册医生使用的医疗器材、药物及用品等。一时间，中医药在澳大利亚的生存受到极大威胁，世代在澳以行医为生的中医人士顿时陷入困境。

澳大利亚政府的行为促使华人医师，如林子强、刘炽京、王德元等联合上百个社会团体与维多利亚州华人一起向当局据理力争，林子强先生等人还自费邀请学术界和官方有关人士到中国考察中医药，不仅阻止了澳大利亚《联邦药物用品管理法》的通过，而且说服了皇家理工大学于 1991 年在南京中医药大学的支持下开设了中医学位课程，成为西方国家第一所正规大学的中医课程，奠定了中医在西方国家的学术地位。今天，澳大利亚已有四所正规大学开设了中医学士到博士的学位课程，所用教材成为西方所承认的第一套中医教学大纲。

1991 年，林子强先生联合澳大利亚中医界，成立了澳大利亚全国中医药针灸学会联合会，积极推动中医合法化，争取与西医的平等地位，终于在 1995 年争取到维多利亚州拨款撰写中医立法可行性报告。1998 年 8 月 6 日，维州州长及卫生部长在议会宣布：中医立法程序正式开始，提出《中医草案》在议会辩论。

2000 年 2 月，当草案准备三读之时，个别西医人士便开始从中作梗，企图破坏中医立法程序。到了 3 月初，西医公会更展开了大规模反对中医立法运动。林先生等人针锋相对，发起近百个社团及媒体领袖，联名支持中医立法，顶住了这股逆流，使中医立法三读程序得以顺利进行。

2000 年 5 月 3 日，《维州中医草案》在下议院终于通过三读。至此，中医首次被一个西方国家以法律形式予以承认和保护。

（三）发展的契机

澳大利亚维多利亚州中医立法后，维州中医师纷纷注册登记。他们取得了和西医师同样的地位，真是扬眉吐气。维州立法可以作为澳大利亚各州立法的榜样，逐步推向全国，因此，全澳大利亚中医界都为之欢呼雀跃，其影响非常深远。

维多利亚州中医法赋予中医同西医同等的法律地位，可享受消费豁免权和医疗保险，由新成立的中医医管局自行监管。中医医管局直属立法院管辖，行政独立，并非由卫生部兼管。这就意味着：中医在澳大利亚成了主流医学，与西医一起成为澳大利亚地位平等、相互补充而又不能相互取代的两大医疗保健体系。

中医法律地位的确定，既得到了社会的全面承认，也为中医的全面发展奠定了坚实的基础。

中医的发展，也必然带动中药的发展。中药也从保健食品的地位，跃升到了"药"的层次。

澳大利亚政府的做法，不但为中医药的全面发展提供了良好的契机，也为中医药走向国际，为世界各国提供了范例，其影响十分深远。

二、开展中医药文化教育十分必要

(一)"以医带药"是中医药走向国际的必要条件之一

中医与西医的一个显著不同点就是医、药不能分家。中医师必须懂得如何使用中药,甚至采集和炮制中药,而中药又必须在中医指导下使用,辨证用药,才能充分发挥中药的作用。有中医没中药,中医发展不起来。有中药没中医,中药没有人会使用,也会逐渐消亡,因此,中医、中药不能分家。

由于东西方文化的差异,西方人士不能理解和认识中医药文化,再加上西医的偏见,阻碍着中医药走向国际,因此,培养西方人士接受中医药文化的教育就显得十分必要。

从历史看,各种文化都有排他性,中华文化也不例外。当年,西方传教士将西医药带入中国时,也曾遭到排斥,西方传教士也有不少人被杀。后来,西方国家在华开办医学院、医院,培养中国的西医人才,才使西医药融入中国社会之中,并得到了迅速的普及和发展。

中医药文化要走向国际,也必须大量培养西人中医师,传播中医药文化教育,以医带药,医药并举,方能奏效。这也是中医药国际化的必要条件之一。

(二)澳大利亚开展中医药文化教育现状

在澳大利亚,有墨尔本皇家理工大学等四所正规大学设立了中医学位课程。除正规大学之外,还有几家私立中医学院培养各种学位的中医学生,举办各种中医针灸培训班。

辽宁中医学院还在澳大利亚开设骨伤科硕士研究生班,就学的都是当地执业中医师。我在墨尔本时,还专门与前往澳大利亚为研究生班学生讲课的辽宁中医学院的研究生部主任陈以国先生等五位教授见了面,交换了意见。他们认为,这是中医药走向世界的第一步。他们的研究生认为，收费不高，受益良多。

中医药文化教育正在澳大利亚蓬勃开展，发展形势十分喜人。不少从中国、香港特别行政区、越南、柬埔寨等国家和地区的移民加入到了这一队伍中，中医师的队伍不断壮大。

（三）普遍意义

首先，在澳大利亚开展正规中医药文化教育，本身就是一种肯定的、积极的、有相当影响力的实际宣传，是弘扬中医药文化的极好方式。

其次，培养了大批中医人才，以点带面，以医带药，促进中医药事业全面发展。

再次，学术地位的提高，也带动了执业中医师社会地位的提高，得到社会广泛认同，奠定了良好的发展基础。

最后，通过中医药的实际疗效，为当地人们解决了健康需要，社会效益十分显著。

三、创立示范中医院的时机已经成熟

（一）魁茨汀示范中医院的示范作用

德国企业家安冬·施道丁尔先生与北京中医药大学院合作，在德国创办了魁茨汀示范中医院，这是西欧各国中唯一一家经地方政府批准并由保险公司支付医疗费用的中医院。由于疗效显著，不仅预约住院已排队到一年半以后，每天临诊的人也是络绎不绝。德国几乎所有的新闻媒体都对其进行过报道，曾有一段时间非常轰动。

由于德国在法律上还没有对中医予以确认，使其发展受到影响，尚未进入主流医学。

该医院的明显不足是规模太小，示范作用、核心作用、带动作用不够大，且中国专家是雇员，起不到以医带药的作用，国家也未得到多少实惠。

（二）澳大利亚已具备的条件及不足

在澳大利亚的维多利亚州，中医已取得了合法的地位，因此，开办示范中医院，当地政府不会反对。实际上，维州卫生厅副厅长范尼（Vine）先生一直希望建一个中西医结合医院，并正在拨款筹建一个中草药研究中心。这是天时。

澳大利亚是个福利国家，公民有病住国立西医院均是免费的，如住私立医院则由个人投保的保险公司理赔。鉴于维州已对中医立法，保险公司的理赔顺理成章，现已有20余家保险公司为到注册中医师诊所看病的患者支付医疗费用。若创办示范中医院，发挥中医药在治疗慢性病、老年病及疑难病症方面的优势，经济效益将十分显著。这是地利。

林子强先生为中医在澳立法做出了艰辛努力，功不可没，被任命为维州中医医管局委员。他本人也是执业中医师，非常希望与国内合作，创办一所规模较大的示范中医院。既可为大批中医学生提供临床实习基地，并开展教学科研，深入学术探讨，从而提高当地中医师水平，扩大中医药影响；又可大量收治病人，大范围使用中药，经济效益也十分可观，这是一举几得的好事。如果国内研制生产的中成药疗效显著，经媒体传播，远胜于几千万广告的效果。悉尼黄焕松先生是新南威尔士州中医学会前负责人，一直筹划在悉尼利物浦医院内设立中医妇幼科及研究中心，特别欢迎我国各方人士前往合作，类似的很多中医师也希望在更高层次上展示中医药文化的光彩。这是人和。

但存在的不足是：一是个人能力有限，资金不足，二是担心当地专业人士不够。实际上，这两点不足对我国国内来说，应不算问题。一是许多大型企业、甚至私人企业老板有资金，需要寻找新的投资项目，增加新的效益增长点。许多中药生产企业，若能前往投资，实际上是为自己争得了一个固定的市场，二是国内专业人士比比皆是，完全可以应聘前往施展才能。

相信二者结合，必是双赢结果。

（三）创办示范中医院意义深远

人们对于一件事物的认识，最简捷的方式就是看其结果好坏。美国前总统尼克松访华期间，看到了针刺麻醉的神奇效果，回国后便承认了针灸的合法性，不再追究其是否"科学"，其机理是否清楚，也在全世界范围内掀起了针灸热。由此想到，与其同不相信中医药"科学"的人在理念上一较高下，不如创办一个示范中医院用事实说话。

由于大多数国家在法律上对中医药持否定态度，创办示范中医院则缺少前提条件。现在，澳大利亚的立法为中医药事业的发展提供了契机，我们应当紧紧抓住。一是对澳大利亚中医界同仁艰苦奋斗的回馈和支持，二是借以展示中华风采的极好时机，更是向世人宣传中医药文化的绝佳机遇。其意义十分深远。

中医药走向国际，先在澳设立示范中医院很有必要。

四、引发的思考

通过对澳大利亚中医药发展的考察，引发我的几点思考：

（1）没有中医，中药的发展极为有限，但缺少中药的发展，中医也是立足不稳的。

（2）事实胜于雄辩，创办示范中医院很有必要。

（3）开展中医药文化教育，是走向国际的必要途径，为西方国家培养大量中医药人才，是中医药走向国际的社会基础。

（4）应很好地借鉴澳大利亚中医立法的成功经验，不要妄自菲薄，要树立民族自信心。

（5）与其为中药出口费心竭力，甚至不惜削足适履，不如实际培育固定的供需市场。

（6）中医与西医，是两大不同的医疗体系，是平起平坐，相互补充而又不能相互取代的两大医疗体系。

（7）我国政府及相关部门是否也应做些实际工作？是否可以每个省在一个西方国家建立一个示范中医院。

贾　谦

陈欣"假药"事件的调查与分析

> **导读：**这是国家中医药管理局委托课题"遵循自身发展规律，保持中医优势特色的政策研究"之"分报告集"的特殊报告。该报告曾于2009年和2010年在《云南电视报》上两次全文刊载。

内容摘要：自2003年制服"非典"之后，中医药愈加受到世界卫生界的重视。我国政府也多次强调发展中医药的重要性。但是，如何遵循中医自身发展规律，调动各级中医药从业人员的积极性，充分发挥其长处以更好更快地振兴中医药，则是一个至今都没有解决好的问题。昆明民间中医陈欣几年来的境遇，从一个侧面反映了这一问题的严重性和紧迫性。他身临的"假药"事件，已经在诸多民间中医（甚至连一些中医名家都难以幸免）身上发生过！他遭遇的某些医药监管部门的不公正执法，也不得不引起人们对某些行政人员的警觉！

一、前言

我国的医药管理部门对现在的医师执业资格要求渐高，药品的生产使用管理也越来越严。这本是为了更好地保障人民群众的生命安全，提高城乡居民的医疗卫生质量。但是，由于中、西医学存在本质差别，这些基于西医医疗体系建立起来的法律法规，对中医药的发展起到了严重的阻碍作用，对提高人民群众的医疗卫生保障产生了明显的不利影响，导致"看病难、看病贵"问题愈加严重！

数年之前，我们就听说过这样一个事例，北京有一位被誉为"东方小儿王"的著名儿科中医（为了避免涉及此事的某些人感到尴尬，在此隐去其名），在北京市某诊所出诊时给患者开了一些自制的中成药（丸散膏丹之品）。有知情者将此事举报到北京市卫生局，立即被认定为违法的"假药"。主管人员到其出诊的诊所进行查抄，将该医师自制的药物全部没收封存，此事的结局如何呢？可能多少有些出人意料。但为了更好地讨论本文将要涉及的有关问题，笔者将在文章的最后部分给出这一"假药"事件的处理结果。

其实，很多知名的中医师，甚至一些大学中医药教授、博导，都有过类似遭遇。贵为"正规军"的大学教授们都在所难免，身为"地方武装"的民间中医的处境就可想而知了。昆明市的民间中医陈欣先生就是一个典型例子。

二、陈欣及其"假药"事件

陈欣是云南一位民间中医，有关其报道早就见诸报端，2006年4月19日，《云南信息报》发表了《"患者"齐聚药监局，口口声声要假药》的文章。此后，国内多家媒体对其进行了报道，如2006年6月8日的《云南政协报》登载了《"假药"为什么还有人要吃？》，2008年1月初云南电视台的报道，以及2008年3月27日《云南经济日报》登载的《"陈欣门"拖累民间医药》的报道，等等。

陈欣之所以得到如此之多的关注，是因为他被"举报"制造了"假药"，而他的这些"假药"在治疗癌症上有特殊疗效。为什么有特殊疗效的治癌药会成为"假药"呢？

陈欣（即冷崇怀），是一名小学教师，其家乡云南省宣威市来宾镇是一个癌症高发区，很多人被病魔折腾得倾家荡产。19 岁时（1972 年），在来宾镇宗范小学执教的陈欣，目睹了当地居民因癌症导致的诸多惨状之后，萌发了探索癌症这一难题的思想。从此，他在没有任何科研条件的情况下，开始了艰辛的"个体科研"之路。他一边教学，一边利用业余时间学习中医的各种典籍。在研读《本草纲目》时，他联想到植物种类繁多，认为李时珍的"尝百草"有一定局限性——很多"草"尚未尝到。

闻名中外的"云南白药"发明过程的传说，给陈欣很大的启发：创始人曲焕章上山采药，意外发现一条被砸伤的蛇，吞食一株绽放白色花蕾的植物之后，第二天便基本愈合，行动如常。这种植物后来成为"云南白药"的主剂。联想到自然界的飞禽走兽对食物不择生冷，不杀菌消毒，却很少患上人类面临的各种疾病。此外，边远山区的少数民族一直在用草药防治疾病，形成了特有的防治疾病的方法和体系。这些事例都说明：许多中草药的独特功能尚未被人认识到！陈欣不顾家人反对，以身试药，26 次中毒被送进医院抢救，被村民骂为"疯子"……历尽千辛万苦，九死一生，终于获得成功，定名"阴阳平调散"。

此后二十多年，陈欣在云、贵、川三省交界处的生态环境未被破坏的山林中，寻觅野生动物爱吃的各种植物，遍访民间土医生，深入少数民族村寨，收集其治病秘方、单方、偏方。最后，陈欣发明了"阴阳平调散"，完成了"中草药免疫调节法"治疗肿瘤的初步研究。

1996 年，陈欣的一位亲戚被查出患肺癌并已到晚期，医院断定她只能活三个月。她抱着"死马当活马医"的思想接受了陈欣的治疗。三个月之后，她不但没死，还能下床做些基本家务。半年之后去医院检查，惊奇地发现扩散的癌细胞基本消失。从此，陈欣能治癌症的消息逐渐传开，并陆续有人登门求治。也正是从 1996 年起，陈欣开始为多位癌症患者治病。

为了使自己的发明能为更多患者服务，1998 年 10 月，陈欣到省城谋求出路。开始，屡屡碰壁，但他并未灰心。2004 年 4 月，昆明市西山区残联康复医院招聘医生，陈欣毛遂自荐。看他满怀信心的样子，罗小明院长同意一试。在医院开设的癌症门诊，陈欣用他所研制的中草药，开始对第一位病人进行治疗。这位病人是位肺癌患者，治疗之后，其病情奇迹般地被控制住了，之后，又陆续地治疗了一些癌症患者。迄今为止，陈欣与他的中医老师（拜师后也称师父）、副主任医师林玲兰一起，接治了近两千例癌症患者。这些患者大多数是大医院放弃治疗的人，在接受陈欣的治疗后，都在不同程度上改善了症状、延长了生命，有效率达到 100%，100 多例已痊愈。

由于其治癌药物仍在探索完善中，陈欣就没有到药监局报备（国家规定可有五年探索期）。这就给有关部门"执法"留下了"把柄"。2006 年 4 月 11 日，昆明市药监局接到一位"患者家属"的"举报"：西山区残联康复医院中医科陈欣医生治疗癌症的药全是自制的假药，这些药都是粉末，其价格昂贵，没有任何疗效。昆明市药监局药品稽查大队立即前往查抄。他们依据的法律条文是《中华人民共和国药品管理法》（2001 年修订）第五章第 48 条。依据这一法律条文，昆明市药监局两年中已经三次对陈欣的药物进行查抄并处以罚款，前后多次责令医院关门停诊，胁迫陈欣交出配方。

其中，第一、第二次的罚款高达 27 万多元。就笔者了解，2007 年 12 月第三次处罚是要作为刑事案件处理的，准备将罗院长和陈欣抓去坐牢。由于 200 多名患者和有正义感的同胞向市委、省委、中央三级政府写信反映，药监局才不得不"退而求其次"，于 2008 年 7 月罚款 23 万多元（有关听证会已于 8 月 14 和 18 日举行。陈欣的单味草药能否算作制剂，药监局有否资格予以处罚，颇值得怀疑）。看来是咬定了陈欣，非要将陈欣和众多癌症患者置于死地而后快！如果稽查队长的至亲患了癌症且用了陈欣的药有效，不知这位大队长是否会"大义灭亲""恩将仇报"，是否会去查抄？是否会去处罚？在以前的调研中我们得知，河北某县卫生局要求公安局查抄某民间中医的"假药"。公安局局长拉开抽屉说："什么假药，我吃的就是这个假药！"这位民间中医就逃过了一劫。

也算是机缘巧合，在第三次《处罚通知书》下达之时，恰逢笔者到昆明市调研这一惊动了多家媒体的"假药事件"。笔者即随同罗院长前往药监局，想要了解一下为何短短两年中三次罚款。

2008年7月11日，在罗院长领取《处罚通知书》（印发日期2008年6月30日，7月11日领取人罗小明签字）之后，笔者随罗院长来到药监局稽查大队办公室，询问为何再次对他们进行如此沉重的处罚。

稽查大队长曾毅回答说："安检处发给你们那种（处罚通知书）肯定是合议过的，讨论过啦。"之后，他语带讽刺地对罗院长说："告到国务院的事情哪个敢压，从市里面告到省委，告到中央，全部都返下来了……哪个敢来盖这个事情。"（就我们所知，有二百余封支持陈欣的信写给市级、省级和中央政府，认为如此处理不当。这些信都返回药监局稽查大队到市药检局了，曾队长似乎有恃无恐），曾队长还说："陈欣的网站上还一天天的拿我在那里点骂的。"然而，笔者查阅了陈欣的网站，没有发现对药监局的工作人员进行点名的，也没有骂人的话，不知这位稽查大队长从何说起？

还是稽查大队办公室的一位女士说了实话："罗院长，我跟你说，如果说以后你们医院还有这种行为，人家还要举报，我们还要查，该怎么处罚还要处罚。就是这样的。"并带有威胁口吻对我们说："原来公安局那边之前叫移交，我们说案件移交过去也麻烦……肯定的嘛，人家公务员一辈子，万一把人家给整进去了（指被判刑），那不是很麻烦吗？"

为了了解药监局同志执法的态度，有人以患者身份打电话请教药监局李处长，李处长说："他（陈欣）没有行医资格，他过去搞了一点草药……不排除个别病人吃了有效，但我们接到无数次的举报了……据说他已经不在昆明了……他的东西是一个违法的东西……很多人买了之后吃都没怎么吃就吃死掉了。现在很多人都找他索赔了，到法院起诉他。"（李处长的这些话不是谁编造的，有录音为证）在此，我们不能不说，作为一个执法者，可能会有这样那样的失误，没有关系，改了就好，但必须是一个正直的人。为了个人或小集团私利而公开造谣，不顾患者死活欺骗患者家属，让人们小瞧你了！今天，倒要请这位处长说说：究竟有几个人举报？究竟哪些患者是陈欣治死的？究竟有多少患者到法院起诉陈欣？我们药监局的同志如此"执法"，美国洛克菲勒医药财团该有多么高兴啊！

孔子云"苛政猛于虎"，笔者也算是长见识了！

在本段结束时，顺便说一些好消息：陈欣历经四年的临床总结探索，研制的组方已相对固定，申报材料已于 2008 年 8 月 8 日呈报云南省食品药品监督管理局。"T 淋巴细胞转化实验"课题也已在昆明医学院（现昆明医科大学）公共卫生学院的毒理实验室进行，取得了阶段性的成果，即，"阴阳平调方药"能使 T 淋巴细胞转化率显著提升，预计 11 月份即可得出最后结论。

三、有关人士的反应

按照常理，凡是执法机关查处假冒伪劣产品，都大快人心。然而，在 2006 年 4 月 18 日，一部分癌症患者明知道医院的草药已被"查封"，却仍然找到药监局，希望在执法过程中不要中断他（她）们的药。这到底是为什么呢？因为这些药是他（她）们的救命之药，离开这些药他（她）们的病情就会不断加重。正因为如此，陈欣的"假药"非但没有被新闻媒体群起攻之，反而赢得了他们的同情。如《云南政协报》的《"假药"为什么还有人要吃？》，《云南经济日报》的《"陈欣门"拖累民间医药》等，都是表达对陈欣的理解和同情的。

也有报道说，在大量的采访调查中，发现对陈欣的药是假药的定性是准确的，因为《中华人民共和国药品管理法》确有这样的规定。但报道者无法否认陈欣的药对癌症确有疗效，而且他与患者之间的医患关系已达到密不可分的程度！尤其是，所"查抄"的药并非院内生产的"制剂"，而仅仅是 25 种单品种的植物粉末，拟用于辨证论治配药使用。既非制剂，何来假药？！药监局于 8 月为此组织了两次听证会，西山区残联康复医院委托律师的代理词，言之凿凿，句句在理，明确指出既非假药，昆明药监局又无权处罚，药监局在未能反驳的情况下，却又坚持罚款 23 万元，不知究竟为什么？也就不明白他们召开听证会的目的和意义何在了？

有的记者采访前曾怀疑去药监局、报社、电视台的患者是不是被陈欣所收买，或者最起码也受了他的恩惠。随着采访调查的不断深入，业已认定，被陈欣收买的事实不能成立，而受他恩惠却是由来已久。因为他的药对癌症确实有效，对于面临死亡威胁的人来说，没有什么比生的希望更重要了。

据调查，大多数接收治疗的患者对陈欣的医德医术给出了较高的评价。接受笔者采访的第一位先生叫余仕甫，退休前是云南省曲靖市委党校的一名工作人员。据他介绍，他家有两个亲人在吃陈欣的药，一个是他的妻子李桂芬，另一个是他的小姨妹李某，这两人都得了肺癌。他的小姨妹吃陈欣的药已近三年，现在已可以下地干农活了。因为她家在农村，原本就不富裕，得了肺癌之后在几家医院花费的治疗费已弄得家里负债累累。在实在没有办法的情况下才找到陈欣，陈欣从一开始就很照顾她，后来的一年期间所用之药基本是免费的。这要是在其他地方，恐怕很难做到。余仕甫表示，他们一家知道陈欣的药没有国家正式批准文号，但他的药确实有效，他的医德也是高尚的。

之后，笔者又明察暗访了十余位患者。在接受笔者采访的十几位患者中，包括原云南省机械厅副厅长殷先生，原昆明市文联主席李先生，以及美籍华人曹女士，等等，他们的说法与余仕甫介绍的情况基本类似，对陈欣的医德也持赞赏态度！

著名中医学家、世界针灸学会联合会主席王雪苔先生闻知陈欣的遭遇后，先后多次表达对他的理解和支持。后来，王雪苔先生在其文章《应探寻符合中医药特点的管理办法》（见 2007 年 6 月 1 日的《中国中医药报》），公开表示对陈欣遭遇的同情。2008 年 4 月 23 日的《人民政协报》也专门发表了文章《民间中医，路在何方？》，对目前民间中医药的发展现状进行评析，并为陈欣和民间中医的遭遇鸣不平。

但令人十分震惊的是，在多方面都对陈欣表示同情，呼吁保护民间医生的情况下，昆明市药监局今年 7 月再次下达了处罚通知，而且此次罚款额高达 23 万元，加上前两次的罚款，总额已达 50 多万元，这种近乎疯狂的罚款究竟是为什么？他们是要彻底消灭中医药，还是为了取得政绩好"进步"，是要为国库增收还是要让陈欣一类人成为执法部门创收的一棵摇钱树？我们没有深入调查，不敢妄下结论，但可以肯定的是，这是不顾人民死活的恶意执法，打个不恰当的比喻，可以和张辉瓒围根据地相比——都是在执法，前者是为了维护西药的地位（明为西药、暗为私利），后者是在维护国民党的统治。

在本段结束时，顺便提一句，民间医生陈欣没有行医执照。西山区卫生局效仿药监局严格执法，把陈欣赶出诊室，不准其为病人治病（对患者而言，如此则良心何在）！最近，陈欣上报到西山区卫生局的中医确有专长考试资料竟然不翼而飞，陈欣也就无法参加中医确有专长考试（这样的小动作显得过于小气，恐怕不是君子所为吧）！即使这样的考试能及格，还得六年后才能拿到执业医师证，多数参加这一考试的民间中医岁数都已很大（陈欣已近六十岁），陈欣以及年龄比陈欣还大的民间中医拿到证时还能为患者服务几年？这样的考试对振兴中医有多大意义？陈欣大概不会参加这样的考试了。

陈欣的师父林兰玲以及陈欣所在的康复医院共同呈送卫生部一份报告，请求解决民间医生陈欣医师资格问题。结果将如何，我们拭目以待，看看会不会有人有魄力，能像当年对待一字不识的罗有明那样，看看会不会体谅在生死边缘挣扎的癌症患者的心情。

四、对陈欣遭遇的几点反思

陈欣是不幸的。如果他出生在几个世纪之前，在没有"文凭"和"医师执照"的约束下，他有可能成为李时珍、叶天士那样的著名医家。凭他的勤奋努力，至少也可以成为一位医术高超的中医，安心地在一方悬壶济世。如果他出生在爱迪生时代的美国，他也可能成为一代发明家，以自身的刻苦钻研，掌握特有的专利，而不必为各种文凭所累，至少也可以凭借一技之长，谋生有道，赢得常人的尊敬。

陈欣也是幸运的，毕竟其药物研究取得了初步成功，并得到众多患者和所在医院领导的认可。新闻媒体对他的报道也多是正面的、支持性的，而且，他还得到了多位著名中医专家，如王雪苔和邓铁涛等人的理解和支持。有了这些人的支持和帮助，陈欣的处境还不算太差，比起那些因为无证行医而屡遭打击，因为没有文凭而报国无门的民间中医要好多了——诸如此类的民间中医又何止千万！

前面我们曾提到北京的一位被称为"东方小儿王"的著名儿科中医，在北京市某诊所出诊时给患者开"假药"被查封的事例。这件事的处理结果也颇为可笑，由于这位中医名家是政协委员，通过全国政协的出面交涉，他的药物被索回。我们不难想象，如果他没有全国政协委员的身份，他的药还能被索要回来吗？北京市药监局的执法人员不也要对他罚款个十万八万吗？综上所述，笔者有如下反思。

（一）中医药有关法律法规的完善，有赖执法部门的反思和调研

几千年来，中医就是在临床中总结提高，中药就是在临床中改进的。任何合格的中医都必须会将其汤药做成丸散膏丹。2004 年 5 月 19日，我们课题组与国家药监局注册司有关官员谈了一天，他们承认中药不同于西药，并说，很快出台一个红头文件，允许中医将其汤药制成丸散膏丹使用，只要不上市销售就是合法的。遗憾的是，据说有两个部局级"大人物"给某药监局领导写信，要求严格中药管理，这个红头文件就再也没有发下来。（作者按：当年确实就内部制剂出台了文件，指出，可以应患者要求做成丸散膏丹，等等。按此规定，陈欣无错。）

今天，患者说陈欣的药有效，其存在当然应该是合理的，不管其是汤药还是丸散膏丹，几千年来中药就是这样发展起来的。更何况，陈欣的"假药"仅仅是 25 种单种植物粉末，根本不是制剂，何来假药！既然说陈欣的药与现行法律有矛盾，执法部门就有义务站在人民立场，查这些"假药"是否有益于患者，调研中药与西药是否必须用统一标准衡量，并向上级反映，以期修正完善有关法律法规，否则，社会何以进步？！如果说，官员们只图简单，一刀切，只能算是愚蠢执法甚至是恶意执法，会导致更加"看病难看病贵"，不利于和谐社会的建立，甚至会"激起民愤"。其实，《"患者"齐聚药监局，口口声声要假药》，已经反映了患者的极大不满。

我们希望，像各地药监局这样的执法部门，遇事先不要急于处罚，应该先调研，首先要看看被执法者是否造成了危害，其目的是图财害命还是治病救人，是否对患者有益，然后再执法。如此，于国、于民、于己都有利。"民不畏死，奈何以死惧之"。今之民间中医，不怕您罚款，因为他们有本事给人治病，病人求着他用"假药"为自己治疗。无端处罚只能徒增怨恨，破坏和谐。

（二）对于刻苦钻研者应予以奖励

孔子门徒三千，贤者七十二。各行各业，真正做出成绩者，尤其是做出重大发明创造者，都是不求名不求利，刻苦钻研的人，数量少之又少。他们对人类贡献巨大，理应予以鼓励、奖励、支持和帮助，而不应挑他们这样那样的"毛病"加以打击压制，尤其是在中医药领域。

我们中医药发展战略研究课题组在招收研究人员时提出两条：（1）要耐得住寂寞。（2）要耐得住贫困。作为研究人员，陈欣先生恰恰做到了这一点。陈欣是我们科研人员学习的榜样。我们不少科研人员耐不住寂寞，耐不住贫困，让人代写论文，甚至编造数据，请客送礼，为的就是名利二字而不是心存使命感，这些人在陈欣面前显得何等渺小！我们的药监局对于为中医药发展做出如此重大贡献的同志如此予以打击，中医何以发展，人民健康何以保障，我们的执法官员想过没有？

（三）善意执法会促进中医药事业迅速发展

电影《董存瑞》中有这样一个情节：董存瑞与另一位战士守一个阵地，他们发现敌人从战友阵地后面爬了上去，董存瑞要救战友，要去打敌人的屁股，那一位战士说：没有命令，这样做会受军法处置。董存瑞不听，为战友阵地解了围。战斗结束后，董存瑞等着受处分，结果等来的是表扬。从严格执法角度，董存瑞是否应该受处分呢？！

笔者在京也看到对不许随地摆摊的两种不同执法。一次在三里河附近，几个执法人员将一平板车的瓷器强行往执法汽车上搬，没收的是一个60多岁老人正在叫卖的东西，这位农民样子的老大爷无奈地三步一回头，老泪纵横地望望自己的平板车，我总担心他回家后如何生活。另一次在玉渊潭公园附近，老远就听到执法人员喊叫，不许随地摆摊，摆摊的人一个个卷起物件走了。我赞成后一种执法方式，谓之善意执法，因为这些摆摊的人并没有造成不良后果。

陈欣是为患者着想而刻苦钻研，我国今天有几个研究人员像他这样下苦功夫的？更何况，他在医院给患者治癌症并不是图财害命。

执法部门不能仅仅满足于照本宣科地执法，首先要调研一下陈欣的"假药"有无疗效，调研一下陈欣的"假药"是否造成过医疗事故。美国三十年花 2000 亿美元研究癌症，发表 175 万篇论文，没有解决癌症问题。而我们的民间中医陈欣没花国家一分钱，研究出来的药对于癌症这一世界难题有效，本身就是一项了不起的成果，是中医的骄傲，是中国人的骄傲，是中华民族的骄傲，让我们患了癌症的兄弟姐妹看到了希望，我们应该千方百计予以支持而不是设法打击，这才是善意执法，为民族为国家的执法。

三四十年前，在美国，中医用药及用中医的各种非药物疗法治疗疾病均属非法，电影《刮痧》写爷爷为孙子刮痧治病触犯法律就是这种情况的真实写照。今天，尽管美国依然不承认中医药，中医开药看病仍然不合法，但美国已经认识到中医药有效，所以对中医的"非法"治疗采取"善意执法"，即，只要不出医疗事故，一律不予理睬，绝不是"有人举报"就去查抄、罚款，何以我们却要对祖宗留下的中医药恶意执法、斩草除根呢？

众所周知，中医药学与西医药学是截然不同的医疗体系。然而，近百年，在民族虚无主义思潮下出台的医药政策，都是仿照西医药的发展规律制定的，仅有利于西医药而不利于甚至是阻碍、限制、打击中医药。我们的中医已由民国初年的 80 万减少为 1950 年的 50 万，更减少到今天的 23 万（且其中多数已被西化为西医的医师，只有约 10% 的人基本能按中医思路看病）。而民间中医保存了许多中医的真谛，使之没有被西化和作为"封建迷信"被抛弃，他们是有功的。更何况其中刻苦钻研的如陈欣这样的佼佼者寥若晨星。

尽管《中华人民共和国宪法》第二十一条明确规定发展现代医药和我国传统医药，但我们的卫生、医药方面的管理与执法机构受民族虚无主义思潮影响，始终是偏爱西医药，仇视、打击、限制中医药，诚如坚决反对中医药的王澄先生所说："我和中国大陆的大学校长们，以及比他们更大的官都有过接触。……他们告诉我，他们在中国大陆只能做不能说，只能暗中给中医下绊子，不能公开反对中医，因为中国的旧文化势力太大。"（王澄医生写给中医药学院和中医药大学青年学生的一封信。）

五、结语

陈欣的遭遇凸显了一个很有代表性的问题——如何对待"民间中医"，以更好地发展中医药。昆明药监局个别同志打击压制陈欣，其实不是个人问题，而是体制问题，是教育问题，是相当一部分同胞失去了民族自信心的问题。

吴仪副总理多次强调，继承与创新是辩证的统一，必须充分遵循中医药自身的特点和发展规律，要抓紧建立和完善符合中医药特点和规律的规范和管理办法，指明了中医药的发展方向。许多中医学大家也多次为此出谋划策。如王雪苔先生在《应探寻符合中医药特点的管理办法》一文中，就列出了遵循中医药自身的规律、推动中医药发展的六条建议。

中医药面临的现状又如何呢？

我们喊出了许多响亮的口号，要大力振兴中医药，调动各级中医药从业人员的积极性，充分发挥他们的各种能力。但是，目前国家的一些有关政策却仍然与中医自身的发展规律背道而驰。国家颁布的医药法规，都十分严格、不可逾越。这本是为了实现医药卫生行业的规范化、标准化，以更好地进行统一的监督和管理。但是，它们大多是基于西医的理念和发展规律建立起来的，与中医药讲究的个体化治疗，强调的"一人一方"等思想格格不入。这些法规的许多条条框框往往最终成为中医发展的桎梏。陈欣的"假药"事件就是明证之一。而有些行政主管部门的恶意执法，对中医药的发展更是起到了极大的负面作用。这种现状要是不尽快改变的话，振兴中医不要说"三百年"，就是"一万年"也难以实现！

所以，我们希望，我们的执法部门时刻想着五千年的中华文化，想着13亿同胞的健康，为人民执法，为中华民族执法，为中华文化执法。如此，则不会再出现陈欣"假药"事件，中医药幸甚，中华民族幸甚！

我们之所以重视此次调研，是因为这次"假药"事件太典型了。如果让那些想消灭中医药的人得逞，中医药在我国再难振兴，也许会像有个美国人说的："将来你们要从我们美国重新引进中医药。"真到了那种地步，那将是中国人的耻辱，我们将成为上对不起祖宗，下对不起儿孙的历史罪人。

我们希望我们的管理和执法人员好好学学中华文化，树立民族自信心，共同为建设和谐社会而努力。

共产主义战士罗盛教为救朝鲜少年崔莹而牺牲。罗盛教所在师部的科长据连队报告"（罗盛教）掉进冰河里溺水而亡"，师部按淹亡事故向各团做了通报。一个偶然机会，师长看到许多朝鲜老乡到师部请求部队用朝鲜人民风俗安葬罗盛教，亲自调查，才知道罗盛教是为救朝鲜少年而牺牲的，作为典型重新向上级报告了罗盛教的事迹，并组织了2000多名官兵和数百名朝鲜群众参加的追悼会。罗盛教才由"淹亡事故"变为英雄，追记特等功。这提示我们：认真的调研才能弄清真相，得出正确结论，希望此事能与昆明药监局同志共勉。

报告至此，我们有一个小小的建议：昆明市药监局与西山区药监局联合组织调查组，先调查陈欣治疗的近两千名患者，了解是否有效，听他们的意见。如果证明陈欣之药确实有效，则予以鼓励、奖励、表彰，并对陈欣及康复医院进行帮助，促其早日成为院内制剂，协助推广，造福广大患者。如此，则"化干戈为玉帛"，皆大欢喜，药监局必将成为被交口称赞的部门，也将成为政府职能转变的典范。

此次调研，是王雪苔老先生给我们提供线索、建议我们调研的。王老告诉我们，像陈欣这样的人我们不支持，任凭一些人打击压制，还有天理吗？王老已经走了，我们谨以此文献给王老。

贾 谦　盛志刚

医魂篇

中医战略：自主发展之路

走出误区，重铸中华医魂

中医药学是我国的原创性医学，是我国应用了几千年的成熟的理论医学、临床医学，是我国第一大发明。古人云，上医医未病之病，中医医欲病之病，下医医已病之病。换句话说，中医首重养生、保健，是世界各种医学所不可比拟的。据《黄帝内经》记载，古代医药组成分为砭、针、灸、药、导引按跷。可见，中医治病不仅用药，也用砭、针、灸、按摩、拔罐、刮痧等各种几乎无须成本的非药物疗法，也是世界各种医学所少见的。中医讲究天人合一，通过五运六气预测，准备次年用药，也是独树一帜的。中医讲究整体论，通过望、闻、问、切进行辨证论治，这是中医两大精髓，为西医的还原论和辨病论治所不及。但是，中医上述特色基本已被"科学主义"抛弃殆尽。

据统计，民国初年，我国有中医 80 万人，1949 年 50 万，现在 27 万人，而据我们对一些地区和县级中医院的调研估计，其中只有 10% 的中医开汤药处方，换句话说，真正能用中医思路看病的不过 3 万人，其他中医尚需进一步学习或温习四大经典。这期间，我国人口从 4 亿增加到今天的 13 亿，而中医却从 80 万人减少到 3 万人。

中医发展走入了误区。

导致中医进入误区的原因是，近百年来，我们几乎全盘接受了西方文化，认为中医"不科学"。现在，重要的是走出误区，复兴中华文化，重铸中华医魂，才能真正解决 13 亿人特别是 9 亿农民的健康，也才能够真正构建社会主义和谐社会。从某种意义上说，走出误区，重铸中华医魂，是一场没有硝烟的战争，是一场复兴中华文化，反对帝国主义文化侵略的战争。

可喜的是，2005 年 11 月 19 日，中国中医研究院正式更名为中国中医科学院，结束了一百年来中医是否科学的争论，从此，中医在国家政策的层面上有了与西医平起平坐的名分，不再低人一等。但这绝不是说从此中医就被业内外人士真心认可它是科学的了，要走出百年来对中医认识的误区以及由此产生的影响还任重道远。

一、百年来最大的失误是教育失误

百年来，我国最大的失误是教育失误，不仅仅是道德教育的失误，更是整个中华文化教育的失误，换句话说，我国教育缺失了自己的文化内容，我们子孙学的很多是西方文化，使我们的孩子淡忘了中华文化，淡忘了根，日趋全盘接受西方文化。因此，很多人已经不大知道我们的祖宗给我们留下的"和文化"，不大相信代表未来医学方向的中医药，不仅不把中医药视为成熟的理论医学，反倒视其为糟粕，视为"伪科学""反科学"，直到今天，还主张要中医药"去粗取精，去伪存真""去其糟粕，取其精华"。

（一）鸦片战争的失败使不少国人失去了民族自信心

鸦片战争我们失败了，不少国人看到帝国主义的坚船利炮，在称赞人家之余，感叹自己穷，武器不如人，连文化也落后。于是，出现了洋务派，出现了西学东渐，出现了彻底否定自己文化的五四运动，出现了请进"德先生""赛先生"的强烈要求。

我们何以失败？真的是因为我们太穷吗，因为我们武器不如人吗，我们文化落后吗？

不！当时我国并不太穷。在一千六百多年中，我国的国内生产总值一直占世界 30% 以上。唐朝时占到 70%，鸦片战争时，我国国内生产总值还占到世界近三分之一，鸦片战争之失败，完全在于清政府腐败。

当时，我们在近代自然科学方面确不如人，武器上也确不如人，但这些并非失败的主要原因，原因在于腐败政府里的投降主义、不抵抗主义作祟。抗日战争时，我们的武器也不如人，艰苦抗战，打走了日本，我们胜了。

更不能说我们文化落后。中国中原地区历史上常常受北方游牧民族侵略，不得已修了万里长城。谁都知道，几千年前，中原地区就是成熟的农业社会，虽然曾被北方游牧民族所占据，但并不代表游牧文化先进。事实上，中华文化远优于游牧文化，因此，游牧民族逐渐被中华文化同化，成为中华民族的一员。

但是，不少先驱与先贤因鸦片战争之失败而否定我们的文化，否定文言文，否定儒、释、道、诸子百家。我们不能说我们一切都好，但绝不能自轻自贱，全盘否定自己的文化。中国哲学不同于西方哲学，却也不亚于西方哲学。中医药文化是中华文化的主要载体，不仅不落后，还远优于西医药，代表未来医学发展的方向。20 世纪初，西医药尚远远没有发展起来，水平低得可怜，然而，不少人根本尚未弄清什么是中医，就开始否定中医。不独有余云岫这样的人反对中医，连一些名气极大的有识之士都认为中医不科学，该扔到废纸篓里去了。当然，我们并非要否定这些先驱与先贤，对他们不能厚非，更不能后非。他们的思想有当时的背景，我们若生在当时，也难免会赞同他们的想法。

（二）西学东渐使中国教育全盘西化

推翻了清政府，建立了"中华民国"，但民族自信心并没有完全建立。1914 年教育部发文，鼓励办西学，唯独禁止中医办学。教育总长汪大燮说："余决意今后废除中医，不用中药。"于是西学在中国蓬勃发展，遍及全国，殃及我国传统的私塾教育。及至 1949 年，私塾几乎荡然无存。到 2009 年，湖南最后一位私塾先生去世后，中国再也没有私塾了。值得说一句的是，据中央电视台报道，这位私塾先生教出的学生，无论出去做工还是干什么，从不偷奸耍滑，不少人因为有头脑，有道德，尽管没有文凭，也被提拔到领导岗位，因此中国传统的私塾教育对现代社会来讲，也有其积极的一面。

我们今天的学校，不仅形式上是西方的，而且从小学到大学所学的内容，除了被改造得不完整的汉字之外，可以说全是西方文化。就连音、体、美都是西方的。我们的宫、商、角、徵、羽五音记谱法与西方的五线谱水平相当，甚至略高一筹，但无人教授，适于养生的古琴、古筝也极少有人传承；我们的养生体育如五禽戏、八段锦、太极拳并未纳入正规教学，而大力倡导的则是西方的竞技体育、拼体能体育，结果，这些体育健将们一身伤一身病；清明上河图数米长，人物大小相仿，而学校图画课仅教西方透视画法。

尤其是，学校教育把英语看得太重！众所周知，日本侵占东北之后第一件事就是强迫中小学生学日语，迄今东北老人都会几句日本话；德国占领法国之后第一件事就是强迫法国学生学德语，于是法国小说家都德写出了闻名世界的爱国主义小说——《最后一课》。今天，帝国主义没有拿枪逼着我们的孩子学英语，是我们自己逼着孩子学，而且制定出一系列条条框框逼着学，什么四级啦，六级啦，不一而足，连学国画的博士入学，英语也必须达到什么标准，气得博导辞职不干了。

事实上，学校里的英语学习现在已经远比汉语学习重要得多。我们还有多少毕业生会古文，能读懂《黄帝内经》？有多少人会作诗，会吟诗？广东省 2005 年高考，在古文文句翻译、诗句欣赏等两方面有 25% 的考生得零分，据调查，75% 的大学生不知《黄帝内经》为何物。

日本是世界上英语水平最差的国家之一，却是一个科技大国、经济大国。所以，英语水平不代表一个国家的科技水平和经济水平。没有必要让我们的学生都学英语，这里还有一个民族自尊心的问题。我们的周总理在正式场合从不讲英语，都是讲汉语，由翻译来翻译。然而，我们的节目主持人会突然冒出两句英语以显示"时尚"，在我国召开的只有

三两个外国人参加的"国际会议"上，却也要求所有发言用英语以显示
"与国际接轨"。

（三）两次海归热潮使我们囫囵吞枣地学习西方文化

学习别人的好东西，可以丰富自己，但要消化地吸收，即同化外来
文化，而不是异化自己。我国曾有两次"海归"热潮，第一次是清末出
国留学生归国热潮，绝大多数留学生回国后在祖国建设、科技发展、文
化革命、推翻腐败的清政府等各方面做出了重要贡献，如詹天佑、梁思
成、孙中山等。但是，个别"海归"受西方文化影响，有时并没有将其
很好消化吸收，而是生吞活剥地学，囫囵吞枣地往回拿。回来后对自己
祖宗留下的许多东西看不惯。例如：余云岫、鲁迅、汪大燮、钱玄同等
在日留学，回国后认为中医落后，乃是受日本废除汉医、独尊西医思潮
以及汉字落后论的影响。余云岫则更提出《废止旧医案》，要彻底消灭
中医。由于海归的影响，出现了五四运动，打倒"孔家店"，推行白话
文。从当时情况看，五四运动起到了积极作用，但从长期看，其对传统
文化的全盘否定是不对的，负面作用甚大。今天人们才又重新认识到孔
老夫子的价值。20 世纪 80 年代诺贝尔奖获奖者在巴黎开会，瑞典物理
学家，诺贝尔奖获得者阿尔文（H. Alfvén）博士在会议结束时的新闻发
布会上讲，人类要在 21 世纪生存下去，必须回到两千五百年前去汲取
孔子的智慧，而我们一些国人则似"入芝兰之室"了。

第二次"海归"热潮出现于 20 世纪 80 年代末开始的留学生回归，
这些学成回国的专家学者为我国改革开放、经济发展做出了重大贡献。
但是，也有个别人忘掉了自己的文化，未经消化地带回了不一定适合中
国国情的西方文化，忘掉了作为一个中国人的责任。崇洋之风兴盛，于
是乎，西方的暴露文化上了我们电视，而且越露越多（他们忘了肚脐着
凉，若干年后病会找上门），他们过的是平安夜、圣诞节、情人节、愚
人节，忘记了自己的重阳节、七夕节、端午节（2004 年，竟有 20 多家

电视台宣传情人节）。2005年，几家电视台大肆宣传圣诞节。圣诞与中国何干？美国人过春节、过端午节吗？！更有甚者，极个别人可能会因为曾经留洋而忘记祖国利益，以为洋人服务为荣。被某协会开除后供职于某外国机构的一个人，竭力鼓吹美国社会制度优越，鼓吹布什打伊拉克有理，鼓吹美国应该出兵，俨然一副汉奸嘴脸。

我们不要忘记，美国的研究生奖励制度不仅是人才收割机，而且是培养世界各国人才拥有美国文化思想的洗脑机，关键是看自己能否把持得住。

美国伊利诺伊大学校长在呈报罗斯福总统的《备忘录》中说："哪一个国家能成功地教育这一代中国青年，哪一个国家便将由于付出的努力而在精神上、知识上和商业的影响上获得最大可能的回报。"

美国国务院呈送国会的《2002—2003年中美科技合作执行情况评价报告》中说："中国学生从20世纪80年代后期和90年代才开始大量获得美国研究生学位，随着这群学生逐渐在中国国内获取资历，拥有美国研究生学位的中国高层官员的数量也将会相应增加。就这一强有力的态势而言，中国科学家群体对中国的政策具有的影响虽然难以估量，但无疑是重要的。例如，中国卫生部中有美国教育背景的官员已经对美中双边合作及诸如艾滋病、SARS等重要卫生问题的信息交流做出了重要贡献，并且他们对新思想逐渐采取了开放态度。"

我们知道，巴西和印度都曾经拒绝过美国赠与的艾滋病善款，以确保艾滋病的药物研究权和疾病治疗权控制在自己手里。我们国家接受了善款，美国最大的中文报纸《世界日报》报道，50万中国农民成了国际西药厂家进行实验的白老鼠，每天仅给10元人民币。鸡瘟就是鸡瘟（尽管鸟类也患此瘟疫），又按洋人说法改叫"禽流感"，按洋人办法活埋无病之鸡。《参考消息》报道，美国称赞中国卫生部在"禽流感"方面合作愉快。中国人从来不怕流感，两剂中药即可解决问题，却要大肆鼓吹永远赶不上流感病毒变异的疫苗，实际上制造了恐慌，而又劳民伤财，起到了替洋人疫苗公司作广告的作用。

（四）西化教育导致"科学主义"，只信西医只发展西医

西学东渐、西化教育，导致滋生"科学主义"，导致只相信西方的，不相信自己的。于是，产生了"中国没有哲学，中国没有科学""中医不科学""中医药必须与国际接轨"等怪论。总之，外国的月亮就比中国的圆！

中华人民共和国成立后，中央卫生部认为中医是封建医，应随着封建社会的打倒一块被打倒。尽管毛泽东批评了这种错误做法，撤了王斌、贺诚的副部长职务，提出"西医学习中医"，但中央卫生部一直只相信西医，只发展西医。西医由1949年的8.7万人发展到今天的175万人，而中医由50万人下降到今天的27万人。32所中医院校学生约1/3时间学西医，而西医院校学生只有1/250的时间学中医，这是何等不对称！

最近还有同志说：中医不仅要摆出事实，还要讲出道理；不能光摆事实，讲不出道理，说服不了人，那不行。其实还是要按西医药的标准衡量中医药，要用西医术语解释中医，实际上，并不是中医讲不清，而是缺少中国文化底蕴、西方文化先入为主的专家听不懂。只有钻进去才能弄懂。一些西学中的同志后来醉心于中医，说明他们弄懂了中医，而且为中医的博大精深所折服。

我们的个别院士就是"科学主义"者，最近开始大讲中医不科学，是"伪科学"，是反科学。不过还好，有一位说后过了一段时间说是听国外什么人说的，另一位说完之后说了句老实话，他不懂中医。德国波克特博士宣传中医四十八年，他说，因为他懂西医，且是教西医的，所以，有自知之明，才敢于批评西医。而我国的个别院士声明自己不懂中医却敢于否定中医，说明了什么问题？！

由于科学主义作怪，中医若没治好癌症，就嘲笑中医；中医治好了

癌症，他宁肯说自己诊断有误也不肯承认是中医治好的。明明针灸可以治疗疟疾，这也为不杀灭病毒治疗艾滋病开辟了 条新思路，大权威却武断地说：针灸治不了疟疾，那些患者都是自愈的。刘海若是以中医为主治好的，开始宣传时只宣传西医，最后说是"中西医结合"的成果。所谓"结合"，就是因为刘海若无吞咽功能，用鼻饲管灌中药，鼻饲管是西医的。

2003 年 4 月 26 日上午，我们把广州三位治疗 SARS 的中医专家请到北京，召开"中医成功治疗非典学术交流会"。应科技部之邀，广州专家向"非典科技攻关组"汇报中医是如何成功治疗 SARS 的情况。汇报当中，就有人插话说："没有与西医对比，说明不了问题。"最后，科学院某领导向广州专家说："你们要拿出一个规范性的东西，和西医对比，如果证明中医确实有效，我们再组织推广。"为什么要求中医和西医对比，为什么不要求西医与中医对比？！说来说去，还是不相信中医是科学。

各界对我们 2003 年的课题"中医药战略地位研究"成果反映都很好。总报告在《人民日报》《光明日报》《中国中医药报》等 7 家报纸发表，也在《中国工程科学》等 4 家杂志刊载，全国各地翻印 1.3 万份，也作为国务院研究室研究报告印送国务院各部门，中央领导也曾对课题组的报告做过批示，等等。课题验收时，评委一致建议申报"国家科技进步一等奖"。2005 年，我们向北京市申报科技进步一等奖，没想到答辩时两位评审专家提出了同一个问题："你们的意见西医界同意吗？"还有一位评审专家提出类似问题，令我们哭笑不得。什么时候规定了西医是中医的审判标准？由此可见，西方文化教育导致科学主义在我国泛滥到何种程度。我们不少同志把别人家的"牌位"搬到了自己家庙。有了这样的成见，怎么可能听取他人正确意见，怎么可能把中医放在眼里！

德国波克特教授说，是中国的医生自己消灭了中医。

（五）亡国不可怕，可怕的是文化灭亡

亡国不可怕，可怕的是文化的灭亡。

埃及是世界闻名古国，然而，今天的埃及人奉行的是阿拉伯文化，早已不是建金字塔的埃及人的文化了。

犹太人的国家早已灭亡两千多年，但其文化传承至今，所以，又复国，建立以色列。

我们担心，我们的教育如此下去，有可能全盘西化。

中华文化是中华民族之魂，中医之振兴有赖中华文化的复兴。中华文化复兴之意义，将远大于欧洲的文艺复兴。今天看来，似乎西方兴起的分析还原的方法论占据主导地位，牢不可破，实际已经凸现出其局限性。从 21 世纪开始，中医的整体科学研究方法将可能再次异军突起，指导自然科学和人类社会的发展。因此，我们的教育必须重视中华文化，将其作为重点，而不能仅仅让我们的子孙学习西方文化。

二、中医教育之失误

中医教育是发展中医事业的基础，中医临床疗效能否持续提高，中医基础理论研究能否按照自己的规律进行，中医事业能否发展、壮大，都与下一代中医传承者的培养、教育休戚相关。但不容乐观的事实是，目前中医学院的中医教育太缺乏中医特色，培养的中医人员实在难以担当继承和发扬中医药事业的重任，模式单一，否定了中医应用几千年的成熟的传承教育和自学的人才培养方式。而且，硬是按照西医药的规律，将中医药细分为中医学院、中药学院、针推学院，等等，造成医不懂药，药不懂医，违背了中医自身规律。

（一）百年来一直对中医持否定态度

早在清末，许多人就开始贬低和否定中医。国民党时期，受"全盘西化"的影响，更是曾两次试图消灭中医。1914年，教育总长汪大燮提出"余决意今后废去中医，不用中药"，1929年南京政府卫生部还正式通过了《废止旧医以扫除医事卫生之障碍案》，但两次均因民众激烈反对而未能真正执行。

中华人民共和国成立后，仍是常常将"保守""不科学"之名加于中医。在中华人民共和国成立后的50年代初，中央卫生部副部长王斌就提出，中医是封建医，应随封建社会的消亡而消亡。规定不许中医进医院，要进医院，必须学习西医知识包括解剖学等。同时设立了中医进修学校，让中医去学习西医，学习解剖学。这些做法受到毛泽东和党中央批评，并撤了两位副部长的职，但其思想的影响始终存在。实际上，中华人民共和国成立五十多年来，卫生部几乎一直是西医一统天下，他们本身只具备西医知识，也只相信西医，只发展西医。他们不懂中医，不相信中医，也从未尝试去了解中医，更不用说学习和发展中医了。就是因为他们的主观臆断，认为中医不科学，总希望将中医"提高"到西医水平，或将中药作为植物药来进行植物化学研究，而且美其名曰："中医药现代化"。

自从1956年建立起第一批共计6所中医院校以来，现有中医院校32所。这些院校为中国培养了一大批中医药人才，对于稳定中医队伍，持续进行中医基础和理论研究起到了重要作用。但我们不能不看到，由于中医基础教育对于传统文化的日益忽视，中医理论研究的日益蜕化和中医临床的日益式微，以及一大批精通中医理论、熟谙中医临床实践的中医大家过世所导致的后继乏人的现状，都促使中医学陷入一种足以令中医迷失自我的尴尬境地。民国时期国民党企图废除中医，这大概是中医遭受的最惨重的外部打击，然而中医依然生机旺盛，因为当时几所中医学校基本上能够按中医思路自行进行中医教育，中医的教育事业依然蒸蒸日上，中医内部还有大批深谙中医理论和临床的医家，而且民间中医依然可以带徒弟，也允许自学成才。但现在，虽然大家都在高喊"振兴中医"，但如中医走不出教育误区，失去中医事业的传承者和中流砥柱的话，中医将很有可能毁在我们这一代人手上。

（二）五十年来卫生部不发展中医教育

报喜不报忧的人总是说，近年中医药事业得到了很大的发展，如到目前为止，全国有中医医院 2600 多所，病床 27 万张，高等中医药院校 32 所，在校生 10 多万人，中等中医药学校近 50 所，一些西医院校和综合大学也设立了中医药专业，等等，似乎五十多年来中医蒸蒸日上。但如果我们将之与现代医学教育事业进行横向比较就会发现两者差距之大。2003 年全国医药高等院校共 136 所，其中，西医院校 104 所，中医院校 32 所，两类院校数量之比为 3 : 1，而中医院校的规模均小得多，教学条件、环境及经费投入均与现代医学院校相距甚远。

清政府时，中医靠师徒传承和自学尚且能培养出 80 万中医，何以今天 32 所中医高级人才"制造厂"只能培养 27 万（2004 年）中医？

不能不使人认为这是五十多年来卫生部认为中医不科学，不发展中医，只发展西医造成的。

（三）中医教学内容失误

目前中国传统文化知识在基础教育系统的弱化直接导致了学生理解中医概念和理论的困难。学好中医需要深厚的传统文化底蕴和广博的知识做基础，没有公式可套，不能靠演算得出答案，而建立在直觉思维之上的"悟性"非常重要。从小通过数理化培养出逻辑化、概念化思维方式的学生一开始就存在"先天不足"，难免对阴阳、五行等中医基础概念产生"玄学"的念头而排斥中医。

中医院校在课程设置上也存在重大缺陷，中医学课程的比重日益减少。比如某中医药大学 2004 年制定的五年本科教学计划中的中医学专业，中医课时仅占 33.86%，西医课时却占到 39.38%，英语、计算机等公共课程占 26.76%（然而，西医院校学生一般只学 30 个课时的中医内容），而且，后二者比例还有逐年增加之势。20 世纪 80 年代衡阳会议规定，中医院校西医课程不得超过 500 课时，但此后逐渐增加，早已超过 1500 课时。

大学英语占用了中医院校学生过多的学习时间，他们的首要服务对象还是中国人，对他们来说，最需要的还是扎实的古汉语功底。大学对英语的要求应该降低。四川省刘晓峰副省长一再向有关部门提出："中医院校不应该考外语，应该考古典文学。"与此同时，历来被中医大家所重视的中医经典却不断被删减，甚至成为选修课。并将中医、中药设为两个相对独立的专业，医不识药，药不懂医，如此割裂水乳交融的中医药学，结果造成学生知识结构上的"残废"，中医、中药都难以充分发展，即使维持原有水平都成问题。

中医课程的内容也值得商榷。现在中医教材中掺杂的牵强附会的西医学诠释内容也越来越多，甚至一段中医理论，一段西医理论，这样把难以融合的两门学科混杂一处，老师无法授课，学生更是无所适从，而且目前教育方法日趋简单化、公式化、规范化，失去中医学灵活多动的特色，结果学生"中医没有学好，西医没有学到"，成为学了两个专业的中专生。所以，中医院校才会出现学生初入校门时相信、热爱中医，愿意为中医事业学习、奋斗，但毕业时不再信任中医药疗效，而宁愿只用简单西药的怪现象。我们应该反思：我们到底教会了下一代什么？

刘晓峰副省长明确指出，很多中医药大学的学生，不愿意背"汤头"、读经典，毕业后开处方有错别字，诊病依靠现代检测手段，而对中医传统的望、闻、问、切没有真正掌握。为什么有这种现象？重要原因之一，就是中医高等院校采取了西医高等院校的教育方式，而失去了中医教育的特点，违背了中医成才的规律。并指示成都中医药大学书记："你的任务，就是不能把成都中医药大学变成西医院校，中医药大学培养的学生必须具备传统医学知识技能。"

（四）中医学高学历教育堪忧

目前，不仅中医本科教育堪忧，中医高学历教育同样堪忧。本来存在缺陷的中医院校本科教育模式难以培养出能用中医的思维方式和采用望、闻、问、切诊断疾病手段看病的医生，而研究生教育情况更使人忧虑。

中医是临床医学，几千年来，其理论都是从临床中总结出来的，而非从实验室研究出来的。从中医本科教育开始，学校就给学生灌输实验思想，力图将学生的思想引导到西医的思路和方法上，并美其名曰"科学化""现代化"。这是真正的"西医化"、崇洋化。科学实验不是认识世界的唯一途径，中国社会科学院似乎就没有一个实验室！

中医药研究生教育，更是令人忧虑，几乎所有的研究生论文都是实验研究性质，根本没有突出中医药学术特色，甚至有的除涉及中药名称外，论文所有内容根本与中医药无关，完全是西医药学的实验研究。这种研究结果，既不能指导中医临床，也不能对中医基础理论的发展产生任何实质性的有益影响。如此培养的硕士、博士，很难产生像蒲辅周、岳美中这样的真正意义上的名医了，他们也不可能承担起发展中医药事业的重担。临床疗效是中医生存之本，而现在的中医硕士、博士只埋头动物实验，沉醉于现代医学的"高精尖"指标，轻视中医经典的学习，忽略临床能力的培养，却美其名曰"科技型人才"。这不能不引起我们的忧患和焦虑：这样的学院派、实验派中医已经成为主流，如此下去，中医将何去何从？

（五）视师徒传承教育为非法

如何正确对待以师承方式培养的民间中医师，是一个重要问题。师徒代代相传和自学成才是中医学千百年来得以继承并日益发展的主要传播方式。我们不能漠视千百年来证明行之有效的师徒传承方法的存在，更不能为了防止不良医药事件发生就简单粗暴地一棒子将所有民间中医全部打死。总不能为了防止交通事故发生而不许汽车上路吧？！如何有效地将那些有真才实学、掌握着治病救人本领的大夫与江湖游医、骗医区别开来，并让他们参与到济世救人的医生队伍中，这才真正体现了我们国家和政府一切为人民群众利益着想的精神和通过卓越鉴别水平体现出来的管理才能。据广州中医药大学邓铁涛教授保守估计："根据《中华人民共和国中医药条例》，全国约有 5 万名民间的真正的中医师虽然行医已十多二十年，但已不能够再开业坐诊看病，这是农村及城市弱势群体的一大损失。"据我们调查，多年来，全国许多省份均未组织开展师承人员的考试项目，许多民间中医求证无门，有的只能改行，有的则仍在"非法行医"，随时有被查处的危险。而且，目前民间中医职业考试的形式和内容不利于人才的选拔。首先，大部分民间中医过不了职业医师考试关，其中技能操作考试中绝大部分是西医知识，而笔试中约 1/6为纯西医内容，其余约 5/6 为中医基础与临床课目内容，且考试形式固定，考试内容刻板，某病某证型只能用教材上列举的某一个方，丝毫没有顾及中医临床运用的灵活性和复杂性，而且现在对民间中医行医权力范围和治疗手段限制太死，这也不利于中医事业的继承和发展。

我们在对文楼村的调研中发现，七路民间中医在国家尚未来得及关怀艾滋病患者的 2001 年，主动到文楼村免费为患者治疗三四年，前后治疗近六百人，而且疗效不错，为稳定民心做出了重大贡献。由此可见，师徒传承和自学同样可以培养出中医人才。从另一种意义上说，这些"游击队"的胆识超过了我们院校培养的正规军。然而，他们的行动不仅没有受到表彰鼓励，而且，其中六路民间中医因没有执业医师证，已被迫离开文楼村。由此可见有关部门对民间传承和自学中医这种培养方式的态度了。

从目前中医教育情况来看，院校派中医由于继承不足，难以承担传承和发展中医的重任，而民间中医尽管现在没有了行医权，但其为保留中医特色和精髓做出了重要贡献，将来也会发挥越来越显著的作用，振兴中医的希望更多地寄托在民间中医身上。所以，蒲辅周才会不让其子进城，他认为，只有在基层锻炼，为广大民众服务，才能成为好中医。

然而，全国并非铁板一块，还有支持民间中医、为白姓造福的地方。

四川省在支持民间中医方面做得好。刘晓峰副省长说，四川有9228名民间中医，"尽管这些民间医的学历不高，但能够治病。而在目前的医师法管理中，一定要懂外语，有正规学历的医师通过考试……因此就被取缔了行医资格。这已引起当地老百姓很强烈的反应。为什么？因为老百姓觉得有这些民间医能给他们带来方便，看病也很有效。医术是什么？就是要能够治病救人。……现在省委省政府要求省中医药管理局对这一部分民间医逐个调查、了解。对于那些确有一技之长、真本领的民间医，就应该给予行医资格。"

在这方面，山西省运城市卫生局也做得非常好，在市委市政府领导下，他们支持、关心、保护民间中医，给有一技之长的民间中医颁发行医证，支持他们建立专科医院，并将民间中医组织起来，成立协会，借以提高其医术和医德，遂使运城市中医药事业蓬勃发展起来。

（六）农村缺乏行之有效的乡村中医教育体系

中华人民共和国成立前，50万中医大部分分布于农村。20世纪60—70年代，赤脚医生绝大部分是中医，也主要在农村，且响应毛泽东"把医疗卫生工作重点放到农村去"的号召，县以上中医院的许多中医也都下到农村。由于市场经济的影响，今天27万中医几乎全部都在县级以上城市，乡镇卫生院几乎没有高等院校毕业的中医。农村缺少中医，更缺少较高水平的中医。

20世纪60—70年代，山西运城市卫生局办了10多次西学中学习班，培养了2000多名中医人员，有不少人没有任何学历，今天也成了身手不凡的名医，如杨文水等。

各省市中医院校和各县中医学校，有责任为农村培养一批乡村中医。这已为20世纪60—70年代赤脚医生的教育所证实。当年的赤脚医生，有的今天已成为名医，如中国中医药出版社的樊正伦先生。

然而，由于近二十多年卫生部"西医科学"这种思想的误导，再没有为农村培养中医，连各县的卫生学校也几乎不再培养中医，更别说由县中医院举办培训班了。湖北黄梅县中医院过去办过多次培训班，培养了一大批中医，改革开放之后，就不让再办了。

（七）中医院校教育分科太细

分科越来越细是西医的特点，大型西医院可有几十个科，最后导致无人对患者负责。中医历来只分内、外、妇、儿，大夫都是全科医生，每位大夫都对患者全面负责。然而，今天我们中医院校教育按照西医药院校分科方法，也是越分越细。现已将中医中药分开，基础与临床分开，针灸与中医分开等，导致中医不认识药，更不会中医的砭、针、灸、导引按蹻等其他非药物疗法，也导致学中药的不懂医，甚至导致学针灸的不会辨证论治。

中药系（学院）学的课程基本是植物化学，不重视中药材、饮片的辨识，不重视炮制工艺的教育。某中医药大学中药学院强调的是"中药复方物质基础及药效评价研究"和"中药新药研发"等，鼓吹自己"形成了从中药药效物质基础分离、分析、结构鉴定、药效实验到制剂制备等完整的教学、科研体系"，完全忘记了要研究中药的性味、归经和升、降、沉、浮等药性，忘记了名方成药皆出自临床家的经验总结而不是来自实验室，已经意识不到炮制对中医的重要性而只记得去弄清其有效成分，堕入了西药的研究思路。性味是中药的特点，炮制是中医的秘密。现行《中国禁止出口限制出口技术目录》规定饮片炮制技术禁止出口。现行《外商投资产业目录》也明确禁止外商投资饮片业。然而，外国人对此认识极深，日本、韩国、美国、英国均已在安国、亳州等地投资饮片业，盗窃炮制技术。我们自己却扔掉了自己的精华，走洋人之西药路。不亦悲乎！

三、中医医疗的误区

医疗卫生的首要目的是解决广大人民群众的初级医疗保健问题，而不是只设法解决极为罕见的所谓"高精尖"的疾病。毛泽东早在 20 世纪 60 年代就指示"把医疗卫生工作的重点放到农村去"。然而，今天广大农村缺医少药，80% 农村居民，50% 城镇居民没有基本的医疗保障。"看病难、看病贵"成了构建社会主义和谐社会的重大障碍。我们的医疗走入了误区，一些错误认识更是将中医医疗引入了误区。

（一）中医队伍的严重弱化导致中医临床水平下降

中医队伍严重弱化，不仅人数大大减少，内在质量也明显下降，直接影响到中医的疗效。人民群众在求医过程中往往遇到的不是真正能用中医思路看病的中医，而是假医、劣医、名为专家实为庸医的中医大夫，往往见不到良好疗效，由此而认为"中医治不了病""中医治不好病"。这种舆论的形成，极为可怕，将致中医于死地。不是中医治不了病，而是许多病人遇到的"中医"没有真正掌握中医的精髓，这是我们培养教育的失误。

（二）政策的"双重缺位"整体抑制了中医药疗效

2005 年上半年，国务院发展研究中心的研究报告《对中国医疗卫生体制改革的评价与建议》引起了社会的强烈反响。这份研究报告的基本结论是"从总体上讲，医疗改革是不成功的"。这种不成功是有原因的："问题的根源在于商业化、市场化的走向违背了医疗卫生事业发展的基本规律"，政府没有发挥应当发挥的主导作用。虽然有关部门对这个结论有不同的解释，但是广大群众缺医少药、得不到基本医疗保障的事实说明，一段时间以来，我国有限的医疗资源确实没有得到合理配置，"市场手段"没有起到促进人民群众身心健康的作用。我们认为，作为一种不可或缺的医疗资源，中医药在有关部门的政策定位中出现"双重缺位"，相关政策既违背了医疗卫生事业发展的基本规律，使公益事业变成赢利产业；也不符合市场经济的规律，在价格上出现了新的"剪刀差"，从而在整体上人为抑制了中医药疗效的充分发挥。这种"双重缺位"表明：人们在选择发挥中医药疗效的实现路径时走进了双重误区，没有分清楚关于中医药的是是非非。

（三）误以为中药就能够代表中医

中医药是我国医药分开管理政策的最大受害者，其直接原因是将中医混同于西医，将中药误等于西药。其根本原因是认为中医理论不明晰、不科学、不实用，共识性少，只有中药还有一些实际效果，因此长期以来的政策导向一直是鼓励"废医存药"。"废医存药"必然导致"废医废药"，现在大概有近 500 种中成药已经无人生产了，一是没有中医会用，二是没有会做的老药工，三是没有道地的原材料了。这种政策的不良后果是：良医越来越少，劣药越来越多，在经济利益的引诱下，不择手段地推销药品引发了严重的"药害"，不仅最终损害了人们的健康，而且使砭、针、灸、导引按跷等中医非药物疗法没有了用武之地，丢掉了中医发展的根本。实际上，中医药讲究即医即药，以医带药，中药是按照中医理论辨证使用的。以中药代替中医让中医药丢了魂，医药分家是政策上的失误和倒退，是"以药杀人"，其危害之大"猛于虎"，直接割断了中医药应用、发展和创新的血脉，破坏了中医药保障国民健康的根基。

（四）误以为医学就是单纯的治疗

2005 年 6 月上旬，亚太经济合作组织（APEC）在美国西雅图召开了首次亚太地区健康高峰会议。来自亚太地区 16 个国家的 300 多位政策制定者、公共卫生专家、科技精英和商业巨头们一致认为，20 世纪后期，在追求经济发展、科技进步的过程中，西方和东方似乎犯了相同的错误：卫生资源过多地投入疾病的治疗而不是预防上，从而忽略了公共卫生系统、人力资源以及卫生基础设施的建设。只是这个错误带来的后果，在中国这样的发展中国家显得更为突出和严重。

众所周知，中医的一大特色是养生保健，即所谓"上医医未病之病，中医医欲病之病，下医医已病之病"。重养生保健则可"不战而屈人之兵"，不得病。然而，在全国各级防疫体系中多年来见不到中医的影子，中医是"将卫生工作重点放在治疗上"这一错误的重灾区，不仅在国家的 SARS、艾滋病、"禽流感"等疾病控制体系中没有中医任何地位，而且使中医自身也染上了舍本逐末、重治疗轻养生的坏毛病。甚至在中医教育中都忽视了上医作用的教育，致使 SARS 期间，拿出的中药预防处方是仿效西医杀灭病毒思想的处方。然而，广州中医药大学邓铁涛教授则用邓老凉茶、气功、八段锦等养生保健，来预防 SARS.

其实，医学的目的是使人健康，而不是给人找病治病。通过食疗、非药物疗法，能够使人健康地活着，就不应该用药。所以，中医从来是给人找健康而不是找病。

然而，中华人民共和国成立以来，由于西医没有养生保健一说，由于卫生部对中医的偏见，我国卫生事业始终没有发挥中医养生保健的优势，也导致一些人将中医的养生保健与西方新近提出的"亚健康"混为一谈，抹杀了中医的优势与特色。

（五）误以为化验就是科学

现代科学技术的发展使表征疾病的特异指标越来越多，以指标来帮助诊断疾病确实在很大程度上方便了临床治疗，但是，指标不是万能的，既不能代替医生的诊断，在某些情况下也不足以确诊疾病。只是当今的医学把这些指标当成医学本身，指标滥用已经危及科学的清誉，并成为医院腐败的典型，造成举国痛恨的"看病贵"问题。

西医必须借助化验检查才会诊断疾病，因此其诊断费等于挂号费加上各种化验检查费，往往几百元甚至几千元。事实证明，化验清楚了并不等于解决了问题。中医就靠望、闻、问、切即可辨证论治，其诊断费仅仅是那几元挂号费。这说明中医与西医处于事实上的不平等。中医望、闻、问、切即可诊断，恰是中医以简御繁的优势，但如此中医养活不了自己，如今的中医院也只好像西医院一样花大力气投资现代化的仪器设备，靠化验检查来支撑其生存，从而弱化了医生"望、闻、问、切"的作用，成为德国波克特教授所说的"假中医"。这种重物轻人的现象不改变，中医医疗就难以走上正轨。中医院大量引进"高级"仪器设备的做法，不仅于中医之诊断治疗无益，而且加重了患者负担。而这一点，正是国家价格政策和价值政策不当造成的，更是误以为望、闻、问、切不科学，误以为化验检查就是科学造成的。因此，中医的"挂号费"应该大大提高，其中90%以上应该予以报销，或国家对中医诊疗予以补贴，务使中医院的收入不低于西医院。

（六）误以为应以西医诊断和疗效标准衡量中医之诊疗

西医对具体的疾病都要建立相应的诊断标准和疗效标准。多年来，这种标准化模式一直主导着对中医诊断和疗效的评价。但是，由于认识疾病的方式不同，这种模式当然也不符合中医自身的规律。例如：中医的半里半表证，西医根本不认识，也检查不出来，而中医可以诊断和治疗。中医的阴阳、表里、寒热、虚实，西医更无法理解。与此相类似，蒲辅周治疗乙脑，周仲瑛、万友生治疗流行性出血热，中医治疗 AIDS 和 SARS，都有自己的诊断标准和疗效标准，也有自己确定的疗效，均为西医所不承认。西医总认为，他不理解的就不科学。中医、西医是两个不同的医学体系，当然彼此不好理解。爱因斯坦的相对论恐怕也没有几个西医懂得，却无人敢说相对论不科学。所以如此，还是心态问题，我们认为，还是缺乏民族自信心，总认为自己民族的东西落后，总想让牧师来管和尚。

中医一旦放弃了自己的标准去模仿西医，或者强制中医建立西医式的标准，其结果，必然是"与国际接轨"，中医诊疗必然在整体上丧失优势和特色，一头陷进洋标准的泥潭而不可自拔，无法推进自己的标准化战略。

七路民间中医治疗艾滋病，患者一般三五个月即可停药，成为好的劳动力，健康地活着，我们的权威却硬说中医无效，因为患者体内还有病毒，于是，有关部门也不予以支持。可是，患者服用"鸡尾酒"疗法的抗病毒药物，不良反应太大不说，而且患者难以成为好劳动力，尤其是同样没有杀灭患者体内的病毒，一旦停药就反弹，病毒载量立刻上升。何言中医无效而西医有效？！

自古以来，中医诊断治疗都有自己的标准，可惜不为掌握西方自然科学知识的人们所理解。历史上扁鹊诊断齐桓公的例子等足以说明中医有自己的标准。西医的诊断治疗标准不见得"科学"。就我们调研，不少被西医诊断活不了多久的癌症患者，都被像山西运城崔扣狮这样的民间中医治好了。2003 年 3 月，非常负责任的山西肿瘤医院诊断刘贵子先生时说"最多可再活两个月"，而且认为"中医根本治不了癌症""他运城人就真治好了你的病，你回来砍了我的脑袋"。结果，刘先生好了，早已又回到了董事长的岗位。此非贬低西医，而是要说明，中、西医是完全不同的两个体系，不能用一个的标准衡量另一个！

在中医诊断标准和疗效标准问题上，国家应该组织力量加以研究。而且标准的制定原则一定是要"求异存同"，即突出中医药自身的特色与优势，而不能与西医药标准"求同存异"。

（七）大医精诚与和谐社会的构建

要使中医医疗走出误区，促进未来自然、文化、科学、社会和人的一体化建设，既需要现在全方位的政策调整，也需要"但行好事，莫问前程"的修养和实践。与古代不同，这种要求并不仅限于对医生，对政策制定者、管理者和经营者也都一样，这实际上要求每个人都要具备"大医精诚"的精神。常言道：不精不诚，不能动人。转化人是从感动人开始的，在这一方面，中医给人找健康就显得很高明，能够抓住"一体化"的关键。如果相互之间没有信赖，缺乏沟通，心灵上不相应，就难以建立良好的医患关系，当然也就难以促进社会主义和谐社会的建设。建设社会主义和谐社会固然需要制度保障，但根本还是依靠人来实现。

历代大医没有百万富翁，不是没有这个能力和条件，而是他们深刻认识到了"藏天下于天下"对构建和谐社会的意义，所以能够"行不言之教"，散财于民，幸福着患者的幸福。因此，中医医疗的误区不是技术问题，而是人的问题。

三国时代的董奉为人治病不取报酬，只让患者病愈后栽棵杏树，以利后人，时间一长，这些杏树自然成林。因此，以"杏林"代指中医，不仅说明了医德的重要性，更指明了使中医流芳百世、造福人民的正确道路。可惜的是，原来非常和谐的医患关系已经蜕变成赤裸裸的经济关系。

四、中医药科研方向与方法论的误区——跟着西方跑

中医药科研误区，大者有二：其一，科研经费基本上给了西医药，而给中医药的经费基本上给了"中西医结合"，纯正的中医药研究基本见不到经费。其二，从方法论而言，全是走的西医药之路，扔掉了中医药的精华。

由于中医药科研的指导思想发生了偏差，中医药科研走上了一条西化中医的不归路。有关部门将有限经费中的绝大部分投入寻找脏腑"实质""本质"的研究，寻找中药"有效成分"的实验，搞了很多年，花了不少钱，"成果"出了一大批，却无法用西医的术语说清中医药的理论，也不能指导中医临床。另外，中医药科研"人云亦云"，只要外国人提出个什么，马上鹦鹉学舌，什么基因组学、蛋白质组学是中医药研究的突破口，什么中药是多靶点作用，等等，丢弃了中医自身固有的特色。诚如陆广莘教授所说，这是研究中医而非中医研究。

（一）真正的中医科研拿不到经费

1979 年，中医泰斗吕炳奎在中西医结合座谈会上曾说，卫生科研经费 97% 都给了西医药，给中医药的 3% 中，97% 给了中西医结合，真正的中医科研拿不到经费。这是有关部门重西轻中的结果。尽管这是 1979 年的数据，但近二十年来，情况并没有多少改变。例如：

2004 年，国家科技部为解决艾滋病问题，拨出 5000 万元科研经费。卫生部给西医药 4500 万元，只给中医药 500 万。按照《中华人民共和国宪法》第二十一条规定，发展现代医药和我国传统医药，何以如此薄待中医药？科技部几经努力，才又给中医药增拨了 300 万，中医药经费也才占到 16%。这仅是主管部门忽视中医药的一个例子，经费尚未到位，有关部门马上又提出要搞中西医结合治疗艾滋病研究。这除了说明真正的中医科研很难拿到经费之外，也是有关部门没有自信心的表现。

（二）有限的中医药科研经费都用到了白鼠身上

中医是临床医学，而且是成熟的理论医学。中医药的经验和理论均来自临床实践的总结而非实验室研究。中医从整体看一个人，辨证论治，并不太关心人体局部的理化变化。西医建立在解剖学、微生物学、病理学基础之上，西药建立在化学合成的基础上，因而都是实验室产物。不做实验，西医药就不能发展。但从方法论角度看，并非西医药的实验室做法就一定科学，中医就必须跟着学。中、西医是两条道上跑的车，走的不是一条路，中医就得按自己的规律进行科研，决不能将有限的经费用到实验室，用到耗子身上。

2001—2004 年的四年，国家自然科学基金面上资助项目中，中医药项目仅分别占生命科学部项目的 6.81%、6.83%、7.05% 和 7.41%，从资助金额说，仅分别占 6.89%、6.63%、6.92% 和 7.34%。

在资助的中医、中药项目中，也是以中药或者某法、某理论研究为主，不少项目属于"中西医结合"研究，纯粹的中医科研课题很少。比如 2005 年资助的 173 个项目中，某某理论的研究占 24%、某某法（方、药）治疗某种疾病的研究占 57%，某某药有效成分研究占 18%，其他不到 1%。要说明的一点是：中医讲证，西医讲病，占 57% 的"某法（方、药）治疗某种疾病的研究"根本与中医的辨证论治没有关系。

由于歧视，中医药研究经费本来就少，有关部门却将有限经费中的绝大部分投入寻找脏腑"本质"、中药"有效成分"的实验研究上，这类研究与中医药不搭界，成果也不能用于指导临床，属方法论的错误。

（三）错过了中医临床研究的大好机会

SARS 肆虐，有关部门并没有组织中医上一线。后来，邓铁涛老教授给中央上书，科技部向中央反映，吴仪同志接见，北京中医才得以走上 SARS 一线。这本来是中医科研从实验室转向临床，走自己发展道路的好机会，然而，毕竟上得太晚，而且马上有人高喊要"中西医结合治疗 SARS"，中医错过了最佳时机。如果中医早期介入，坚持中医治疗特色，并认真总结归纳，很有可能继温病学派之后，创立新的中医流行病学理论，继卫气营血辨证后提出新的辨证方法。可惜这一局面并未出现，这就是中医被现代医学禁锢其思维后痛失的自我发展机会。

艾滋病嚷嚷了二十多年，除安排了一个中医课题进行研究之外，有关部门并没有敢于让中医直接上一线，因为他们不相信中医这一成熟的理论医学可以应对各种传染病，导致中医和西医一样没有拿出像样的成果。其责任在于我们主管部门缺乏自信心，而且没有行医执照的民间中医自动上文楼村免费为患者治疗的效果极好，而我们的主管部门和相关专家却不肯相信。

我们希望，领导同志能够深入了解中医，研究中医，带领中医一同上临床，如此，才会增强民族自信心，领导中医再创辉煌。

（四）误以为中医理论是从实验室出来的

众所周知，西医理论和西药都是实验室产物，而中医是临床医学，是理论医学，而且是成熟的理论医学。几千年来，随着临床实践范围的扩大以及医疗疗效的提高，中医理论也在不断地创新、发展。然而，采用西方唯科学主义的实验研究作为今天中医理论发展的指导思想；把盲目改造中医传统，简单模仿西医当成中医的科研方向；以为中医理论就是从实验室里产生的，从而导致中医科研严重脱离临床实践。

今天中药的开发几乎完全按西药标准进行，新药开发的动物实验几乎完全不适用于中药研究。新中药只能是中医从临床上总结出来的处方，而不是白鼠实验所能筛选出来的。例如，巴豆有毒，人吃后拉稀，白鼠越吃越肥。又如，六味地黄丸用于肾阴虚证，可以治疗 430 多种疾病，不可能靠动物实验开发出这类名方成药。

建立在现代科学基础上的西方医学的可验证性和可重复性，使绝大多数人认可了其"科学性",许多人以此为据,无视中、西医学的差异,一切以西方医学科研为标准来要求中医科研。以致长期以来,我国对中医科研的判定标准,基本上遵从西医药的科研规范和要求,一切均按现代医学的生化、生理、病理等具体实验室量化指标来执行,用分析还原的研究方法来肢解中医,始终未能形成真正符合中医科研自身发展规律的科研体系。因此,尽管人们对中医药治疗许多重大疾病的疗效普遍认同,广大群众对中医药也有迫切的需求,但中医药介入正规治疗途径仍然困难重重,因为让中医特别是民间中医(事实表明,民间中医往往对艾滋病之类的疑难杂症最有对付手段)拿出严格中西医对照的,以昂贵的理化实验室检查结果为基础的实验数据来,实在是强人所难。

(五)科研人员被《指南》牵进误区

中医药科研不尽如人意,这不能怪这些科研人员,他们也不愿意这样做,也愿意下基层,到临床一线去。他们是无奈地被《科学研究招标指南》牵着鼻子走进误区的。我们曾向从事中医基础理论研究的人员了解情况,他们认为,如果不按《指南》写,如果不去做那些实验室研究,不研究分子、基因组,不按西医药的研究思路写标书,他们就拿不到课题,拿不到经费。中医科研按照西医思路走,已经成为当今中医科研招标的主流思潮,因此,我们希望领导在制定招标指南时,能够多听听老中医的意见,能够看到中医与西医是不同的体系,真正让科研人员按照中医自己的规律进行中医药研究而不要让他们按西医药的方法去研究中医药。

(六)中医药科研方法论值得反思

中医药科研按照西医药方法进行,是方法论出了错误,有必要对中医药基础理论研究的方法进行深刻反思。按现在大部分研究思路,采用线性、还原论为指导思想,借助高精尖检测手段,仅适用于西医药这一对抗医学，而不适用于中医这一整体医学。因此，按照西医的方法论进行中医药的科研，不可能实现中医药的自主发展，更难谈创新。对中医的阴阳、藏象、经络理论等进行物质基础研究是"机械唯物论"思想作怪。我们是唯物论者，但我们是辩证唯物论者而不是机械唯物论者。人体是一个复杂的、对外开放的巨系统，用线性关系、还原论的方法是难以研究清楚的，西医的局限性、西药产生的不良反应和耐药性早已证明了这一点。

西医药必须进行动物实验研究，但用动物实验来验证中医的疗效及用西医的机制来解释中医疗效，确乎不应该成为中医研究的方法，至少不应成为主要方法。否则，中医、中药的优势、特色和学术水平不但得不到继承和发展，反而容易而且已经陷入十分严重的危机和混乱之中。在貌似严谨科学的外表下，中医药的特色和实质已经蜕变和消亡。

中医讲整体观，讲辨证论治；西医讲病，讲病因、病理、病位。中药讲性味归经，西药讲消灭敌人，讲改变人体局部的理化状态。因此，中医研究要从临床中总结归纳出辨证论治的方法、思路，中药研究则应研究中药的药性，研究中药的药性理论与中医理论的关系，以及有可能作为中药的东西的药性，使之成为中药家族的一员。按照岳凤先教授的话说，如此研究，可以将西药研究成中药，甚至那些过时的、被淘汰的西药也可以变成中药，因为西药也有性味，只是西医不懂而已，辨证论治即可以避开或减少其不良反应。

我们应加强中医药研究方法论的研究，并尽快转变到中医自己的研究方法论上来。

五、中医药现代化、国际化的误区

1997 年，科技部提出了《中药现代化科技产业行动计划》，这是中药现代化的开始。现代化的提法是正确的，而且，自从这个计划出台以来，全国出现了中药热，国家投入中药的经费也大大增加。这都是可喜可贺的现象，也是中药现代化取得的成绩。

但是，具体执行的时候，现代化的路径走偏了，将中医药现代化、国际化引到了误区。责任在于我们课题组当时参加研究的同志，在编写《中药现代化发展战略》一书时，由于自己不懂中医药，想当然地把"研究中药的药效物质基础""提取有效成分""争取三两种中药堂堂正正进入国际主流医药市场"等都写了进去，结果误导了有关研究人员，误导了中药产业，更误导了国家有关决策部门。这些年来，我们课题组的同志虽然多次主动检讨，但造成的巨大损失已无可挽回。

经过近几年的反思与深入研究，我们认为，中药现代化、国际化存在如下误区。

（一）不仅中医药要现代化，西医药更要现代化

几千年来，中医药不断发展、与时俱进的过程从未停止过。从最早医学专著《五十二病方》中记载的 242 种中药，发展到《神农本草经》的 365 味，再发展到《本草纲目》的 1892 种。像东南亚地区产的乳香、没药、檀香等经过医疗实践过程辨清其性味归经后被纳入中医药体系，就是中药现代化的一个典型范式；而医学诊断模式，由《黄帝内经》的三篇热论到张仲景创建六经辨证，再到明清温病学派提出戾气学说，及三焦、卫气营血辨证，则是中医理论不断与时俱进的典型。这一切表明，几千年来，中医药从来就是根据医疗实践不断总结、不断进步的，它一直在沿着自身的规律向前发展和不断现代化，如果以这样的想法看待中药现代化就对了。

遗憾的是，不少人将中药现代化理解为：既然提出中药现代化，就说明中药不科学，就要"提高"到科学的水平，就要"去粗取精，去伪存真"。那么，谁科学呢？就是西药科学，因此要学西药的单体，学西药的杀灭病菌、病毒，学西药的制造、检测方法，学西药的标准，等

等，一句话，向西药看齐就是现代化。

事实上，不仅中药要现代化，西医药更要现代化。西药因其不良反应和耐药性不断被淘汰，中药就没有这类问题，为什么人们不认为西药也要现代化呢？因为百年来人们错误地认为外来的就"科学"，西医药"科学"，自然不必提现代化了。

德国慕尼黑大学东亚文化研究所所长波克特教授早在 1983 年就说过："就医学而言，由于 19 世纪西方文明的冲击，在中国人心灵上造成的模糊和麻痹，直到今天仍未得到克服，连一些中国的医学家和政治家都没有认识到上述事实……都是按照这种外来的教条主义和不合理的前提发表议论和行事。都认为西医是科学的，相反……没有对中医基本方法论和认识论进行研究。"

也正由于现在不少人误解了现代化的提法，主管部门需要在实际工作中不断予以引导，使人们认识到：中医药现代化就是要振兴中医药，在全面继承的基础上自主创新，从而造福 13 亿人特别是 9 亿农民的健康，而不是向西医药看齐。

（二）误以为现代化就是搞清中药的"有效成分"

近几年，中药现代化成了中医药科研的指导思想，对现代化的片面理解使中药研究陷入误区，以为中药现代化就是要搞清中药的药效物质基础，提取中药的有效成分，分离出单体物质，再走化学合成的道路。典型例子是，有人说，中药现代化就是要搞像青蒿素这样的一类新中药。其实青蒿素以及其他的各种素，如黄连素、麻黄素等都不再是中药而是西药。因为谁也没有弄清其性味、归经，不能按中医理论使用，只能辨病使用，当然不是中药了。

西药最大的特点是成分清楚，靶点明确，针对性强，适应面广，是群体性治疗用药，只要得的这个病，就吃这种药，所以西医为人找了上万种病，为此也制造了上万种药，但由此西药会产生不良反应和耐药性。众所周知，农药、化肥这些化工产品污染了我们周围环境，西药基本上是化学合成的，当然会污染我们的体内环境。尽管从中药提取的"有效成分"是天然的，但也是单体，同样有农药化肥的污染作用。所以，不要以为把中药改造成西药就是现代化了。现在一些常年服用抗生素的人群，已经出现了个体菌群失调，若长期下去，后果不堪设想，这将是比水、空气污染更难治理的灾难性污染。

西医药发展至今不过二三百年，西医理论一直在不断更新。例如：昨天认为抗生素是万能的，今天要慎用；昨天还认为手术至高无上，今天又认为 90% 的手术不必做。西药中，除阿司匹林应用了一百多年、磺胺应用了七十多年之外，没有哪种西药寿命超过三十年的，往往上市几年甚至几个月就因不良反应被淘汰。因此，西医药才真正需要不断现代化，不断科学化。也正由于西医药历史太短，才会不断推陈出新。

如前段时间炒得沸沸扬扬的治疗"禽流感"的特效药神经氨酸酶抑制剂达菲，是从植物八角茴香提取的"有效成分"，临床使用的时间尽管不长，但临床已证实流感病毒通过快速变异适应环境变化，即产生了强大的抗药性，从而导致达菲在许多情况下失效。这就是中医与西医在理论和实践上的区别，如果我们舍本逐末，放弃中医的优势，将中医学改造成西医的水平，以药物提纯为单体、作用靶点明确为最终目标的话，势必造成中医邯郸学步的窘境，不但不能提高自身的水平，反而会迷失方向，造成理论及临床实践能力的实质性下降。

（三）误以为中药需要不断推陈出新

有不少人总是说：这么多年，一直没有开发出多少Ⅰ类、Ⅱ类新药，中药研究总是在低水平重复。这些同志把中药当成了西药。在这里，再次说得明确点，中药不可能有Ⅰ类、Ⅱ类新药，换句话说，Ⅰ类、Ⅱ类新药也不可能是中药，除非是新发现的药材，或像岳凤先教授说的那样，弄清了某种西药的中药药性而把它变成了中药。

也有同志说，中药要不断推陈出新。如此说的同志根本没有弄清中医药与西医药的区别。西医药历史太短，犹如婴儿一般，几乎天天可以看到他们在成长。西药因其不良反应和耐药性而不断被淘汰，寿命很短，因此，必须不断推陈出新。中医药是成熟的理论医学，不可能天天推陈出新。而且中药与西药机理完全不同，它只是用于调理五脏平衡，调动患者体内的自组织能力即自康复能力，根本不用于对抗疾病，因而不产生耐药性。此外，只要按中医理论，辨证论治，中药不产生什么不良反应——药之害在医不在药。中药应用几千年，除了 2003 年被药监局淘汰的关木通（也完全是使用不当造成的）之外，再没有因其不良反应或耐药性而被淘汰者。中药是万岁药！

我们的同志总希望开发出一种适用于某种群体病的专用中药，实际上是未弄清什么是中医、中药。日本"小柴胡汤事件"早已为我们提供了前车之鉴。日本用最先进的科技手段、方法和设备，按照西医对抗医学治疗模式研究中药，结果临床实践证明此路不通。如我们硬采用这种研究方向，将来只可能开发出一些如黄连素一类的新西药，再也不可能研制出六味地黄丸这样的名方。

尤其是，中医讲究辨证论治，首选汤药，中成药起辅助作用或曰汤药治疗得差不多时再以成药继之。中医每天看许多患者，开的每剂汤药都是创新，再从临床上总结归纳出对某证的普适之方，即为成方，如适用于肾阴虚的六味地黄汤。

（四）误以为中药系列标准必须与国际接轨

"中药要走向世界，必须与国际接轨。""重点支持一批符合国际质量标准、疗效确切的现代中药新品种。""培育 20 个左右符合国际质量标准的现代中成药，争取有两三个中成药正式进入国际主流医药市场。"这实际上把得到美国 FDA 的认可作为进入世界医药市场的标志，显然是不对的。

　　我们一再说，中医药与西医药是平起平坐、相互补充而又不能相互取代的人类两大医疗保健体系。所以如此，盖因二者完全不同，不可通约，而又各具优势。中医药是我国原创性的医学，周边国家受中华文化影响，也用中医药，但其水平远低于我国，西方国家根本不懂中医药，国际上哪有中药之轨即中药之标准？我们跟谁去接轨？美国 FDA 对中药一点不懂，它根本没有资格审评中药！因此，我们只能根据几千年中药之标准制定我们的中药之轨，再向外铺轨，让他们与我们接轨。

　　最近几年，"与国际接轨"的声音已经小得多了。但还有人变相地让我们的中药"入乡随俗"，以期卖出一点中药。我们认为，绝不能因为那六七个亿美元的外汇就自毁长城，去适应人家的西药标准、植物药标准。

　　中、西医药学是截然不同的两个医疗保健体系，难以采用同一标准，二者理论与实践完全不同，不能相互作为证伪的标准，更不能拿西医药当作中医药的绝对标准来判断中医药的"科学性"和决定中医药的发展。否则只会导致中医药丧失自身的特色和优势。

　　不能不提到的是，所谓的 FDA 等国际上的药审机构，为资本金钱所左右的成分很大，其药品的研究、生产和审批是由药商的金钱决定的，其科学性本来就值得怀疑。

（五）误以为中药就是植物药、天然药

　　由于对中药现代化的误解，中药科研经费大部分投入植物化学研究，或按照病名对中药进行二次开发，采用分子生物学、基因组学、蛋白组学来分析中药的成分和药效，试图筛选出治疗某病的专药，然后进入国际主流医药市场。因此，国内纷纷开发植物药，误以为植物药就是中药，中药就是植物药。

　　于是，有同志对我们说，美国 FDA 刚给植物药开了个门缝，中药可以进去了，你们却说中药不等于植物药，你们去把门关上了，你们要干

什么？

中药确实不等于植物药，我们过去曾经详细比较过二者的区别。

这里只想强调一点：世界上主要有四种药，即西药、生物制药、植物药和中药。前三种都是按西医理论辨病论治，只有中药是辨证论治。

中医化繁为简，西医化简为繁，因此，千万不能把中药降低为植物药。

外国人不懂中医药，爱说什么天然药物，我们有些同志就跟着说，甚至成立了不少天然药物研究所。殊不知，中药都是要经过炮制的，

许多炮制过程都是化学反应过程，中药中的密陀僧、冰片等都是通过化学手段制造的，何言天然药物？

无论何时何地，我们必须坚持中医特色，决不能让中医药跟在西医药、植物药后面跑，不能按照西医药的标准去做，否则，中医药只能是二流的西医药，我们将永远赶不上人家，我们的中医药将永远难以国际化。

（六）中医药走向世界还要假以时日

与中药相比，中医要重要得多。中医不仅用药治病，也有许多非药物疗法，如砭、针、灸、导引按跷、按摩、刮痧等，尤其中医还有许多养生保健以及食养、食疗的方法。然而药离不开医，离开中医，中药可以说就是垃圾。此言重了点，却是事实。

今天，我国原创性的中医药在我国尚且是辅助医学，得不到重视，得不到承认，反而总认为中医药不科学，总想把中医药"提高"到西医药水平，如何能要求外国人承认中医药？中医的工作首先是在国内做好，解决13亿人的医疗保健问题。这个市场足够大，不急于让外国人承认，不忙于打入国际市场。当我们成功解决了13亿人的医疗、防疫、养生保健问题，简便廉验的中医会迅速传遍全世界。

中医药肯定会很快国际化，但决不能急功近利地以符合现代医学的

标准和获得西方国家认可来换取外汇为主要目标，而要把解决 13 亿中国人民的医疗保健问题放在首位。中医药国际化也绝不是按照西医药标准搞出几个"中药"进入国际医药主流市场就是国际化了。如果如此"化"下去，那不是中医药国际化，而是中医药消灭化！中医药现代化、国际化的道路艰难而漫长，而这与一个国家的综合国力是密切相关的。唐朝时中国属于世界强国，各国纷纷前来取经，中医药随着中国的科技、文化向周边国家迅速传播。而且，鉴于西医伴随传教士进入中国时帝国主义国家在中国办协和医学院、圣约翰大学医学院等来为中国培养西医人员，鉴于当时各国资助中国学生赴国外留学学习西医等过程，我们的中药也不可能单独走出去，只有为他国培养大批亲中医药派，"以医带药"，将中医理论传播出去，中药才有可能被世界所认同。

再过一段时间，我国足够强大了，中医药在国内也确立了自己的战略地位，成为国人健康保障的主要体系，世界各国会到我国取中医药的真经的。届时，我国将会在各国建立中医药连锁店，每家店有医有药，不仅给患者诊病开药，不仅施以各种非药物疗法，更会根据每个人的情况，教给"患者"如何自行养生保健、如何运动，那将不再是简单的治疗，而是新型的医学模式，不仅使人人享有健康，而且不会增加医疗保健费用。这还需要很长一段时间。在中医药国际化之前，哪家公司率先在国内做这项工作，必将功德无量，我们拭目以待。

六、从卫生经济学看中医代表未来医学发展方向

（一）中医药的经济学优势

随着现代医学的发展，各种医疗检测设备日益增多，导致了医疗检测费用迅速攀升。与此同时，以化学合成为主的西药的研制费用也在不断上升，研制周期不断延长，如一个新的西药开发在美国一般需要 5～10 年的时间，3 亿～10 亿美元经费，导致西药的价格不断增长。

因此，世界上无论发达国家还是发展中国家，无论是政府还是个人，都越来越难以支付日益增长的医疗费用，使得世界卫生组织"人人享有健康"的目标越来越难以实现。这种情况迫使各国政府不得不寻求抑制医疗费用上升趋势的办法。于是，人们逐渐把目光投向了中医药，愈来愈感受到了中医药不可抗拒的魅力。

在国外，如加纳、马里等国家，60%以上的高热儿童在家里接受草药治疗，其中一个主要原因就是草药在农村很容易获得。传统医学有时也是贫困患者唯一能负担得起的卫生服务。如在萨尔瓦多，公立医院门诊治疗一例腹泻病儿童的收费可高达50美元，而传统医学医生的治疗费用则不超过5美元，甚至可根据患者的"富裕"程度以实物相抵。课题组在朝鲜考察期间发现，他们于1993年开始实行全民免费医疗。人均寿命从以前的36岁增加到现在的74.5岁，医疗覆盖率高达80%以上。朝鲜经济欠发达，为什么却能在医疗保健上取得如此骄人的成绩呢？这与他们重视发挥传统医药的作用有着极其密切的关系。特别是其传统医学的非药物疗法在各级医疗单位使用非常普遍，考察人员所看到的每一个病房和科室都在应用非药物疗法。传统医药在医院的使用率为70%左右，现代医药的使用只有30%。各医院使用的传统药物，70%以上由医院自制。朝鲜的经济发展水平不高，但是他们能够实行全民免费医疗，其医疗覆盖率为什么高，人均寿命为什么长？一个重要的原因就在于朝鲜各级医疗单位，包括西医院都非常重视传统医药，充分发挥其重要作用，特别是传统医学中非药物疗法的重大作用。

在国内，人们去医院看一个感冒，少则几百元，多则上千元的检查费和医药费，是非常普遍的事情。而中医治疗一个感冒如果辨证准确，只需抓上几元或十几元钱的中药就能完全解决问题。另外，广州中医药大学第一附属医院在治疗SARS过程中，采用以中医为主的治疗方法，花费最高的一个患者也只用了5000元人民币，不仅痊愈，而且没有后遗症。而单纯西医治疗平均一个患者需花费10万元人民币，且有后遗症，香港则约需 30 万～ 50 万港币，高的可达百万。从卫生经济学角度来看，中医药的经济价值不可忽视。

（二）中医药的生态学优势

中医治病之道是恢复生态学，养生之道是发展生态学。中医治病注重发挥人体自身的调节作用，无论是药物疗法还是非药物疗法，都遵循两个原则，即"整体观念"和"辨证论治"，也就是说，因人、因时、因地制宜，从人体整个系统去调节平衡状态，达到身体健康的目的。西医治疗是对已发疾病，采用"对抗式"医学模式，使人体理化指标达到某个标准，虽然其疗效明确且对致病原有强大的杀伤作用，但其不良反应十分明显，往往引发较为严重的医源性或药源性疾病，污染患者体内环境。因此，"回归自然"潮流的实质就是重视和运用传统医学方法来防治疾病。

美国医疗水平和设备是世界上最高和最好的国家之一，但目前仍有 70% 的疾病无法解决，且美国西医能够治疗的那 30% 疾病，误诊率也高达 50%。西方医学虽然有许多闪光点，然而，恰恰在闪光点的背后，体现了西医的局限性。如磺胺类药物和抗生素的问世，使大量细菌性感染性疾病得到了有效的控制，但是细菌抗药性问题、抗生素过敏问题、引发正常菌群失调等问题，破坏了人体环境的生态平衡。西医借助于分子生物学的种种检测手段，确实能对疾病做出精确的诊断，但是，在分子生物学水平上，人的自然属性、社会属性、心理属性都没有了。化学合成药的大量涌现，使西药一度出现了辉煌，但是，因化学合成药的不良反应而带来的大量药源性、医源性疾病，却已成为当今西医界最感困惑的重大难题。1998 年，美国因药源性反应住院抢救者高达 216 万人，其中死亡者 10.6 万人，经济损失 40 亿美元。1997 年，我国 210 万人因西药药物反应住院，19 万人因此而死亡（相当于我国每年死于 10 余种传染病人数总和的 12 倍）。据中国中医科学院岳凤先研究员统计，中华人民共和国成立四十年间，中药不良反应的报道仅 5000 例，且多属用药不当。可见以抗生素为武器、以病菌为靶点、以人体为战场的外因论治疗学说，有其自身难以克服的局限性。

在这种情况下，人们的医学观念开始转变，重视以中药为主体，融砭、针、灸、导引按跷、推拿、按摩等综合性疗法于一体的医疗体系。中药大多源于自然界的动物、植物或矿物，其针对致病源的直接杀伤力往往不如西药，但由于用其四性五味、升降沉浮和归经来调整人体平衡，辨证论治，而非直接对抗疾病，因而其不良反应相对于化学合成的西药小得多。加之，数千年来，中药多以复方治病，通过中药间的相互配伍，起到了增效减毒的作用，进一步降低了不良反应，因而，中医药越来越受人们的青睐。从这个意义上讲，以中医为主体的医疗体系，将成为世界范围内人类医学发展的趋势。

（三）中医药的预防学优势

现代医学预防模式，只重视疫苗的作用，只重视环境卫生，而忽视了中医养生作用。人们一听说要发生流感，只知道疫苗能防治流感，而不知道中医的许多食疗养生预防流感以及中医非药物疗法防治流感的效果。面对今年的"禽流感"和可能引发的人流感，令人类恐惧和无奈的根源，是西医自身的局限性。疫苗对于病毒结构相对稳定、无明显变异的流行性疾病，如天花、麻疹、小儿麻痹等的预防作用明显。但是遇到 SARS、H5N1 这类呼吸道病毒，情况就不同了。人们急于研制疫苗，疫苗研制出之后，病毒却又变异了，疫苗对于变异的病毒不起作用，达不到预防流感的目的。这类病毒常处于不断地变异之中，它像"移动的靶点"那样，总是让西医跟在后面捕风捉影。而西医总是出现了病情找病毒，针对病毒找药物。越寻找特异性药物，越是找不到。所以单独依靠西医来预防病毒性疾病，则显得格外被动。相比之下，《黄帝内经》中"阴平阳秘，精神乃治""正气存内，邪不可干"的思想，则显得格外重要，通过中医的各种养生保健方法，即可积极预防这些病毒性传染病。

据《中国疫病史鉴》记载：西汉以降的两千多年里，中国先后发生过 321 次疫病流行。由于中医的有效预防和治疗，都在有限的地域和有限的时间内，控制了疫情的蔓延。中国历史上从来没有出现过西班牙大流感那样，一次造成数千万人死亡的悲剧，我们首先应当感谢中医，感谢我们充满智慧的祖先。因此，在预防疾病方面，采取以中医为主，中西医并重的预防措施，有利于社会和经济稳定发展。

西方公认的"现代医学之父"希波克拉底在公元前 400 年就曾经指出："我们应该以食物为药，饮食就是你首选的医疗方式。"这一论断同中医理论"寓医于食"不谋而合。中医养生，从太极拳到坐禅静心，有动有静，老少皆宜，或清晨或晚上练一遍，全天神清气爽、精力充沛。中医防病，春夏秋冬四季，从食补食疗，到拔罐刮痧，许多民众都从中医中学习了一套预防疾病和对治小患的办法。中医治病，从使用中草药到针灸、推拿，许多中医医生都有一整套对治一般疾病的方法，且治疗方便、价格低廉、效果显著。据国家"九五"攻关的一项研究表明，如果我们在养生保健上投资 1 元钱，就可以节约 8 元钱的医疗费和 100 元钱的抢救费。从卫生经济学角度看，中医药养生保健将是未来人类医疗保健的基础。也是中医走向世界的基础之一。

（四）中医防治重大疾病和传染病的优势

人们通常认为，中医只能治疗慢性病、老年病。其实，中医是在治疗传染病中发展起来的。东汉建安年间伤寒病大流行，张仲景总结临床经验，撰写了《伤寒论》，有效制止了伤寒传播，从此奠定了中医诊断和治疗的理论基础。明永乐到崇祯年间多次大疫，吴又可的温病论和叶天士的"卫气营血"辨证，形成和完善了温病学说，中华民族在制服传染病上又进了一大步。近几十年来，中医在一些重大疾病的防治方面作用也十分显著。1956 年石家庄流行乙型脑炎，师仲景法用白虎汤，疗效超过世界水平；1958年广州流行乙型脑炎，邓铁涛教授参加救治，统计中医之疗效亦达90%，且无后遗症；60年代广东麻疹流行，死婴不少，广州中医学院医疗队用透疹清热之法，所到之乡村死亡病例便被制止。20世纪90年代，美国疾病控制与预防中心对1988年上海以中医药为主治疗乙肝重叠甲肝与1983—1988年美国本土西医药治疗同类疾病的死亡率进行了统计对比，结果为"0.05%∶11.7%"，亦即中美的死亡率之比是"1∶234"。SARS防治期间，中医作用已为世界卫生组织承认并高度评价。在艾滋病治疗方面，我们课题组的调研结果表明，中医药的疗效远大于西医药，而且治疗费用也远远低于西医药。

我国艾滋病的问题还相当严重，中医药的防治优势还没有得到充分发挥。如果艾滋病不能得到有效控制，有可能产生惊人的经济损失。我国的一项研究结果显示：若以艾滋病病人平均死亡年龄为35岁和中国人劳动年龄至60岁及每人每年创造社会财富约1.5万元人民币计算，平均因一人感染艾滋病病毒减少创造社会财富而造成的经济损失约37万元人民币。按专家估计，目前我国艾滋病病毒感染者已达84万人，则全国因艾滋病病毒感染增加的医疗费用和经济损失将达3108亿元人民币。如果不采取积极有效的措施，2010年，我国艾滋病病毒感染者将达到1000万人左右，随之而来的经济损失可达4600亿至7700亿元人民币。这还不是从艾滋病患者的治疗费用上来看的，可谓艾滋病对宏观经济的直接影响。

我国政府已经特别重视艾滋病防治工作，投入了大量的人力、财力和物力，却走入误区，一方面将绝大部分精力投入疫苗研究，另一方面按西药的研究思路，筛选能杀灭艾滋病病毒的中药。中医必须用整体论和辨证论治的思想，调整患者的身体状况，破坏艾滋病病毒生存的环境和条件，提高患者的自身免疫力，才能达到治疗的目的，体现出中医药在防治重大疾病和传染病方面的优势。不客气地说，只要辨证论治，我国今天生产的中成药足以解决艾滋病问题，有谁组织中医大量上临床了？

（五）中医药具有不可替代的比较优势

20 世纪 60—70 年代，我国曾以世界 1% 的卫生费用，解决了世界 22% 人口的医疗保健，且人均寿命与发达国家不相上下，创造了发展中国家的奇迹，受到了世界卫生组织的高度赞扬。一个基本原因是，建立了适合我国国情的农村三级卫生网和赤脚医生制度，以中医为主、中西医并重的农村合作医疗发挥了举足轻重的作用。如，20 世纪 70 年代山西运城地区绛县南凡公社，坚持种药来巩固发展合作医疗，全公社种药 140 亩，三年共收入 35000 元，除留自用外，还出售给国家一部分，实现了农民看病、吃药不花钱，使农村合作医疗越办越好。地区政府不仅把大量的人力、物力放到了基层卫生事业建设上，而且经费拨款上也保证了农村这个重点，1973 年运城地区总卫生事业经费 400 多万元，其中 320 万元用于农村卫生事业建设，占总经费的 80%，使医疗保障覆盖率高达 85% 以上，满足了农民看病的基本医疗需求。

另外，对目前西方医学束手无策的各类富贵病和所谓"亚健康"状态，中医的许多非药物疗法能起到根本防治作用。西方医学尚未彻底攻克病死率较高的疑难杂症，中医有不少独特方法应对，不仅价格便宜，而且疗效也很好。如，西医药治疗重症心脏病缺乏有效药物，治疗手段不外搭桥、安支架、换心脏，治疗费用需数万元至数十万元。而中医药采取保守的药物疗法，以北京宝仁中医院薛延平大夫的宝命十二丹为例，病人每月服药费用在 600 ～ 800 元之间，个别顽症需要服药两年左右，总费用约为 2 万元。中西医治疗费用是 10∶1，甚至更低。可以说，基本实现了邓铁涛教授的"中医搭桥中医装支架"治疗心脏病的想法。

恶性肿瘤，西医在临床上主要采取手术、化疗、放疗三大治疗手段，这种疗法不仅费用高，而且不良反应非常大，存活率也较低。李宗仁先生的直肠癌手术非常成功，却只活了半年不到，且术后只在家待了十天，其余时间一直住院。中医按扶正祛邪的理论，采取内服外贴的方法治疗，不仅能解除病人的痛苦，还能延长病人的存活时间，费用与西医相比非常低廉。如，运城市扣狮肿瘤医院院长崔扣狮，在三十多年的临床实践中，接诊了几万名癌症患者，大多数是被省市级重点大医院确诊为不治之症的患者，其治疗费用 20 世纪 70 年代至 80 年代中期每年大约在 800 ～ 1000 元，80 年代中期至 90 年代中期每年费用大约在 1200 ～ 2500 元，90 年代中期至 20 世纪末每年费用大约在 3000 ～ 3500 元，现在每年费用也还未超过 1 万元，较复杂的多种癌症患者，费用略高。其中，存活 5 ～ 10 年的患者大有人在，而且复发的可能性很小。

近年来，许多国家公共和私人用于传统医学的支出显著增加：在马来西亚，每年用于传统医学的支出估计为 5 亿美元，而每年用于西药对抗疗法的支出仅为 3 亿美元，美国的传统医学支出约为 27 亿美元，英国约为 23 亿美元，加拿大约为 24 亿美元。由于对化学药物不良反应的担忧，对西医药对抗疗法的作用途径和理念的质疑，以及公众获得卫生信息能力的提高，加上人类医疗模式由单纯的疾病治疗（生物医学模式）向养生保健，被动治疗和在医生指导下的主动治疗相结合的模式转变，兴起了传统医学热潮。无论是从我国优秀传统文化的传承角度看，还是从卫生经济学、生态学、预防学、重大传染性疾病的防治角度看，中国的中医是最有前途、最重要的知识经济产业。因此，必须确立中医药在我国医疗保健体系中的主导地位，这不仅对于世界的医疗模式将产生巨大示范意义，而且还会为人类医学做出贡献，为未来医学的发展指明方向。

随着系统科学（包括控制论、自组织理论、耗散结构理论等）、信息科学及近代物理科学等深入的研究，中医传统理论的内涵和方法得到进一步验证，揭示了中医作为宏观科学的重要性及其未来的统帅地位。以还原论和构成论为科学研究方法论的西医体系已经走到顶峰，以中医为代表的东方传统医学体系正在成为各国探索的目标。专家们预测，21世纪将是整体医学的世纪，中医药代表未来医学的发展方向。

七、中医发展趋势

（一）中医是前沿科学

中医的优势来源于整体和综合把握事物的能力，在整体上是先进的，已经实现了宏观和微观的有机结合。中医对于微观的看法也是整体性的，这说明中医已经以一种不同的方式实现了现代科学重构整体的愿望，并且解决了以构成为主的方法论在逻辑上存在的悖论。因此，与现代科学发展的前沿相比，中医自然是前沿科学。但是，由于研究问题的方法论落后，国内主流学术界还没有充分认识到中医的先进性，因此，加强"先进性"教育成为非常紧迫的任务。只有认识到了中医理论的先进性，才能自觉地在科研、医疗和临床工作中以中医的方式分析问题和解决问题，也才能够积极吸收和利用全球科技、经济和文化资源为我国的自主创新目标服务，支持我国的自主立国战略。可惜的是，"中医药在中国至今没有受到文化上的虔诚对待，没有为确定其科学传统地位而进行认识论的研究和合理的科学探讨，没有从对全人类福利出发给予人道主义的关注。所受到的是教条式的轻视和文化摧残。这样做的不是外人，而是中国的医务人员。"德国著名汉学家和中医药研究专家波克特教授的上述评论发人深省，促人猛醒。

以中医药科学为指导的方法论科学将成为未来后现代科学的主导。谁掌握了中医药学的方法论，谁就将在未来的科学发展中占据领先地位。

（二）国外设立技术壁垒的最终目的是掌握中医药的主导权

欧美诸国历来以种种理由阻止中医药的合法进入和使用。例如，说中药应用了濒危野生动植物，中药里含有重金属（安宫牛黄丸不许进口，因含朱砂，朱砂含汞），养熊是虐待熊等。尤其是，比利时使用苗条丸（其中含有大量西药）致人肾中毒，有大夫发现是马兜铃酸所致，于是欧洲西药企业资助这位大夫发表文章，称"马兜铃酸肾病"，英国称之为"中草药肾病"，美国则干脆称为"中药肾病"，而且在"至今未收到类似不利事件的报告"的情况下，FDA 突然宣布禁止进口 70 种含马兜铃酸或怀疑含有马兜铃酸的中药，马来西亚尾随其后，不许龙胆泻肝丸在马上市。于是，我们药监局修改了处方，禁用关木通。

然而，欧美各国以及日本、韩国一直在支持对中医药进行研究并为此投入巨额资金。美国已设立数十个研究所研究中医药，日、韩等在我国设立饮片厂盗窃炮制技术，有关跨国公司和制药公司也纷纷在我国设立办事处，购买中药处方，寻求商机。令人担忧的是，由于我国对中医药的研究力度不够，支持力度不够，采用西医药方法论等，国外机构正是利用这一缺陷，一方面大肆渲染中医药的不良反应，另一方面以合作研究为名，肆意掠夺中医药的秘密技术和知识产权。现在有关的合作研究几乎成为通例的是，中国的中医药专家不能成为研究项目的负责人，自然也难以拥有自主的知识产权。长此以往，我们自然将中医药发展的主导权拱手让给其他国家。现在，日本已经将"汉方医学"改名为"东洋医学"，以此在国际上与中医药竞争；韩国也不承认中医药的学历教育，必须有韩医学历才能执业。也许有一天，"美国中医学"和"欧盟中医学"也会浮出水面。怎样掌握未来中医药发展的主导权，这是应当上升到国家战略层面的大问题！

八、几点建议

综上所述，百年来最大的失误是教育失误，教育中最大的失误是中医药文化教育失误。教育的失误导致民众忘记了自己的文化，导致西方中心论的科学主义泛滥，不再了解也不再信任最可能解决我们健康问题的中医药。中医药教育的失误导致我国中医人数大大削减，质量大大下降，已经到了必须抢救的时候了。西医药成了衡量中医药的金标准，民间中医不再有行医权，不再能够自制丸、散、膏、丹，国家的科研经费绝大多数给了西医药，给中医药的有限资金大多数给了中西医结合。岁月不饶人，以"只争朝夕"的精神重铸中华医魂是当务之急。

近几年，国家已经认识到中医药保证人民健康的作用和岌岌可危的处境，正在努力振兴中医药。科技部专门在国家"973 计划"中安排了中医基础理论研究项目，也将中医药作为重大项目列入国家中长期科技规划，全国人大常委会已决定让国家中医局负责起草《中医药法》，国务院将中医研究院更名为中国中医科学院，吴仪同志亲自牵头组建中医药知识产权保护办公室，要在国际上建 100 所孔子学校，中国社科院等在河南周口召开老子纪念会，等等，都说明中华文化复兴在望，中医振兴在即。

在此大好时机，我们建议：

（一）解放中医

苏联当年吸取了李森科事件的教训，对其 590 个学派一律看待，每个学派都能获得国家支持，所以，今天俄罗斯仍有相当强的创新能力。

百年以来，中医药的生存和发展一直处于东西方文化碰撞的环境中。文化霸权主义和科学霸权主义使得中医药举步维艰，动辄得咎，在中医药面前，宽容的美德似乎变成了纵容巫术的糊涂。人们越来越不了解中医药，不了解早在两千多年以前，中医药已经从巫术的环境中脱颖而出，在理性精神的指导下变成了整体性科学。虽然中医药也需要与时俱进，但其作为整体性科学的性质不容改变。历史上曾经多次发生过暴力文化摧残高级文明的事件，而中医药正在经受这样的摧残。及早结束这一令人彷徨的历史时期，必将促进人类新文明的建设。

因此，走出误区，重铸中华医魂，应当成为促进当代文化和科学进化的自觉选择。

对中医药而言，最为紧迫的就是尽快摆脱西学所谓"科学"的束缚，加紧制定"我主人随"的发展战略，把中医药的评价标准牢牢把握在自己手中。为此，科技部副部长程津培认为：中医药的原创优势不仅使我国能够在该领域中确立长时期的领先地位，而且有可能将这种领先优势延伸到基础科学、生命科学和信息科学等领域。但是，西学所谓"科学"的束缚和当今政策法规的束缚压制了中医药的原创优势，使其不能尽快整合进入并形成国家的核心竞争力。因此，解放中医势必成为新时期我国自主立国的战略选择。

（二）尽快设立中医部

我们在 2003 年的研究报告中就建议设立中医部。作为中医原创国，体制原本应该是在以中医为主的卫生部或称中医部下设立西医局，而"在西医为主的卫生部下设中医局"应该是欧美国家的体制。

五十多年的历史证明，由于卫生部是西医的一统天下，中医局区区几个人就只能服从卫生部的西医思路，中医人数越管越少，质量越管越差，背离中医科学越来越远。《中华人民共和国宪法》第二十一条规定发展现代医药和我国传统医药，卫生部几十年的做法是只发展西医不发展中医，从 SARS 到艾滋病到流感，什么时候卫生部相信过中医有效，想到过让中医上一线？（我们不怪卫生部的同志，前面已经说过，这是教育西化使然。）怎能相信今后中医局不独立出来却能够发展中医，振兴中医，让中医真正能为 13 亿人的健康服务？

因此，应该尽快成立中医部，以便充分发挥中医的作用。进入中医部的同志必须要有民族自信心、不坚持"科学主义"、热爱中医药事业、愿意为 13 亿国人特别是 9 亿农民的健康服务。

中医部不仅要管中医，而且要管中医药教育，要管中药，不能再用西药标准衡量中药了，要给中医院和执业中医丸、散、膏、丹的自制权。

（三）中医药法要立足于"在全面继承的基础上自主发展"

法规政策决定一个学科的存亡，决定一个产业的存亡，甚至决定一种文化、一个民族的存亡。因此，全国人大常委会让国家中医药管理局起草传统医药法，是中医药界的大事。但是，中医药法（传统医药法）的立足点放在什么地方，却是能否起草好的关键，也是中医药能否振兴的关键。

立足点放在管理上不成。对中医药五十多年的"管理"，中医人数越管越少，水平越管越低，思维越管越西化，中医的精华、特色、优势几乎都管没了，因此，不能把立足点放在"管理"上。

立足点放在"保护"上也不成，因为中医与长城不同。长城历史上曾起过抵御游牧民族南侵的重要作用，它今天失去了防御功能，为了让子孙后代永远记住长城，我们要予以保护。几千年来中医药为中华民族的繁荣昌盛做出了不可磨灭的贡献，今天有用，今后仍然是人类健康的保障。中医药不是"标本"，因此，不能希望像保护长城那样"保护"中医药。为了中医药生存下去而希望从法律上予以保护，一则自信心过于不足，二则对中医药事业发展来讲，也未免太渺小了。

立足点单纯放在"发展"上也不成。一说发展，许多人就联想到"现代化""科学化""规范化""数字化"，要中医"去粗取精，去伪存真""去其糟粕，取其精华""不仅要摆事实，还要讲出道理来"。事实上，百年来就是硬说中医"不科学"，中医的精华如五运六气、子午流注等都已被当作糟粕丢光了，四大经典都已当成选修课了，再如此"发展"，中医的精华就彻底没有了。《中医药法》的草拟必须立足于"在全面继承的基础上自主发展"。

（四）教育必须培养真正的中医

我们有 32 所中医药院校。说是中医学院或中医药大学，其实没有一所是名副其实的中医高等学府，都是"中西医结合"院校。在大学全部课时中，约三分之一课时是西医内容，毕业生多数不会望、闻、问、切；学生的英语比古汉语强；学校分科过细，学医的不懂药，学药的不懂医。用德国慕尼黑东方文化研究所前所长波克特先生的话说，培养的是假中医。

毛泽东作为政治家，当年提中西医结合是希望能够提出新理论，创造出新医学，而且提的是西医学习中医，而非中医学习西医。二十多年来，我们却一直要求中医学生学习西医。我们早就论证过，中、西医属不同的哲学体系，思维方式不同，难以结合。中西医结合五十多年来，没有提出任何结合理论或成果，这也证明二者难以结合，只能称为中、西医配合治疗或综合治疗。"中西医结合"让中医学生学西医知识，是不自信的表现，是认为西医科学、中医不科学的表现。钱学森先生曾给当年的卫生部崔月犁部长写信说："中医、西医是两个不同的体系，没有办法结合，不是中医吃掉西医，就是西医吃掉中医，实际情况是西医吃掉中医。"中华文化伟大之处首先在于从不排斥外来文化，而是同化外来文化，为我所用。中医并不排斥西医，而是我国的西医中有一部分人过于排斥自己的中医，因此不要再提中西医结合了，还是分业管理为好。

目前应该为中医药院校正名。既然是中医院校，就该教授中医内容，培养铁杆中医。起码应该允许相当一部分院校成为名副其实的中医院校而非"中西医结合院校"。四五年后再看谁培养的学生会看病。也许有人担心，真正中医院校培养的学生不懂西医，毕业后找不到工作。只要给予政策，就不会存在这类问题。

如果一定要搞"中西医结合"，这一任务也不应当由数量少、规模小的中医院校来承担，而应该由数量多得多、规模大得多的西医院校承担。我们当年曾培养了一大批西学中人才，今天朝鲜西医都会中医非药物疗法，朝鲜才能在经济落后的情况下保障人民的医疗。我们的西医院校应该让每个学生都学会中医非药物疗法，就是这些几乎无须成本的非药物疗法，即足以治疗各种疾病，包括各种传染病，如 SARS、艾滋病、流感等。

不少人反映，中医院校的教材质量太差，一版不如一版，远不如光明中医函授大学的教材。

中医院校不应该考英语，而应该考古典文学。首先，因为学生毕业后是为中国人看病，没必要说英语；其次，中医只有中国及周边国家有，西方国家没有这方面的文献供我们查找；再次，如将来真需要出国交流，一则可请翻译，二则可再到外语学院进修，何必浪费在校四分之一甚至三分之一时间学英语呢？而没有中国传统文化底蕴是无法理解、无法学好中医的。

此外，应该招收少年班，少年没有受过过多西方文化教育，没有先入为主之弊，易于学好中医，这一点，已为山东中医药大学20世纪80年代办的三届少年班所证实。

中医人才最重要，大量的中医大夫特别是名医是真正的中华医魂。重铸中华医魂，就是要培养和造就一大批高水平的中医，铁杆中医，绝不是什么中西医结合人才！因此，要打破一切不合理的条条框框，不拘一格降人才。重铸中华医魂，32所中医院校有义不容辞的责任。

四川省刘晓峰副省长说："我们已在成都中医药大学办了七年制的本硕连读试点，称为传统班……学习西医的课时比较少，仅是了解而不是掌握西医。它打破了教育部现有规范的中医药教育模式。"我们为此而感到欣慰——中医有救了。

（五）师徒传承和自学的教育模式应与院校教育并重

过去中医都是家传、师徒传承或自学而成，培养了许多名医。名医恽铁樵人到中年才弃文从医。民国初年，我国 80 万中医，都是如此培养的。今天我们 32 所中医人才制造厂居然只生产出 27 万中医，其中 90% 尚需重新温习四大经典。这说明我们从西方引进的集中培养人才的院校制方法，并非培养中医的唯一的途径，也不一定就是最好的途径，师徒传承和自学教育模式应与院校教育并重。

以中医泰斗吕炳奎为校长的民办"光明中医学院"当年办得轰轰烈烈，全国共办了 34 个分校，许多名老中医都在其中代课，为我国培养了10 万名中医，半数仍在从事中医临床工作。尽管他们热爱中医，临床效果不比正规中医院校的毕业生差，但多数拿不到行医证，而且由于政策原因，学院已经被迫停办。我们建议，为了振兴中医，要允许民办中医院校存在，而且不应该要求中医院校设立解剖实验室等西医院校才需要的设施，应尽快恢复民办光明中医学院，允许其毕业生行医。

四川省有 9228 位民间中医，由此估计，我国尚有 15 万没有行医执照的中医。他们是传承的或自学的，尽管看病疗效好，或有一技之长，但因为没有文凭，不懂西医，不会外语，拿不到行医执照。

民间中医在保留中医特色和精髓方面是有功的，应该允许他们以及所有执业中医带徒，以作为培养中医人才的另一途径。至于徒弟能否有行医资格，应该由师父说了算，国家考察其疗效，中医考核历来看疗效。应该不拘一格降人才，不能光进行文凭教育。

（六）医疗卫生不宜推向市场，医生应该享受公务员待遇

衣食足而后求健康。保障全民健康是建设社会主义和谐社会的基础。

二十多年的医改证明，医疗不宜推向市场。推向市场，医生以赚钱

为目的，不以治病救人为义务，会引起社会不安定。一位老先生住院 67 天花费 550 万元；同仁医院对无钱急症民工不予抢救，眼睁睁看其死去；勇斗歹徒的青年肠子被歹徒捅出，未带现金而等待一小时，不幸死于手术室。五六十年代就没有出过类似事件。

全国中小学教师合计 1080.9 万人（2002 年），都是享受公务员待遇。今天，生育高峰期已过，仅北京就有相当一些中小学教师赋闲在家，仍然照发工资。因而中小学教师安心工作。

我国卫生系统中，计生人员、疾控人员是享受公务员待遇的，无论什么情况，工资照发。只有医务人员工资只发 60%，其余靠自己"创收"。地县以下医院，这 60% 远远不能保证。中医院更可怜，实际收入往往远低于档案工资，远低于西医院，原因在于中医简便廉验，没有检查化验设备。乡村医生连几十元的补助费都发不到手。

2002 年，全国中、西医执业（助理）医师 184.4 万人，注册护士和护师 124.7 万人，合计 309.1 万人，为中小学教师人数的三分之一。建议公益性医院职工均享受公务员待遇。医务人员生活有了保障，自然全心全意为患者服务。同样，对乡村医生也应予以生活补助，如果国家财力不足，至少全国中医院人员都应该享受公务员待遇。

为了减少不必要的西医检查化验，建议超过 20 元的检查化验，部分费用，比如说，50% 或 30%，应该由患者负担，而不管是公费还是医保。

（七）中医药科研要走出实验室，以临床为主

为振兴中医，凸现中医特色，2005 年科技部特地在"973 计划"中安排了中医基础理论研究项目，并且任命中医泰斗邓铁涛老先生为首席科学家。然而，不少同志并不理解科技部的良苦用心，还是将一些中药课题加了进去。

中医是临床医学，其理论源于临床，用于临床。六经辨证、卫气营血辨证、三焦辨证等都是在与急性传染病做斗争中从临床总结出来的。

建议科技部、国家自然基金委、国家中医局今后不要再安排中医药的实验室研究，因为中医药都不是从实验室出来的，多安排临床研究，特别是急性传染病如艾滋病、"禽流感"、人流感等的临床研究，让中医及时参与急性传染病的防治工作，因为中医是成熟的理论医学，按中医理论，完全可以应对各种传染病，应对SARS就是一个典型例子。如此，则可以用很少的资金解决重大疾病问题。起码在应对重大急性传染病方面，对中、西医研究的资助不能过于悬殊，对中医药实验室研究与临床研究的资助不能相差太大。

临床诊疗是中医的技术，在此含义讲，科技部应该可以提供更多的实际支持。

鉴于中医药现代化提法已被一些同志曲解，利用现代化拼命让研究人员和学生去做什么细胞水平、分子水平的实验，把植物化学当现代化，导致中医药科研方向偏离自身发展规律，建议科技部等主管部门在实施中严格把握招标指南方向，以临床为主进行中医药科研，逐步纠正对现代化的误解。

（八）设立中医药特区

我国34个省级行政区的中医药事业，统由卫生部主管。几十年来压制、打击、排挤中医的事比比皆是。按西医药标准管理中医药的号令，全国一律执行，各省市明知不对，没有一点自主权，因此中医药走到了今天不得不加以抢救的地步。

深圳何以迅速发展起来了？邓小平同志画了一个圈。若要振兴中医，就要允许有些省市成为中医药特区，让他们自主发展，三五年之后，再与其他省市比较，看看特区发展得如何，再总结经验予以推广。广东要成为中医药强省，为此做了许多工作。我们认为，只要给广东画一个圈，让他们甩开有些主管部门的政令行事，三五年之后就会成为中医药强省。山西省卫生厅已于2004年上半年下文，批准运城市作为"中医药试点市"，走到各省市前面了。事实上，成都中医药大学已经开始试点，办了传统班，"打破了教育部现有规范的中医药教育模式"，摸索"中医药高等院校按中医成才规律进行教育的模式"。

应该支持各地在中医药方面的改革，给点宽松环境，不要动不动就用原本管、卡、压中医药的法规去办事，对中医药改革管、卡、压。不合理的法规就应该予以完善修订，否则社会如何前进。

鲁迅先生说，地上本没有路，走的人多了，就成了路。设立中医药特区，就是让中医药走出自己的路，就是要百花齐放，百家争鸣。

（九）重温四大经典、学习非药物疗法是拯救中医的重要措施

现有 27 万中医，大部分不会望、闻、问、切，以看化验单、看检查报告开西药和中成药为主。但他们毕竟学过中医基础知识，只要组织他们重新温习四大经典，巩固中医思想，很快会成为好中医的。其有效性已为广东省中医院前几年在邓铁涛教授建议下组织中医温习四大经典因而在与 SARS 斗争中做出重大贡献所证明，是拯救中医于危亡的重要而有效的措施之一。

我国有西医 175 万，然而，西医诊断成本太高，药物不良反应太大，极易产生耐药性。而且，跟在外国之后想超越国际西医水平很不容易。但若遵循我国 20 世纪 60—70 年代西医学习中医的成功经验，组织西医学习中医非药物疗法，简单易学，一般三五个月即可应对一般疾病，随后可以再行深造，学会之后与西医技术配合治疗或曰综合治疗，则我国西医赶超国际水平便很容易了。

要大力提倡、鼓励西医学习中医，要为他们创造各种条件，在各方面予以特殊优惠政策。

如此，中医不会消亡，医疗费用也可以下降，有助于解决群众"看病难、看病贵"的问题。

（十）组建讲师团，将中医非药物疗法推向农村

中医非药物疗法在中医中占有重要地位，在许多情况下足以解除患者痛苦，而又无须多少费用。例如：上海的俞云大夫原是学西医的，40年来醉心于内经针法，切脉针灸，治疗各种癌症，效果不错，患者不必受手术与放化疗之苦。近年俞云大夫又在西班牙以切脉针灸治疗艾滋病，效果甚好。河南中医学院（现河南中医药大学）周立华老师教授患者自行艾灸，解决了不少艾滋病患者头痛、发烧、腹泻等问题。其他一些非药物疗法如指压、按摩等，老百姓更容易掌握。我们建议，由科技部牵头联合有关部门，像当年组织到乡村中学讲课的讲师团那样，组织中医非药物疗法讲师团，到农村宣讲，使乡村医生甚至农民都能基本掌握中医非药物疗法，这样，可以将相当一部分疾病消灭在萌芽状态，以极低的代价解决农村居民的大部分疾病和"看病难、看病贵"的问题。

（十一）中、西医各司其职，做自己应该做的事

韩国规定，韩医（即中医）不许用西医所用设备仪器，也不许开西药，西医不许开中药，我国是否也可考虑借鉴。

王永炎院士曾在 2005 年 6 月于天津召开的中医一级学科建设会议上说，我国也可以考虑中、西医分业管理，中医不得开西药。但此话一出，立即遭到了有关医院管理者的质疑，以为这样一来，中医院难以生存下去。由此看来，"中医不得开西药"的建议能否行得通，关键在于其是否能够从根本上振兴中医。我们认为，长痛不如短痛。既然几千年来农民交税的传统都可以破，那么在职业分工已经非常发达的今天，已经没有必要再在中医西医、中药西药之间和稀泥。做好自己应该做的事，必定能够成就别人成不了的功。不分开，考验的是医生的水平；分开后，考验的是医生和管理者的水平。管理缺位已经造成了种种弊端，使得"同则不继"，中医药日益萎缩，只有"和而不同"，才能各得其所。

（十二）在中央电视台设立中医频道势在必行

党的十六大文件指出，应当大力发展文化产业。中医药是中国文化的有机组成部分，也是中国文化的集大成者。坚决冲破一切妨碍中医药发展的思想观念，坚决改变一切束缚中医药发展的做法与规定，坚决革除一切影响中医药发展的体制弊端，重新树立和打造中医药的新形象，需要政策上的大力支持，也需要新闻媒体的配合。借助电视和网络的宣传力量，将中医药的理论、技术、效果及魅力展现出来，让国人了解中医药与中华民族生生不息之间的关系，从而通过相关教育与学习，使人们对健康的需求发生从自发到自觉的转变。只有这样，中医药才能获得广大群众的广泛而积极地参与和支持，并为中医药的全球化铺垫坚实的基础。明理才能觉悟，不能觉悟就会使科学也变成迷信。因此，为了提高人们的文化素质和科学素养，在中央台设立中医药频道势在必行。

中央电视台的海外频道开设的《中华医药》栏目已深受海外观众欢迎，有极高的收视率。为什么不能面向国人，再开设一个涉及面更宽、节目更普及、更深入的专门频道呢?

（十三）确立自主创新、我主人随的中医药国际化战略

2005年，"自主创新"成为中国人最喜欢使用的流行词，建设"创新型国家"则是关键词。虽然它的意义包涵原始性创新、集成创新和引进消化吸收再创新等三重意思，但毋庸置疑的是，原始性创新最能够体现自主创新的高远境界。只有立意高远，才能飘香万里。事实上，作为中国的原创医学，中医药的国际化早在唐宋时代已经开始，日本、朝鲜等国家自觉派人学习中医药，并在本国落地生花，形成汉方医学和韩医学。

西方医学在全世界广泛传播之后，中医药的国际化环境发生了根本转变，相应的有关国际化战略也应当调整。但是，这种调整不是盲目跟

随西方医学而丧失自我，而应当是在中医药原创性基础上的现代适应。从本质上说，这种适应不是针对西医，而应当是针对整个社会变化所造成的当代社会问题，特别是健康和疾病问题的解决方案。不幸的是，我们在中医药国际化的道路上采取了绕弯子的方式，认为必须先让西医承认才能最终实现国际化。实践证明，这种方式不仅没有促进中医药的国际化，反而削弱了她的原创优势。

当前，自主创新战略的确立使人在精神上为之振奋，而"自主"本身就是中医理论的内核和创新的驱动力。我们相信，一旦中医药能够自己作主，必定能够以新的姿态开创现代化和国际化的新局面。但是，我们也看到，很多人已经不习惯自己作主，在国际交往中忘记了自己的存在和存在的价值。因此，自主创新的基本任务首先是启蒙，让人觉醒。而只有"文化自觉"，才能真正做到"我主人随"，这是中医药惠及全体人民的基本发展战略。

基金项目：国家软科学计划项目"促进中医药科研教育体系建设与发展研究"，项目编号：2004DG000005。

鸣谢：

周国谨、任振球、李世辉、赵志付、宋正海、刘长林、徐钦琦、徐道一、商宏宽、林中鹏、孙凯飞、胡祖尧、张光兴等专家学者对报告提出了中肯意见，在此一并致谢。

中国科学技术信息研究所中医药战略研究课题组

主要执笔人：贾谦、杜艳艳、张超中、仲海亮、

傅俊英、施安丽、杨巨平、张晓彤

参考文献

[1] 贾谦,等.中医药战略地位研究总报告 [R].中国科学技术信息研究所,2003.

[2] 贾谦,等.中医药基础理论建设及农村初级卫生保健体系科技支撑研究总报告 [R].中国科学技术信息研究所,2005.

[3] 郭沫若.关于处理接受美国津贴的文化教育救济机关及宗教团体方针的报告 [R].人民日报,1950-12-30.

[4] 清华博导陈丹青愤然出走 [N].南方都市报.2005-3-25.

[5] 清末时期的医学教育(1840-1911).中医历史・近代卷・西医篇・医学教育.

[6] U.S.China Science and Technology Cooperation(S&T Agreement):Report to Congress[R/OL],http://www.state.gov/g/oes/rls/or/44681.htm.

[7] 何家栋.21世纪是中国人的世纪吗 [N].科学时报,2004-2-14.

[8] 胥晓琦.荆棘中走出振兴之路——访四川省副省长刘晓峰 [N].中国中医药报,2005-11-28.

[9] 邓铁涛,程之范.中国医学通史・近代卷 [M].北京:人民卫生出版社,2000.

[10] 国家自然科学基金委员会网页 [OL].http://www.nsfc.gov.cn.

[11] 余云岫.废止旧医以扫除医事卫生之障碍案 [C].中央卫生会议,1929-2-27.

[12] 刘理想.试论清末民初留学运动对中医发展的影响 [N].人与医学,2004-12-15.

[13] 仲海亮,贾谦.朝鲜传统医药蓬勃发展之探析 [N].中国医药报,2005-9-13.

[14] 巴西因不满附加条件拒绝美国艾滋病援助 [N].中国日报,2005-5-5.

[15] 美官员称赞中国合作防治禽流感 [N].参考消息.2005-12-22.

[16] 赤桦.20世纪后期的公共卫生策略:东西方犯了相同的错误 [N].南方周末,2005-7-14.

[17] 中国中医研究院.中国疫病史鉴 [M].北京:中医古籍出版社,2003.

[18] 国家统计局.2003年中国统计年鉴 [M].北京:中国统计出版社,2004.

中医药领域软科学研究的方法和体会

在中国中医科学院中医药信息研究所二十五周年所庆之际，谨代表我们课题组向中医药信息研究所全体同行表示衷心祝贺，祝愿大家在振兴中医药事业，为领导提供决策依据方面，做出更大的贡献。

我是 20 世纪 80 年代中期才开始参加软科学研究的。1993 年在徐绍颖老师领导下，专心于中医药领域的战略研究。当时，我们与中医药信息研究所吴伯平老师、周志宽老师等合作进行"促进中医药出口创汇的战略与政策研究"。合作过程中，我跟吴老师、周老师以及中医药信息研究所的其他老师学了不少东西，才逐渐知道什么叫中医药，什么叫中医药领域的软科学研究。在后来的各项研究中，我们也一直得到崔蒙、李宗友、孙国华等诸位老师的帮助和指导。所以，我一直对中医药信息研究所的各位老师心存感激之情。

下面，汇报点滴体会，敬请大家批评指正。

一、信息工作有四大部分

众所周知，信息工作有四大块，即信息收集、信息整理、信息分析、信息研究。软科学研究包括了这四大部分，缺一不可。然而，更重要的是后两部分，即只有做好信息分析和研究，才会有自己的观点、自己的建议，否则，只是综述，连述评都算不上。

开始的时候，我的软科学研究报告更像是综述，东抄一点，西抄一点，似乎内容不少，但没有什么自己的东西。读报告的人也就读不出我的立场和想法，因为本来里面也都是别人的立场和想法。

后来我才知道，那不叫战略研究，那是材料汇总。

二、软科学研究的分类和任务

软科学研究大致可分为三类：国家级、地方级、行业级。不同类别的软科学研究所采取的立场、角度和高度不同。行业的战略研究是站在行业立场、从行业利益出发进行的研究，往往不是站在国家高度看问题，得出的战略是行业的战略不是国家战略。例如，曾让某省的学者研究海峡两岸关系，拿出的报告实际上讲的是该省与台湾地区的关系应当如何，这也是战略研究，但只是省部级战略研究。作为生产队队长，他研究了市场，让老百姓挖甘草，解决吃穿问题，这是局部战略；要作为总理，他不会同意挖甘草，而会采用其他办法，这是整体战略。

软科学研究的任务是什么？就我们的体会，软科学研究的任务是批评政府，批评政府的法规政策，使之改进工作；为政府决策提供依据，使之决策正确。软科学研究人员相当于过去的谏议大夫，诚所谓"文死谏，武死战"。谏议大夫的职责绝非唱赞歌，跟着主流思想说好听话，更不是上面大胆假设，软科学研究人员"小心求证"。否则，就失去了软科学研究的意义，也就失去了学术独立性，更会愧对民族国家。

三、软科学研究的方法

软科学研究除了要收集资料、实地调研、请教专家等之外，还需要自己进行纵向比较、横向比较。

有比较才有鉴别。不对绝对数字进行比较，那只是数字堆砌，没有意义，无法为国家提供决策依据，甚至提供错误的决策依据。

有些同志熟悉一些绝对数字，例如，2004 年我国有 27 万中医，也知道其中多少高级职称，多少初级职称，甚至知道一百年前我国有 80 万中医，1949 年有 50 万。但是，并未想过进行纵向比较。只要进行纵向比较，就可以看出，中医在日益萎缩，而不是像有的同志说的那样：形势大好，中医药事业取得长足发展。

软科学研究也需要进行横向比较。我们总是说，我们有多少中医院，有多少中医药高等学府，每年培养多少毕业生，多少硕士，多少博士，但一横向比较，就知道一百年前西医只有几百人，比中医少得多；今天西医比中医多得多：全国卫生人员 600 多万，其中中医人员不过 50 万。西医大夫 175 万，中医只有 27 万，我们有什么值得乐观、值得骄傲、值得夸耀的？一比较，就知道几十年来我们是只发展西医，不发展中医，任凭中医自生自灭，这不符合宪法精神！

2003 年，我们的报告首次进行了纵向和横向比较，画出了近几十年中西医人数变化曲线，于是有同志批评我们："不能这样比较。"但是，不这样比较，看不出问题，就只能为即将消亡的中医唱赞美诗，越唱中医消亡得越快。

四、软科学研究人员必须要有民族自信心

几千年来，由于我国有中医，所以，中华大地从未出现过像欧洲那样一死上千万人的悲剧，证明中医博大精深。中国人口世界第一，中医功不可没。

然而，1840 年鸦片战争的失败，一百年来帝国主义的文化侵略，西学东渐，使我们不少同胞失去了民族自信心，产生了民族虚无主义，总觉得外国的什么都好，自己的什么都不好，连我们一些革命前辈、先驱、文学旗手也认为中医不科学。这一切，导致上层领导人观念错误，导致国家政策错误，导致限制、压制、打击中医药，唱着发展中医药的高调，实行发展西医药之实。

作为软科学研究人员，要有民族自信心，要相信自己的祖宗，不要只信别人的祖宗，如此，才能站稳立场，才能拿出正确的观点和建议。

SARS 出现后，有关部门不相信中医，不让中医上一线。我们课题组经过十年的研究与挫折，认识到中医是成熟的理论医学，应该可以解决 SARS 问题。我们到广州调研中医治疗 SARS 的疗效，发现疗效极好。例如，广州中医药大学第一附属医院没有使用一台呼吸机，创造了"零死亡、零转院、零感染"的奇迹，我们的调研促进了北京中医介入 SARS 治疗。

然而，2003 年 4 月 26 日，我们在京召开"中医成功治疗'非典'学术研讨会"的同时，某院士却在香港说：中医治不了"非典"，没有一例"非典"是中医治好的。而他所在的单位最初收治了 46 位 SARS 患者，死亡 10 人，后来中医科 5 位中医专家介入 71 例治疗，仅死亡一人，说明什么？这位院士同年 12 月在研讨会上说，得了 SARS，不进行任何治疗，有 93% 的概率可以自愈。换句话说，SARS 的死亡率为 7%。广州由于中医介入 SARS 治疗早，介入深，死亡率不到 4%，中国香港、中国台湾、新加坡的死亡率高达 12% ～ 18%，超过 7% 的死亡谁来负责？！

我们也对中医治疗艾滋病的情况进行了调研，因为我们相信中医可以治疗艾滋病。

10 多次去文楼村调研后，我们发现，几路民间中医治疗艾滋病效果很好。吴仪同志在徐冠华部长的报告上批示：要组织中医界参加 SARS 防治。几路民间中医主动上一线免费治疗艾滋病，是对我们正规军、国家队治疗艾滋病的鼓励和补充。

邓老说，一个 SARS，一个艾滋病，是中医腾飞的两个翅膀。确实如此，中医治疗 SARS 和艾滋病的疗效远优于西医药，成本也远低于西医药，显示了中医的优势，中医的优势要靠我们软科学研究人员来说。

所以，我们认为，作为软科学研究人员，要有民族自信心，否则，会人云亦云，没有自己的观点。

五、研究人员必须随时修正自己的错误

我们课题组大多数研究人员都不懂医药，或许这是我们的一点优势，但外行有自己的弱点：不懂医药，往往会人云亦云。我开始时就是如此。

当年参加"中药现代化发展战略研究"，由于不懂什么叫中药，在编写的《中药现代化发展战略》一书中，鼓吹寻找中药的药效物质基础，鼓吹提取有效成分，鼓吹三两种中药堂堂正正进入国际主流医药市场，等等。这些说法误导了中药企业，也误导了领导决策。因此，从2001年开始，我走到哪里检讨到哪里，我为自己人云亦云感到惭愧，更为自己给国家造成的损失感到惭愧。

我从不为自己的检讨感到丢人，反倒是检讨了感到轻松了，遮遮掩掩反倒更加害人害己。

六、振兴中医、复兴中华文化，人人有责

中医是中华文化的主要载体。中华文化是中华民族之魂。中医之振兴有赖中华文化的复兴。中华文化复兴之意义，将远大于欧洲的文艺复兴。今天看来，似乎西方兴起的分析还原的方法论占据主导地位，牢不可破，实际已经凸现出其局限性。从21世纪开始，中医的整体科学研究方法将可能再次异军突起，指导自然科学的发展，引领社会进步。

我们要"去西化"，振兴中医、复兴中华文化，使中华文化屹立于世界文化之林。天下兴亡，匹夫有责。我们信息研究人员、软科学研究人员更是义不容辞，要为中医之振兴、中华文化之复兴竭尽全力，以尽炎黄子孙之责。

贾谦

经世篇

中医战略：自主发展之路

用中医药确保13亿人民
特别是9亿农民健康

　　保障 13 亿人民健康，特别是保障 9 亿农民健康是"全面建成小康社会"的一个最基本的目标，也是创建和谐社会的基础和内涵。为实现"人人享有初级卫生保健"的要求，需要了解我国农村医疗卫生保障体系的现状，存在的问题及科技需求等情况。受国家科技部办公厅调研室委托，从 2003 年 10 月开始，课题组先后到甘肃、贵州、河南、河北、湖北、重庆等 10 多个省市的相关地区进行了广泛深入的调查研究。通过调研，对我国农村卫生事业的艰巨性有了进一步的认识，深深体会到农村"看病难、看病贵"问题的严重性，真切地感受到了农村卫生事业迫切需要科学技术的支持，特别是需要中医药这一中国原创性科学的支撑及知识普及。我们得出的结论是，中国不能简单模仿西方的医疗卫生保障模式，必须建立以中医为主、中西医并重的具有中国特色的新型医疗卫生保障体系。

一、农民健康与农村医疗卫生保障现状和问题

　　课题组先后走访了所到省市的科技厅（科技局）、卫生厅（卫生局）以及医疗卫生机构，与有关领导和专家进行了座谈，实地考察了县及乡镇卫生院、村卫生所，并深入特困农户家中了解情况，初步掌握了农民的健康需求和就医状况。

中华人民共和国成立以来，我国的医疗卫生保障体系发生了历史性变化。各类医疗机构不断增加，农村卫生环境得到改善，农民生活质量和健康水平不断提高，人均寿命延长，妇、婴死亡率明显下降。但是近年来，农村居民的医疗卫生保障状况越来越令人担忧，农民因病致贫、因病返贫的问题越来越突出，特别是在一些贫困地区，"小病拖，大病挨，重病才往医院抬"的现象十分普遍。如重庆山区某村连卫生所都没有，村里人有个头痛脑热的，就吃他们心中的万能药——"头痛粉""去痛片"和感冒胶囊，一般小病是绝对不会下山就医的，最后拖到实在不行了，才由人抬下山看病。

为什么改革开放后，农民的生活水平提高了，"看病难"的问题却越来越严重了呢？

我们认为，农村医疗卫生保障主要面临以下一些问题。

（一）农民收入增长速度小于医疗费用增长速度

虽然农民的收入近几年来有了一定的提高，但是目前大多数农民还很贫穷，在我们调研的甘肃、河南、贵州、河北等省的村里，许多农民家徒四壁，一无所有，催人泪下，有的仅仅为了能让孩子上学或为孩子买件新衣服去卖血而患上艾滋病，有的因家中一人患哮喘而负债 1.4 万元，有的 20 来岁仅因患痔疮而负债累累且无法参加劳动，这哪里像是解放了五十多年的农村！

农民收入也确实有所提高，但远小于医疗费用的增长速度。医疗费用支出的急剧增加远远超出农民个人和家庭的经济承受能力。1990—1999 年，农民年平均纯收入由 686.31 元增加到 2210.34 元，增长了 2.2 倍，而据卫生部门统计，农民每人次平均门诊费用和住院费用，同期内分别由 10.9 元和 473.3 元，增加到 79 元和 2891 元，增长了 6.2 倍和 5.1 倍。《中国统计年鉴》和《中国卫生统计年鉴 2004 年》记载，2003 年我国农村居民家庭人均纯收入为 2622.2 元（包括实物收入），农村居民的平均住院费用为 2236 元。我们调查的甘肃陇南市 2002 年农民人均收入仅 1056 元，天水地区农民人均收入 1250 元，而看一次病往往要几百元。可以说，农民如果得了大病，一年的现金收入不能支付住院一次的费用。因此，疾病是中国农村居民致贫或返贫的主要原因。温饱解决之后，健康成为头等大事，看不起病就没有安全感，首先在心理上就是很大的负担。"看病难，看病贵"已经成为急需解决的重要问题。

各地为解决农民看不起病的问题不断进行努力，创造了不少好方法，但往往由于种种原因而夭折。例如，贵阳中医学院在 20 世纪 90 年代初派人教农民认识草药，种植草药，让农民挖草药代替医药费，"以药换医"，很受群众欢迎，兴义市则戎乡卫生院一度做得非常好。但由于个别领导对此不理解，加上人员变动，国家药品法的限制等原因，这一有可能成为解决贫困地区农民医疗负担过重的方法，已夭折数年。

（二）农村缺乏行之有效的医疗保障体系

在 20 世纪 60—70 年代，我国农村有赤脚医生制度，医疗保障覆盖率高达 85%，成为世界的典范，赤脚医生制度使人人有安全感。但 80 年代后，赤脚医生制度解体，目前全国 80% 的农民，50% 的城市居民就医完全是个人付费。由于医疗保健事业近年完全按市场经济运作，故而医疗机构和个体医生为追求收入滥用处方权，造成医疗费用飞涨，低收入的农村人群有病不敢看的现象日趋严重。卫生部最新调查统计显示，"在中国的中西部地区，因为看不起病、住不起医院，因病在家里死亡的人数估计在 60% ～ 80%。"2000 年，世界卫生组织对世界 191 个成员国卫生体系、绩效的评估中，中国位列第 144，其中"用于卫生体系的财务负担在国民中的分布状况"指标位列第 180。就医疗卫生保障公平性的评价中，我国排在倒数第四位。因此，为农村建立一套行之有效的医疗保健体系势在必行。

（三）卫生资源配置不合理，农村公共医疗卫生费用逐年下降

我国 70% 的人口生活在农村，只有 30% 的人口生活在城镇。而这 30% 的人口却占用了 70% 的卫生资源。即使在这 30% 的城市人口中，仍有一半即全国人口的 15% 享受不到医疗保障。1993 年，农村卫生费用在全国卫生费用中占比为 34.9%，1998 年为 24.9%，2000 年为 22.5%。七年内下降了 10 多个百分点。国家对农村公共医疗卫生费用投入严重不足，制约着医院设备的更新和基础设施的改善，更为重要的是造成了乡镇医院、村卫生所的关注方向由公共卫生保健向自身的生存发展创收上转变，势必造成卫生保健体系的目标偏差。

毛泽东早在 1965 年 6 月 26 日就指出：告诉卫生部，卫生部的工作只给全国人口的百分之十五工作，而且这百分之十五中主要还是老爷。广大农民得不到医疗，一无医，二无药。卫生部不是人民的卫生部，改成城市卫生部或城市老爷卫生部好了。……现在那套检查治疗方法根本不适合农村。培养医生的方法，也是为了城市。可是中国有五亿多农民。脱离群众工作，把大量的人力物力放在研究高、难、深的疾病上，所谓尖端。对于一些常见病，多发病，普遍存在的病，怎样预防，怎样改进治疗，不管，或放的力量很小。尖端的问题不是不要。只是应该放少量的人力、物力。大量的人力、物力应该放在群众最需要的问题上去。……把医疗卫生的重点放到农村去嘛。

1997 年全国卫生工作会议也要求把医疗卫生的重点放到农村去。然而，这些年来，我们始终是把卫生资源重点放在城市，始终忽视农村。据 2001 年有关资料统计，中国医疗条件最好的是北京，每千人病床数为 6.28，最差的是贵州省，为 1.51，相差 4.2 倍。从资源配置来看，如果我们不重视 9 亿农民的健康，奔小康就是一句空话。

（四）农村医疗卫生人才匮乏

我国每千农村人口乡村医生和卫生员的人数从 1975 年的 1.55 降到 2003 年的 0.98。造成农村医疗卫生人才匮乏的主要原因是，农村医疗卫生机构的工作人员待遇差，住房、工资、子女教育等现实问题得不到解决，致使一些大、中专医学院校的毕业生宁可改行去条件好的地方打工，也不愿去乡镇卫生院工作，即使去了也不安心。例如，某省一个贫困镇 2 万多人，只有一个中心卫生院，40 名医生中、大专以上学历占 2%，高中以上占 10%。农村医疗卫生机构不但留不住新人，就连许多有经验的老医生也跑到城里去了。

（五）农村中医大夫越来越少

清末民初，我国有中医 80 万人，主要分布于农村，当时我国只有 4 亿人口，平均每千人有中医 2 人；1949 年，我国有中医 50 万人（其中注册中医 27.6 万人）；今天，中医 33.4 万人（2001 年），而按卫生部公布的数字，仅 27 万中医，平均每千人中只有中医 0.2 人，仅为清末民初时的十分之一，简便廉验的中医疗法已基本无人实施了，当初成为世界卫生事业典范的以中医为主的赤脚医生制度也已不复存在。就我们初步调查，今天的中医院多不姓中，中医大夫大约只有 10% 的人开汤药处方。若以开汤药处方者算作中医，则我国目前中医不足 3 万人，则千人均中医数仅为清末民初时的百分之一。今天的西医疗法仅各种检查费用农民都负担不起，遑论其他。何况农村基层是不可能有完善的西医检查化验设备的，即使有，西医也解决不了一切问题，这已由西方国家的医疗实践所证明。但农村只要有足够数量的合格的中医，通过望、闻、问、切，就可以解决大多数疾病问题，人们就会有安全感。

农村尚有一部分自学成才的中医和家传或师徒传承的中医，他们可以在一定程度上弥补农村医生的日益短缺，但按照现行《中华人民共和国执业医师法》无法获得行医执照，或被迫改行或"非法"行医。例如，广东电白县谢卓邦是1962年高中毕业自学成才的中医，行医四十余年，曾多次发表论文，他治疗一例重症肝炎只需三两千元，而对比之下，用国家某大医院最新科研成果治疗一例需30多万元。但是，2004年10月，县药监局查抄了他的诊所，没收了他的自制中药，引起患者的恐慌与不满。

近二十多年来我国不允许中医师徒传承，要参加行医资格考试，必须要有大学文凭，所谓有多少年行医经验者可以参加乡村医生考试等规定，早已名存实亡。这基本上是沿袭了中华人民共和国成立前余云岫，中华人民共和国成立后贺诚和王斌用管理和法规消灭中医的思想。能够治病却拿不到行医资格，其责任不在这些医生而在有关部门，是他们制定了不合理的规定。他们忘记了，今天中医高等院校最初的教材就是中华人民共和国中医药事业奠基人吕炳奎同志召集民间中医边座谈，边记录，边整理出来的，最初的教授也都是从民间中医来的。张仲景、李时珍、叶天士等名医大家，也都是民间中医，没有上过中医院校。反对中医师徒传承是方向性错误，是用法律法规的形式造成实际上取消师徒传承，是在扼杀中医药，是违宪做法。

然而，也真有一些干部坚决遵守宪法，按宪法精神办事，敢为老百姓解决医疗难题。例如，运城市卫生局二十年来，一直支持民间中医的发展，使运城地区中医事业蓬蓬勃勃，不仅解决了农村缺少中医的大问题，而且发展了中医。

（六）中、西医诊断价格不合理加剧了中医面临的困境

西医大夫的诊断费用并非仅是那几块钱的挂号费，实际上还包括各种检查和化验费用，往往高达几百甚至好几千元，因而别说是农民，就是一般城市居民也看不起病。而中医大夫的诊断费仅仅是那几块钱的挂号费，当然养活不了自己。这种价格导向的不合理导致中医院无法生

存，只好也采用西医那一套，完全抹杀了中医简便廉验的特色，也导致中医日趋式微，迫使中医院不姓中。

目前我国医生的主要收入来源不是诊断而是检查、化验和药品，为了获取"经济利益"，某些医生往往不惜违反医德，开高价药物获取回扣，做不必要的检查，增加病人的痛苦和负担。更有缺德的医生给根本没有心脏病的"病人"安装了10个支架，搭了1个桥，实乃"杀人越货"。有专家指出，我国看病费用的组成，体现着严重的"见物不见人"的特点，也即东西（药品、材料、检查仪器）值钱，人的劳动（医生的分析诊断、操作技术）不值钱。如目前在我国，一个关节置换术全部的费用是53000元左右，其中，医生的技术劳务费1790元，检查化验费1600元，床位费500多元，药品费4300元，材料费41900元（进口关节）。中国大型医疗设备的拥有数量和分布密度早已经位居世界前列，由于使用率不高，还时常发生拉病人给回扣的丑闻。有些医疗机构为了早日收回设备成本，冷落中医药廉价、有效的药品和诊断方法，鼓励医生多开进口高档药，多开CT、核磁等检查，造成了医疗资源的极大浪费，加重了患者的经济负担，农民和城市低收入者根本看不起病。

在市场经济条件下，创收是各级医疗单位的首要任务，一些中医院明知CT等现代化检测设备对中医的诊断作用不大，但为了增加医院收入，不得不引进大型设备，进行不必要的检查。例如，作为贫困地区的某市（地区市）中医院，贷款1000多万欧元从德国引进各种大型医疗设备，当问及这些设备对中医的诊断治疗有什么用处时，回答是"中医也要现代化嘛"！由于纯粹的中医诊疗方法虽然能解决问题却不赚钱，许多乡镇卫生院的中医科诊室早已有名无实，大部分从事西医治疗。如贵阳中医学院附属医院原来对粉碎性骨折采用手法复位治疗，费用仅二三百元，但西医手术治疗却可以收取好几千元甚至更多，为了生存，只好也采用会使病人痛苦且负担更重的手术治疗。又如针灸深受农民欢迎，但由于针灸费事费时又不赚钱，无法保障医院的生存和发展，有的医院已经取消了针灸。按这种趋势发展，中医药市场日渐萎缩，有可能慢慢地从年轻人中消失。

就我们调查估计，全国中医院中，中医药的收入与西医药的收入之比约为 3：7，也就是说，中医院主要是靠西医药的收入来养活自己的，绝大多数中医院并不姓中。运城市中医院是中医特色保持最好的中医院之一，其中医药的收入占到 52%，这是十分罕见的，既是运城市中医院努力的结果，也是运城市政府特别是市卫生局支持的结果。在各中医院中，坚持开汤药处方的中医大夫约占 1/10，大多数中医大夫是兼开中成药和西药，甚至以后者为主。

也有文章指出，许多中医院所开的中药处方只占整个医院处方的 3%，有的中医院甚至在 1% 以下。他们已经不是在"救死扶伤"，而是抛弃了简便廉验的中医，千方百计掏病人的腰包，完全自己付费的农民和城市低收入人群是越来越看不起病了。

二、中医药能够解决 9 亿农民的健康问题

综观我国各行各业，最有实力、最有优势、最有后劲、拥有自主知识产权的，唯有中医药。中医是我国原创性的医学，源远流长，其不可磨灭的功绩及简便廉验的特色早已为我国几千年的历史所证明。要解决 13 亿人特别是 9 亿农民的健康问题，必须充分发挥中医药的重大作用。

（一）中国学不起西方的医疗保障体系

目前我国 80% 的农民是没有保障的自费医疗群体，农村的医疗卫生保障问题，已成为我国奔小康的主要障碍之一。要改变弱势群体缺医少药的状态，靠西医药为主的医疗保障体系是很困难的。世界各发达国家也越来越感到负担不起日益高涨的医疗费用，对西医局限性的认识日渐加深，对西药的不良反应及耐药性表示怀疑。且不论西医药的种种弊

端，就是其越来越高的医疗费用也限制其成为我国农村医疗保障的主导模式。如，美国仅 2.8 亿人，2000 年的医疗卫生总支出已高达 1.3 万亿美元，占全球医疗卫生支出总额的 43%，但仍有 15% 的人口享受不到基本的医疗服务。而当年我国 GDP 才 1.35 万亿美元，换句话说，我国的 GDP 还不够中国人吃药的，要按美国标准吃药，我们的 GDP 还要再增加 3.6 倍！美国人均医疗卫生费用高达 4650 美元，拥有世界最先进的医疗设备和技术，误诊率也高达 50% 以上，且对绝大多数多因素疾病（即慢性病、疑难病）和病毒性传染病束手无策。因此，美国这种以现代生物医学为主的卫生保健模式不可能成为全世界的典范，更不可能在 13 亿人口的中国推广。

（二）中医药简便廉验，能保障农民健康

西医是靠化验、检查诊断疾病的，离了仪器设备，西医大夫不会诊断疾病；中医是靠中医理论根据望、闻、问、切诊断的，不需要这样那样的设备。因此，在农村，没有仪器设备仅有西医大夫是治不了病的，而中医大夫则可以解决各种疾病问题。

中医药是在我国广大人民的劳动实践中不断丰富和发展起来的，适合中国社会经济发展的规律。如，中医的诊疗方法以望、闻、问、切为主，简单；中医的医疗方式以个体行医为主，方便；中医的治疗手段以手工操作为主（包括针灸、砭术、推拿、刮痧、拔罐等），价格低廉；五千年的历史，特别是中华人民共和国成立以来中医治疗（包括 SARS 在内）各种急性传染病情况来看，中医极有效验。而且，中药来源以天然动、植物为主，药用资源极为丰富（蒲公英、蝉蜕、马齿苋、鹿茸等都可入药）。中医按照风寒湿热、浮沉缓急、表里营卫、脏腑经络、虚实补泻、四季节令、相生相克等理论辨证施治，不主张"头痛医头，脚痛医脚"或是"千人一方"。因此，中医的治疗效果安全可靠，不但能够减轻农民的经济负担，满足广大农民看病的需求，而且可以带动农村

相关产业的发展，促进农业经济建设和人民健康协调发展。

中医提出"不治已病治未病"的主张，对于贯彻预防为主的思想极为有利。如：夏天喝绿豆汤，能清热解毒，消暑利尿；冬天吃羊肉，能生津防寒；厨房里的葱、姜、蒜都是中医治病的良药。这些简单有效的防病措施，充分说明中医在农村初级医疗卫生保健服务中，对一些疾病的预防和及早治疗能起到积极的作用。我们在调研中发现，农村医术高明的老中医的私人诊所的就诊率往往超过乡镇卫生院。甘肃武都地区一位 70 多岁的乡村中医的门诊量约为离他一里之遥的 7 人卫生院门诊量的一半。天水地区一位老中医从卫生院退休后在家行医，几乎带走了所有看中医的病人。中医简单的方法不仅能弥补农村西医医疗设备简陋给检测带来的不便，而且确能满足农民看病的基本需求。在乡村采用以中医为主、中西医并重的治疗方法，既能提高服务的有效性，又能降低服务成本，还能够在农村医疗、预防、保健、健康教育、康复以至计划生育等多方面发挥作用。如一剂治疗普通感冒的辛凉解表剂——银翘散，不过 3 ~ 4 元钱，一剂治疗急性胃肠炎的清热利湿剂——葛根黄芩黄连汤，也不过 4 ~ 5 元钱。只要中医大夫辨证准确，患者服用 3 ~ 5 剂药就能痊愈，甚至 1 ~ 2 剂即可基本痊愈。与同等价格的西医药治疗相比，中医药具有作用缓和持久、不良反应较小的优点。

与现代医学相比，中医药学无论是诊断还是治疗费用都要低得多，而其疗效已被五千年中华民族的繁衍昌盛所证实，因而，对于不堪重负的各国政府，尤其是发展中国家的政府，无疑发展中医药学是实现"人人享有健康"的一种选择。例如，西医药治疗重症心脏病缺乏有效的药物，治疗手段不外搭桥、安支架、换心脏，治疗这些病约需数万至数十万元。而中医药采用保守的药物疗法，以北京宝仁中医院薛延平大夫的宝命十二丹为例，病人每月服药费用为 600 ~ 800 元，个别顽症需要服药两年左右，总费用约为两万元。中西医治疗费用比几乎是 1 : 10。

又如，我国是乙肝高发国，全国有乙肝患者约 1.2 亿人，严重影响了人民健康，迄今，世界各国也没有好办法。就我们调查，河南艾滋病高发区艾滋病患者中约 1/3 同时患有乙肝，乙肝治不好，艾滋病也很难好。宁波裘爱国医生二十多年前即研究出以针灸为主加中药的三环疗法治疗乙肝，疗效世界领先，并已得到国内众多西医大夫的首肯，这一成果十多年前已经得到国家中医药管理局授权的机构组织的鉴定会通过，认为值得推广，但就是其药物拿不到国家药准字批号（因为按目前规定，中药的审批要求与西药一样）！裘爱国以其内部制剂号在全国 200多家医院设立了联合治疗点，深受乙肝患者欢迎，也深受与其合作的西医院的欢迎与认可。但国家药监局的新文件只允许西药的内部制剂可以在医院之间调剂使用，中药则不行，所以 200 多个联合治疗点无以为继。

再如，美国投入 2000 亿美元研究癌症而无结果，近来，美国已开始质疑手术、化疗、放疗三大法宝的价值。西医治疗一例癌症至少需几万元，多则几十万元。然而，运城崔扣狮大夫用中药内服外用治疗各种癌症，效果显著，费用低廉，早在 20 世纪 90 年代初期，就已得到国内几位著名专家的充分肯定，并通过鉴定，但始终未得到国家的研究资助，也未得到国家组织推广，广大癌症患者只能接受"手术、放疗、化疗"，在更加痛苦中加速死亡。此外，有四名中医的四种治癌中药已拿到国家批号，但有关部门并没有组织推广，弱势的中医要自己推广，实在太难了。

（三）主动参与型自我保健模式在农村推广很有意义

为了解决农民看病难、看病贵的问题，摸索在农村搞中医科普的可行性，以及经络锻炼、按摩、推拿、砭术等中医疗法在农村推广的价值，我们课题组专门安排了一个子课题——经络研究为农村初级医疗保健体系提供科技支撑的研究，由北京炎黄经络研究中心承担。

2004 年 6 月，该中心开始在河北省定州市翟城村推广 312 经络锻炼法，经过半年多的实践工作证明：在农村，推广像 312 经络锻炼法这样的主动参与型自我保健方法，很受群众欢迎。312 已经成为当地村民愿意接受的医疗保健法。群众的医疗观念，开始从过去花钱请医生开药方、打针、输液、吃药等被动的医疗，转变到用自己的双手、双脚和身体本身去锻炼自己的经络而达到主动地防治百病，保障健康。这种简便易行的保健方法适合在农村推广，农民无须花钱即可解决许多问题。

由此可以想象，按摩、推拿、拔火罐、刮痧、砭术等简便易行的中医疗法，均应该也可以在农村推广，这是解决农村缺医少药问题的一种方法。此非权宜之计，乃是弘扬中华文化、进行爱国主义教育的措施之一。

三、中医代表未来医学方向，并非因其简便廉验而只适合农村

中医简便廉验，适合农村。但绝非因其简便廉验而只适合农村。中医也同样适合城市，因为它代表了未来医学的方向。

（一）中医养生及治未病的思想体现了医学的目的

医学的目的是保障健康而不是找病治病。那种只崇尚科学技术而不顾人的生死与健康的机械唯物论做法违背了科学技术的正当使命，当然无法体现医学的真正目的。中医学在奠基之时就非常清醒地看到：解决疾病问题的办法就是处处依靠人，时时不离人，抓住保持健康的关键因素。从《黄帝内经》中我们看到，中医学首重养生和治未病，认为没有这一层修养，人们就看不到人之所以为人的根本，无本则无道，无道则不知病从何处起，健康从哪里来。如此，只能导致"以热增热，以寒增寒，遗人天殃，绝人长命"。所以，能不能抓住根本，直接决定了医学发展的方向。

中医药学就是一直沿着这条道路发展起来的，真正的中医药学家

对此心知肚明，而那些非行家们则以为中医药学"古旧""迂阔""不科学"，以想当然的理由使之遭受了百年"莫须有"的禁闭。岂知这样一来，人类对健康的了解程度不仅没有提高，反而从理论上否定了人类自身存在的目的性，致使不知有多少人在"高明"的招牌下枉送了性命。一般情况下，合法的就是合理的，但是，在生死存亡的关头，合法的未必是合理的。制定宪法也好，修订一般法规也好，总要有个理来主宰法，所谓法律精神。而今恰恰在医学领域，所谓的"精神"被"科学技术"手术掉了，没有灵魂的医学是可怕的，根本谈不上目的性。

（二）中医整体论及辨证论治的思想是化繁为简的先进思想——大道至简

抗生抗到无计可施，养生才能粉墨登场。中医学的养生思想与疾病治疗方略是一脉相承的，此所谓"不谋一国，不足以谋一城"。仅仅就病而治病，看似直接却是弯路，而中医学的奇妙之处，恰在于"曲则直"的道理。中医学以整体论和辨证论治思想具体表现这个道理，表面上不可捉摸，实际上是执简御繁，简单到不可言说的境界。中医做到这种境界，绝非一朝一夕之功。中国文化与中国医学几千年来致力于此，已经体用兼备，理高术精，故而常用常新，与时俱进，信之则有，用之则灵。舍此而他顾，将与弃本求末无甚区别。

我们看待中医学与西医学的优劣长短，一定要避免表面化的浅层分析，以为盛衰已分，不可争锋。其实盛衰之理，根植于人心。2005年初，新浪网文化频道搞了一个调查："对传统文化认同多少"，有近两万人参加。在认同中医或认同西医的设问下，结果是：信任中医的占到20.79%，信任西医的占3.46%。民之所好，上必从之，此谓之顺民之志，逆之则亡。当代社会的发展趋势已经向人性化的方向转变，因此科学的人性化是科学发展的必然归宿。但是，从非人性化到人性化的跳跃，本质上是由研究物向研究人的转变。以前科学必假于工具才能开展研究，"有所待"则"无自由"，无法真正触及整体。而中医学以整体恒动的思想为指导，一方一法皆求之于人的天然良能。否则，运化失机，受役于物。所以说，只要看到了人之所以为人，一切问题皆可迎刃而解。

（三）国外不断涌现的新思潮表明，中医代表了未来医学的方向

中医现代化的研究表明，每当一种新的方法论传到国内，中医学界都是初以为能够改变中医的"落后"面貌，及至最后则草草收场，留下数种著作供人借鉴。比如控制论的应用，其作用是说明了中医五行学说的相生相克具有控制论的性质，但是实践下来，它毕竟代替不了五行之用。又比如信息论的出现使中医学具有所谓信息医学的性质，为此以生物信息学为手段研究中医学方兴未艾。但是，因为人不能简单到一般生物的水平，此种研究在中医学中的应用也不容乐观。当代复杂性科学正当其时，能否将其应用于中医研究呢？我们认为，互动研究则可，代替研究则不可。

其实中医学自有一套方法论，只是有些对中医存有偏见的人们熟视无睹，不敢相认而已。这个问题由来已久，积弊甚深，触之则众怨，由之则国损，故促人长叹息。我们认为，中医学的解放和现代科学的变革是一个问题的两个方面，如何建构一种能够使之互生互长、相辅相成的良性合作机制，在科学民主化的基础上发展科学，应当成为我国科技自主发展的根本战略选择。以两手共搏一手，其利弊得失，黑白分明。故从民族大义大利着眼，发展中医，促进科学进步，此不仅与借科学赢得未来的战略丝毫不矛盾，而且可以为我国创造出巨大的战略发展空间。因此，我们认为中医代表了未来医学的方向，其理论基础是中医与科学之间的互动发展。不能见此，则必然出现分歧，难以齐心协力地创造未来。

四、中医药有助于确保国家安全

（一）传染病的蔓延涉及国家的安全

美国兰德公司 2003 年的报告《新出现和再度出现的传染病对全球的威胁》中明确指出：大部分国家面临的威胁已由敌对国家直接军事攻击转为"灰色领域"的挑战，如传染病不可控制地蔓延等。现代科学虽然高度发展了，但今天疾病的性质及威胁程度比过去任何时候都严重得多，不仅有近几年突发的从前未曾想象到的致命疾病如艾滋病，还有几十年前出现过并被认为已得到控制的疾病又卷土重来，如结核病，并且毒性更大，抗药性更强。这是因为现代医疗研究的性质和导向，越来越偏向对微生物的大规模的灭活，打破了微生物与人类之间精确的生理平衡而造成的。如对此不加以重视，对一个国家的功能运转和安全造成的负面影响将是毁灭性的。

像美国这样的发达国家，现在都从国家战略高度，用系统论、复杂性、非线性等理论重新认识世界，寻求人类与环境协调发展的途径。而天人合一正是我们的思想优势，并已经实践上千年。中医强调人与自然（包括细菌、病毒等）的和谐共处，通过中药、针灸等，调整、激发人体的自组织或曰自康复能力来祛病健身，而不是去与细菌、病毒搞"军备竞赛"，对微生物进行大规模灭活。针灸能够治疗疟疾，绝不是针刺下去正好刺死了疟原虫，而是调动了患者的自身能动性，或曰改变了人体内的环境使之不适合疟原虫生长。这既维持了人与微生物之间的微妙平衡，又保证了人体健康，这应该是防治像 HIV、SARS 病毒所致疾病的最佳途径。这种中国特有的哲学理念、防治疾病思想，对于突发公共卫生事件如 SARS 的控制，对于将来可能的外来恐怖手段攻击的防御，乃至对于一个强大的国家公共健康系统的健全和"大国防"的建立，都具有重大战略意义。所以我们不应放弃本国的优秀医学传统，而片面强调从西方国家引进现代化学药物来杀灭病毒。否则，13 亿人的健康就会被控制在外国医药财团的手中，届时我们就不得不求助于人，这不是泱泱大国之所为。因此，努力发展中医药实际上是一个大国防战略问题，也是符合科学发展观的求真务实之举。

（二）发达国家并没有善心帮我们治疗艾滋病

发达国家并没有将最新、最好的治疗 AIDS 的化学药品卖给我们，卖给我们的仅是不良反应太大或实践证明疗效不高而不再推荐的药物。

根据我们的调研，艾滋病的治疗不能简单照搬国外的治疗方法，应加强中医药治疗艾滋病的研究，寻找适合国情的救助措施。艾滋病的防治是国际性难题，虽然目前有多种抗 HIV 药物，但疗效亦未完全被肯定，多种药物联合治疗艾滋病的"鸡尾酒"疗法不仅疗效依然有限，而且不良反应也不容忽视，病人往往难以耐受，而为之采取的辅助治疗以及长期服药带来的国家财政负担也太重。再有，艾滋病患者对抗病毒药物的抗药性问题可能成为化学药物治疗艾滋病的一个瓶颈。即患者停药后再吃或不按时按量服用药物，则病毒对药物会产生耐药性。据美国进行的一项全国性调查，14% 新感染 HIV 病毒的人至少对一种抗艾滋病药物产生抗药性反应，5.5% 的人对两种以上的药物有抗药性。而在 1995 年到 1998 年，这两个数字分别为 3.5% 和 0.4%。所以目前国际通行的艾滋病救治方法并不一定适合在中国推广，也不一定就是最好的治疗措施。

更为严重的是，目前国内抗艾滋病化学药品市场基本被默沙东、葛兰素史克、百时美施贵宝、雅培、勃林格殷格翰等五大跨国公司垄断。一方面，这些公司授权给中国生产的药物，都不是最新、最好的药物，也就不可能配合成疗效较好而不良反应也较小的"鸡尾酒"疗法。另一方面，这些公司还将他们尚未上市，疗效和不良反应尚不明确的药物拿到中国来，拿中国艾滋病人做前期实验，如前段时间所曝光的地坛医院"免费"治疗艾滋病事件。如果我们允许外国的公司拿中国病人做实验，为何就不能容许本国应用数千年的中医药对艾滋病进行救治？为何某些政府部门长期歧视中医尤其是民间中医，对中医治疗效果熟视无睹？这种现象背后的本质，恐怕是受外国公司利益驱使，受公立医疗机构和研究机构的利益制约，而忽视人民群众的根本利益。

如果我们不深入研究用中医药治疗艾滋病等重大传染病问题，中国人民的健康就可能受制于人。

五、中医是理论医学，可以应对各种疾病

过去，总有人说中医是经验医学，不科学，因而多有压制中医之情事。我们通过分析研究表明：中医是理论医学。几千年尤其是近几十年的中医实践证明，无论什么样的"新疾病"，无论是乙脑、麻疹还是流行性出血热，无论是 SARS 还是世界难题艾滋病，都可以依据中医整体性观念，辨证论治进行治疗，并且解决的过程足以发展中医理论。

基于中医是理论医学，依据中医理论可以应对各种新出现的疾病的理念，2003 年 8 月，课题组开始着手调研中医药防治艾滋病的疗效。10月底首次到河北固安县调研艾滋病病情发展演变情况。2004 年 3 月，开始到河南省上蔡县和郸城县调研中医药治疗艾滋病情况，并对部分患者予以免费治疗。前后去了 10 多次，了解到七路民间中医自发前去治疗艾滋病，疗效奇佳，而且课题组的中医专家前后在那里治疗 90 余例，疗效也都不错。中医药有望解决发达国家二三十年未能解决的这一世界性难题。诚如上蔡县艾防办冯主任所说，通过病人服用抗病毒药物和服用中药的结果比较，只有中医药才能解决艾滋病问题。

自从 20 世纪 80 年代发现第一例艾滋病人至今，疫情蔓延十分迅速，如果不及时、有效地控制，将严重影响世界各国经济的发展和社会的稳定，中国也不例外。大约从 2003 年初，中国已经开始免费给部分病人提供"鸡尾酒"疗法的药物。但是，不容忽视的是：第一，40% 以上的

病人服药后，产生严重不良反应如头痛、腹痛、腹泻、呕吐、厌食等症无法忍受而停药。第二，西药必须终身服用，不能停药，也不能不按医嘱而断续服药，否则病情反而会加重或恶化。第三，西药容易导致病毒产生耐药性，使效果明显降低。第四，西药费用昂贵，如果所有病人终身服药，任何国家都难以负担。第五，患者在服用抗病毒药物期间，还往往须针对其机会性感染进行治疗，这些费用甚至比"鸡尾酒"疗法药物费用更高。

根据我们的调查，从 2001 年至今，七路民间中医冲破重重阻力，主动上战场，用中药免费治疗了近 600 名艾滋病患者，结果表明：第一，效果非常明显，一般能在 10 天至 6 个月内完全控制病情，绝大多数患者恢复了正常劳动能力。第二，没有明显不良反应，迄今无一例病人因为药物不良反应而停药。第三，大部分病人在服药 3 至 6 个月内症状消失，停止服用中药；停药二三年的，病情均没有复发。第四，中药费用较低，无须辅助治疗，治疗半年后亦不用继续用药，进一步降低了总体费用，具有良好的可及性。

但是，我国传染病防治法规定，传染病只能在传染病医院治疗，而中医是没有传染病医院的，因此，民间中医治疗传染病是受种种限制的。我们在调研中医药治疗艾滋病的疗效时，就遇到了各种阻力。我们非常感谢河南省科技厅同志们对我们的大力支持，他们处处想的是老百姓而不是他们的乌纱帽。我们也非常感谢宝鸡市科技局和陕西省科技厅的同志们，他们居然敢于拨款支持宝鸡市一家民营企业研究治疗艾滋病的中药，虽然由于时间关系，我们没有找到这家民营企业的同志，不知道他们疗效如何。

我们不理解的是，明明中医治疗艾滋病效果不错，为什么有人总是要强调这些人有没有行医执照，什么学校毕业的，如何进入文楼村的？为什么总是要问：你们是否按西医标准做了检查，是否杀死了 HIV？中医、西医是两个截然不同的医学体系，我们根本就不能用西医药的疗效标准衡量中医疗效。我们不明白：为什么不看看这些患者已经能吃、能睡、能劳动，可以上养老、下养小，为什么总是觉得吃西药哪怕躺在那里不能动或者很快去世也是科学的呢？这就又涉及医学的目的，是要使人健康呢，还是要让人身上的某些指标达到某种人为规定呢？

以上调研结果表明，中医确是理论医学。中医药防治艾滋病安全、有效、可及，很有前景，国家有关部门应对中医，特别是对民间中医治疗艾滋病，给予更多的关注、爱护、鼓励、支持与指导，将他们纳入国家队管理，而不能简单地将他们排斥于"抗战队伍"之外。中医是13亿国人健康的长城，我们只能加固长城，决不能自毁长城。

六、农村医疗卫生服务体系需要科技支撑

课题组在调研过程中深深体会到，农民不富，中国不会富，农民不健康，就不能说中国人健康。提高农村医疗卫生服务水平，是保障9亿农民全面实现小康生活目标的重要前提，也是实践党的十六届三中全会提出的科学发展观的具体体现。农村医疗卫生服务中存在的问题，除了政策法规问题之外，一定程度上也反映了科技支撑不足，说明科技工作在具体措施上还存在着对农业、农村、农民问题不够重视，存在着脱离群众、脱离实际的误区，部分领域存在着科技"贵族化"倾向。农村医疗卫生服务体系的科技需求主要体现在以下一些方面。

（一）农村医疗卫生科研项目急需支持

国家和地方对医疗卫生领域的支持，主要在药物开发、动物实验和医疗设备等方面，没有直接面向农村医疗卫生的科技投入。目前农村需要的是常用、廉价的医疗设备，以及价格低廉、质量可靠的常用药品，而这些项目很难在科技计划中申请到。中西部地区是地方病、传染病高发区，但是针对这些疾病的科研力量严重不足。如甘肃省的乙肝、黑

热病发病率居全国首位，可考虑在甘肃省的医学高等院校设立专门工程研究中心或国家实验室，重点围绕乙肝、黑热病开展科研攻关。特别是，不论国家研究机构还是民间中医研究机构的已有成果，只要适用于农村，就应加快研究推广，如河南文楼村的艾滋病患者中，至少20%～30%同时患有乙肝，甘肃等西部地区是乙肝高发区，宁波裘爱国治疗乙肝的三环疗法及广东电白县谢卓邦治疗重症肝炎等，均应该组织力量认真研究，予以关注、支持、指导，加以推广。

（二）农村需要医疗卫生科技人才

农村医疗卫生水平低的主要原因之一是人才严重缺乏。由于农村经济落后，科研和生活条件差，人才外流现象十分严重。乡镇卫生院缺少高学历人员、业务骨干、农村实用的中、初级卫生技术人员。农村急需一批确实能够解决农民健康问题的实用型人才，如大学毕业后，并经过大中型医院的长时间实习，掌握了一定实践经验的人才。特别急需一大批能够用针灸和当地药材解决农民健康问题的中医人才，而这些中医人才可以由当地中医大夫师带徒的方法培养，也可以由省市中医学院代为培养，也可以组织讲师团下乡培养。

（三）乡村医生需要生活补助

我们在调研中发现，乡村医生是非常苦的。如在湖北恩施，按中央及州政府的政策，每位乡村医生或卫生员，因承担许多卫生行政工作，按规定每月享受25元的工作补贴。州、县都是如数下发给乡里，而乡财政是把各专项拨款施行"捆绑使用"，往往连20元都很难按月足额发放，实际上造成"倒贴"现象。如SARS期间，强调是政治任务，必须做到日日报。乡村医生迫于压力只有去做。且不说各家各户去量体温、了解人员外出及返乡人员情况，因为山区住家分散，最远的离村卫生室15里山路，仅了解一户就要跑上大半天，有的山路甚至连自行车都不能骑，造成实际上难以完成任务。天天汇报统计数据，一个月就是 15 元电话费，再加上一个星期要往乡卫生院送一次报表，还要负担往返车费，不到 20 元的工作补贴仅此一项工作就不够。而且像"防艾""流调""防疫接种"等工作，都是政治任务，哪一项工作不做都不行。有些直性子的卫生员或乡村医生，干脆就提出不干了，啥处分都行，横竖就是不干了。一位乡村医生说："本来收入就有限，勉强能吃上饭，结果辛苦一年还要倒贴一两口猪去，这活儿没法干。"大部分坚守岗位的就只能"偷工减料"。如某村有所小学，工作人员及学生约为 200 人，只有一只体温计。可每天都要报体温，填表格，而且还都是精确到 36.7℃、36.4℃……若一人量表时间为 5 分钟，200 人就需要 1000 多分钟，约合 10 个小时多，那孩子们是否还有时间上课？因此只能是谎报。也因此，各级政府的统计数字只能是"虚"数。更因此，时间一长，工作量大，热情自然就慢慢消退了，不但各项工作难以落实，许多人甚至懒得"应付"。

（四）农村医生需要医疗卫生科技产品和在职培训

农村医生，尤其是基层的乡村医生，急需实用并能反映今天医学科技发展的教材或手册。希望借以能够掌握实用医疗知识和技能，以解决当地农村的常见病、多发病和地方病。因此，可以选编一些中医针灸、拔罐、刮痧、按摩以及民间有效偏方、验方等实用科技产品，供农村医生使用。农村医生反映，长期没有进行过培训。因此，拨款责成省、地、县卫生教育部门对农村医生进行轮流在职培训很有必要。

（五）农村急需医疗卫生科普教育

我们调研中发现，农村急需医疗卫生保健科普知识宣传。例如，河南文楼村卫生院同时有 5 个人在打吊针，我们一一询问他们的病情，发现没有一个需要吊针。其中一个十四五岁的姑娘吃饭不合适，引起肚胀，也在吊针。医生说，不给他们吊针，他们就说没给他们治病。像贵州的氟中毒，主要是煤中含氟量太大，除了政府适当补助对其炉灶加烟囱予以改造之外，还是要进行卫生科普教育。因此，需要普遍进行卫生知识科普教育。农村卫生工作应该以预防为主，通过科普工作，以群众喜闻乐见的形式向农民普及卫生常识和中医药养生保健知识，使农民对地方病和常见病有正确的认识，对这些疾病进行相应的预防和控制，并养成良好的生活卫生习惯。

七、几点建议

我国百十年来的最大失误是教育失误。鸦片战争的失败使不少民族精英失去了民族自信心，产生民族虚无主义，全盘接受西方文化，否定自己的文化。在此基础上，西学东渐，虽然带来了许多积极东西，但其负面影响更大，导致西方文化居于统治地位，在中国造成了"科学主义"，要用西方一切标准衡量我们的一切，当然也要用西医药标准裁判中医药，使中医药目前处于从属地位，甚至濒临灭绝。

然而，中医药是我国的瑰宝，在我国农村有着广泛的群众基础，深受广大农民的欢迎。建立以中医为主的农村医疗卫生保健体系，必须在教育体系思想、卫生体系、人才队伍和发挥特色等方面下功夫，切实完善农村初级卫生保健体系，做到小病不出门，小伤不出村，常见病、多发病做到就地解决，实现"人人享有初级卫生保健"的目标，而这样的目标，西医药是绝对做不到的。

为了确保13亿人特别是9亿农民和2亿城市低收入人群的健康，必须建立以中医为主、中西医并重的医疗保健体系。除了过去我们提出的振兴中医药的五大工程之外，尚有如下具体建议：

（一）从小学开始中国传统文化教育

五四运动产生了积极影响，却也导致人们彻底否定了中国传统文化，导致我国的教育从小学到大学，几乎全是西方文化和科技教育，致使大多数人缺少中国文化底蕴，因而遗忘或不理解中医药的先进性，产生自卑感，盲目崇拜西医西药。今天的大学生75%不知道《黄帝内经》，有自称知道的人却把它说成是金庸写的武侠小说，他们更看不懂四六句骈文了。我国中医院校学生学不好，一个重要原因是他们缺少中国文化底蕴。课题组曾几次去给大学生们讲中医药与中华文化，深受学生欢迎，他们渴望了解中国自己的文化，非常希望我们能经常去给他们讲讲中医药文化知识。我国中医药教育应从娃娃抓起，从中小学开始就应该学习一些中国传统文化和中医药知识，不要只是灌输西方文化。北京已经有几所小学开始讲授传统文化，这是一个好的开端。中医院校可以附设中医小学、中医中学，让娃娃从小就受到良好的中国传统文化熏陶。山东中医药大学曾经办过少年班，我们认为是一个创举。因为高中毕业，已经受分析思维和形式逻辑思维影响过深，较难进入中医角色。建议有关部门组织古文专家、中医专家、历史学家等共同为中小学生编写一套中国传统文化和中医药的教材。

（二）尊重师承教育，为中国特别是为农村培养合格中医人才

中国传统文化很重视师承教育，这是中医药行之有效的教育形式，中国历史上就是靠师徒传承培养的中医。一百年前，我国80万中医，都是靠师父带出来的，现在中医院校28所，培养的中医却越来越少，岂非咄咄怪事？今天，应该允许民间中医（哪怕只有一技之长）带徒弟，尤其是对一些有绝技的名老中医，应鼓励其讲学或带徒，使之学有传人。然后每年一次考试，合格者应允许行医。而且考试不必全国统考，更无须考西医内容和外语。如此，会在三五年内，为农村培养一大批初、中级中医药人才，而且他们会非常安心在农村工作。

（三）为乡村医生制定扶持政策，鼓励乡村医生队伍不断扩大

为鼓励乡村医生安心农村医疗，确保乡村医生队伍不断扩大，应制定相应扶持政策，保证其补助金的发放，不能中途截流，挪作他用，这一点似乎可以仿效农村小学民办教师方式。

（四）为农村医生编写实用中医教材

建议组织名老中医，为乡村医生编写中医手册和科普教材，普及中医知识和养生方法。积极筛选一些治疗常见病、多发病等的中医适宜技术成果，通过培训班、卫生下乡等形式，向农村进行推广。另外，要加大宣传中医药工作先进单位和个人业绩的力度，用实例来宣传中医药防病治病的效果。

（五）组织讲师团对农村医生进行培训

建议像当年组织中小学讲师团那样，组织中医专家讲师团深入农村基层医疗单位传授实用中医知识和技能。以县中医院为依托成立中医网络服务中心，组织中医讲师团定期到乡镇卫生院和村卫生室进行业务技术指导，为基层培训中医药人才。各省中医院校应组织教师学生"上山下乡"，为农民提供有效的医疗服务，并向乡村医生筛选推广中医治疗适宜技术及中医急救方法，使农民能享受到简便廉验的中医医疗服务。

（六）开展多种形式的中医药科普教育

加强中医药文化宣传，营造加快中医药发展的良好社会氛围，是弘扬优秀传统文化、加强爱国主义教育的必然要求和有机组成部分，更是建立以中医为主、中西医并重的有中国特色的医疗保健体系所必需的舆论宣传。我们应该充分利用广播、电视、报刊等宣传媒体，采取多种形式，在全社会宣传党的中医药政策，宣传中医药的特色和优势，引导广

大人民群众正确认识、理解中医药，关心、支持中医药事业的发展。要大力普及中医药科普知识，提高人民群众对中医药的认知程度，增强自我保健和预防疾病的能力。要加大宣传中医药工作先进单位和个人业绩的力度，营造发展中医药的良好氛围。为此，建议组建中医药科普宣传课题组，负责这方面科普资料的编写和宣传，除编写科普读物之外，要在电视台举办科普讲座，宣传弘扬中医药的典范，编写类似电影《喜来乐》这样的故事片，也要编写古今名医的宣传片。

（七）加强中医临床研究，为农村提供实用技术成果

中医临床应用研究应不断探索中医药防治疾病的新方法、新技术、新设备和新药物。鼓励有条件的医疗机构对院内疗效确切、优势明显的中药自制制剂开展进一步的研发工作，并加强与相关制药企业的联合，利用其技术、资金等优势，促进中医药成果的转化和推广应用，努力开发具有自主知识产权的中药新药，为农村初级医疗卫生保健提供切实可行的实用技术成果。

（八）在中央电视台农村频道设立中医科普宣传栏目

建议在中央电视台农村频道设立中医科普宣传栏目和乡村医生在职教育栏目。建议这两个栏目由我们倡导成立的中医药科普宣传课题组负责，由科技部农村社会发展司主管。

（九）支持民间研究人员临床研究传染病的中医治疗

从 SARS 防治工作可以看出，中医在治疗传染病方面明显优于西医。在 SARS 过后疫苗的研究方面，国家拨出数千万元给两个国家研究机构，结果钱花了，什么也没有拿出来，倒是两个民营医药研究单位没花国家一分钱，搞出两种疫苗进行试验。且不管其最后结果如何，从中可以看出民营机构的思路、干劲和创新性。

艾滋病情况也一样，我国西药研究机构二十多年来没有研究出治疗艾滋病的药物，连实验性样品都没见到。当然，这不能怪他们，因为发达国家也没有解决。

我们调研的七路民间中医没用国家的钱，没有立国家课题，却主动上战场，而且从他们治疗的近 600 例艾滋病患者的情况看，呈现出中医药解决艾滋病这一世界性难题的一线曙光。

此外，就我们了解，像肺结核这样卷土重来的传染病，似乎西医疗效甚微，因为结核菌已产生耐药性，运城等地的民间中医颇有疗效。

因此，建议国家有关部门更多一点敏感性，更多地支持民间中医解决传染性疾病的研究，将之纳入国家计划管理之内，为中医特别是民间中医治疗传染病开放绿灯。

（十）尽快组织制定中医疗效标准和中药审评标准

标准就是游戏规则，谁先拿出标准，谁就取得了该领域的领先权。围棋是我国发明的，但日本制定了标准，今天的围棋比赛就要按日本的标准进行。

中医与西医是截然不同的两大医疗保健体系，标准也不应该一样。我们今天的中医药标准基本采用或参考西医药的标准，阻碍了中医药事业的发展。

标准的制定有两条需要注意。

首先，要确定制定原则。既然中、西医是不同的体系，那么制定原则必须是求异存同，只有如此，才能突出中医的特色与优势，如果我们求同存异，那就会在"求同"的幌子下，抹杀了中医药的特色与优势，最后导致中医的消亡。

其次，要有轻重缓急。有些标准，如中药房的标准、中医院的标准等放在二三十年以后制定也不迟。而中医诊断标准、中医疗效标准、中药审评标准则需尽快制定，以扭转目前这些标准参照西医药标准对中医药事业发展的阻碍作用。

基金项目：国家软科学计划项目中医药基础理论建设及农村初级卫生保健体系科技支撑研究（2003DGS000006）。

中国科学技术信息研究所中医药战略研究课题组

报告主要执笔人为：贾谦、杜艳艳、张超中、傅俊英、仲海亮、杨巨平、

施安丽、刘鸿泰、王文奎、吉晓红，武夷山审阅。

参考文献

[1] 宋斌文，等 . 当前农民医疗保障的现状分析与对策构想 [OL].www.social-policy. info/900.htm.

[2] 国家统计局 .2003 年中国统计年鉴 [M]. 北京：中国统计出版社，2004.

[3] 卫生年鉴编委会 . 中国卫生年鉴 [M]. 北京：人民卫生出版社，2004.

[4] 朱庆生 . 农村约有 40% ～ 60% 的人看不起病 [OL]. www.people. com.cn/GB/shizheng/ 1027/2968352.html.

[5] 世界卫生组织 .2000 年世界卫生报告——卫生系统：改善绩效 [R]. 世界卫生组织第 53 届卫生大会，2000-6-19.

[6] 贾谦，等 . 确立中医药战略地位的重要意义 [J]. 中国工程科学，2004，V（6，7）：4-13.

[7] 张超中 . 自觉整体论初论 [C]. 中国哲学与中医研讨会 . 澳门：2004.

[8] Jennifer Brower，Peter Chalk. 新出现和再度出现的传染病对全球的威胁 [R]. 美国兰德公司报告 .2003.

[9] 金焱，等 . 中国艾滋病病毒感染者 1300 人中有 1 个 [OL]. www.cul. sina. com.cn/ s/2002-11-30/22531.html.

[10] 徐彬，等 . 北京地坛医院到底发生了什么 [N]. 南方周末，2004-4-22.

[11] 贾谦 . 中医治疗艾滋病的疗效与前景 [J]. 中国软科学，2005，5.

中医药可以解决非典型肺炎
（调研报告）

导读：这是我们赴广州调研中医治疗非典型肺炎效果后的报告，经科技部、新华社北京分社和吕炳奎老局长上报中央和国务院。此文也曾全文登载于《北京晚报》，错把作者写成了某人。

近日，我们课题组赴广州调研中医治疗非典型肺炎的效果。拜访了广州中医药大学的著名教授，并了解了该校两个附属医院治疗非典型肺炎的疗效。依据确凿的事实，我们认定，中医治疗非典型肺炎远优于西医，应该尽快总结经验在全国乃至全世界推广。

87 岁的邓铁涛教授认为，"非典"是温病的一种，此次温病发于春初，湿邪内侵所致，而中医治疗温病历史悠久，积累了大量成功的经验，完全可以用中医治好。因温病，十年中张仲景族人死亡三分之二，伤寒十伤其七，奋而研究，遂成医圣。吴鞠通、叶天士在仲景基础上发展了温病治疗，三百年来，屡试屡验。此次"非典"流行中，广州中医药大学两个附属医院以中医为主治疗"非典"，疗效显著。

至 4 月 14 日，广州中医药大学第一附属医院共收治"非典"患者 36 例，无一例死亡，医护人员也无一人受到感染。绝大多数患者痊愈出院，没有留下任何后遗症。患者平均退热时间 2.97 天，并且胸片炎症阴影较快吸收（平均 6.20 天）。全部治愈或明显好转，没有一例病情恶化，出现 ARDS。平均住院天数 8.86 天（不计自动出院者）。这些病例均由西医方法确诊为"非典"，用中医药治疗后，再用西医方法确认痊愈，均有严格的病案记录。而且，还有大量感冒患者前往就诊，均已治愈，其中也会有"非典"初期病人。因未用西医方法确诊，故未列入统计。

第一附属医院没有一位医护人员感染的一个经验是通风，不用中央空调，始终保持空气流通。虽然我们没有再进一步调研，但初步了解，凡用中央空调的地方，发病率就高。

第二附属医院即广东省中医院，自 1 月 7 日接诊第一例"非典"患者开始，就注意发挥中医药优势，积极探讨中医诊治的规律和方法，并不断与广州中医药大学邓铁涛教授、北京中日医院焦树德教授、中国中医研究院路志正教授和陆广莘教授、南京中医药大学周仲瑛教授、上海同济大学颜德馨教授等电话商讨治则，并邀请北京中日医院晁恩祥、长春中医学院任继学等教授到院具体指导。制订了一整套治疗方案。由于病因清楚，治疗得当，取得良好效果。平均退热时间 7.1 天，平均住院周期 18.7 天。到 4 月上旬共收治"非典"患者 112 例，除第一批收治的患者中有 4 人死亡外，其余 108 例均良好，绝大部分已经完全康复出院。并非如不懂中医的人所说：中医说不清，疗效有待进一步观察。这真是可怕的偏见。

2 月 10 日，88 岁的岭南温病泰斗、广州中医药大学刘仕昌教授应邀去广州市第八人民医院为"非典"患者会诊，首先提出应用岭南温病辨证治疗，创用"风温挟湿"的理法方药。广州中医药大学另几位温病专家也经常应邀到其他医院会诊，指导治疗，都起到了很好的作用。

而广州某医院完全采用西医疗法，仅其医护人员受感染者就达 80 余人，医院几近瘫痪。

一见"非典"，西医就用激素、抗生素，后果不堪设想。邓铁涛老教授说，二附院两位护士长亦受感染，病情严重。其中之一是邓老徒弟之妻，邓老让其停用一切抗生素、激素，采用中药，完全康复；另一位坚持用抗生素，不幸死去。邓老说，抗生素基本属寒性，不宜用于此次"非典"治疗。邓老说，广州中医药大学第二附属医院接诊的第一批"非典"患者中4人死亡，就是大量使用抗生素和激素所致。

两相对比，可以看出，中医治疗"非典"疗效奇佳，值得认真总结推广。

西医是对抗疗法，需要找出敌人，再用药品予以消灭。迄今西医未找到病因，因而未有针对性疗法。即使找到病因，还要筛选、开发能杀灭该病毒的药品，待开发出新药，病毒可能早就又发生了变异，需要重新确定病毒，再行开发新药，而且费用高昂，不堪重负。

中医不进行对抗治疗，而是用药调整人体的自组织能力或说自康复能力，让机体自组织能力去杀敌。因此中医从来是辨证论治，根本不必去识别敌人，这也就是几千年来中医能解决历次瘟疫的原因。

《中华人民共和国宪法》第二十一条规定"发展现代医药和我国传统医药"，可就目前情况看，实际存在着轻视和排斥中医的现象。

世界卫生组织专家詹姆斯博士在考察广东省中医院后对中医治疗效果予以很高评价，并称，中医的经验"对在世界范围内上升为常规治疗有非常大的帮助"。

在大灾面前，中医总能挺身而出。1950年代我国南北发生"乙脑"时，西医治疗死亡率为30%～40%，而中医治疗死亡率仅10%，且无后遗症。刘海若于2002年6月8日转入北京宣武医院治疗，直到6月24日刘海若仍高烧不退，中医的介入才使刘海若起死回生。

当前的问题是，先救人要紧。中医既然能解决问题，就要赶快用。

我们建议：

火速总结中医治疗"非典"之经验，迅速推广，救民于倒悬，救经济于水火。

火速组织中医药专家组赴香港为同胞诊治，稳定民心，挽救香港经济。

火速拨款组织中医药对特异性疾病的预防、预测研究。

中医药战略地位研究课题组，贾谦执笔

2003 年 4 月 17 日

弘扬中医药应作为国家战略

——中医药完全可以解决艾滋病问题

美国兰德公司 2003 年的报告《新出现和再度出现的传染病对全球的威胁》中明确指出：大部分国家面临的威胁已由敌对国家直接军事攻击转为"灰色领域"的挑战，如传染病不可控制的蔓延等。如对此不加以重视，对一个国家的功能运转和安全造成的负面影响将是毁灭性的。

兰德公司的报告表明，美国正在从国家战略高度，重新认识西医的局限性和西药的不良反应，寻求人类与环境协调发展的途径。

在我国，艾滋病已成为严重的社会问题，艾滋病患者扰乱社会治安之事时有发生：如果不能尽快遏制，将会对经济发展、社会稳定和国家安全产生不可估量的消极影响。

SARS 期间，受科技部调研室委托，中国科学技术信息研究所中医药战略地位研究课题组赴广州调研中医药治疗 SARS 疗效，对促进北京中医介入 SARS 治疗起到一定作用。鉴于艾滋病流行的危害巨大，鉴于中医是理论医学，应该能够解决艾滋病问题，2003 年 9 月，调研室再次委托课题组调研中医治疗艾滋病的疗效与前景。

经过认真调研，我们发现，保持了中医传统的民间中医有可能解决艾滋病问题。但是他们却受到政策法规的不公正待遇，这是每个有使命感的官员、每个有民族自信心的国人所难以理解的。

一、进入文楼村的背景与七路民间中医

接受调研室委托后，课题组邀请国家队中医专家与他们同去调研，然而，或请假不便，或怕周围同志担心，或因传染病法不便介入。无奈之下，只好请民间中医王文奎大夫同去调研。

课题组于10月底到河北固安调查艾滋病病情发展情况。考察之后，王大夫说，说得夸张点，像感冒一样好治，首先要解决吃饭和腹泻问题，这两样解决了，艾滋病基本就解决了。

（一）中医难以进入艾滋病疫区

2004年3月，课题组到河南艾滋病高发区调研，并表示希望免费救治几例危重患者以便做到心中有数，当地卫生局明确表示：别说来了几个中医专家，就是来几个中医院士，没有卫生部的批文，也不准治疗艾滋病。我们心中凉了半截：这难道就是《中华人民共和国宪法》第二十一条规定的发展现代医药和我国传统医药？

最后，在科技厅支持下，才在科技厅帮扶村偷偷为吃西药不良反应过大的危重患者免费治疗。先是，吃西药的患者死了好几个，引起恐慌，吃西药反应太大的患者就改吃中药试试。几天后，这些患者一改过去发烧、恶心、腹泻的病态，能吃、能睡、能劳动，于是其他患者也纷纷要求吃中药，只好逐步扩大治疗范围。

在接受调研任务时，我们并没有想到真会有中医去文楼村现场治疗，因为按传染病防治法中医是不许治疗传染病的，当时只知道承担国家艾滋病研究课题的中国中医研究院的中医专家在坚持研究。10多次到疫区调研过程中，发现还有七路民间中医主动奔赴文楼村免费为患者送医送药，不过都是偷偷进行，不敢公开，得不到卫生和药监部门支持。就是这些名不见经传，没有行医执照，不为有关部门承认的民间中医执着的治疗，显露出了中医解决艾滋病的一线曙光。他们解决了问题，稳定了民心。

这些民间中医顶着非法行医的罪名，冒着被感染的危险，自己拿钱为人治病，究竟为了什么？因为他们有使命感，他们相信中医能够治疗艾滋病。大医精诚，他们要救死扶伤，他们的做法能得到国家的理解吗？

（二）艾滋病一线的七路民间中医

七路民间中医只有一路有正式行医证，有 3 位自学成才，4 位是家传或师承，均无学历。

最早到上蔡县治疗艾滋病的是浙江孙传正大夫（浙江义乌中草药研究所），那是 2001 年冬季。他在家熬好中药后，装在塑料袋中，运到上蔡，通过关系，发给艾滋病患者。汤药有 5 种，一种为主，不同患者用药不同，后来将汤剂改为胶囊。孙传正大夫自 2001 年以来共治疗艾滋病患者 200 余例，有病案记录的 163 例，其中 156 例有效（临床治愈），有效率达 95.7%。其中 100 例服药 3 个月后停药，两年没有反弹。省防疫站复查 8 例，5 例抗体转阴；北京地坛医院检查 7 例，2 例病毒载量为零，其他病毒载量大幅下降，CD_4^+、CD_8^+ 指数 7 人全部升高。三年中共有 7 人死亡，其中 3 例是在病情稳定后，由于饮食不节而成"食复"不治。

山东李传和大夫是乡村医生，自 2002 年 10 月起共治疗 22 例艾滋病患者，均服药 3 天有效，服药 13 ~ 23 天停药，至今没有再服药，身体情况很好，包括其中 4 例晚期患者，90% 以上患者服药后一个月就能正常工作。

王文奎大夫（北京泰一和中医药研究所）受课题组委派，负责组织艾滋病子课题组到疫区调研中医治疗艾滋病疗效，一年中在郸城和上蔡治疗 90 例患者，疗效不错。

莫以贤大夫是湛江中医药研究所所长，自 2001 年以来共治疗艾滋病患者 200 余例，有病案记录的 78 例，服药后一个月内明显好转，病症消失。在北京地坛医院复查 10 例，其中 8 例查不出病毒，4 例停药没有反弹。

李之焕是广西一个民间癌症防治所所长，《中国中医药报》对其事迹曾做长篇报道，后因"非法行医"被捕，劳教 3 年，5 次到上蔡治疗患者 3 人，2 例有检测报告，效果很好。

李德敏是湖北襄阳市清菁气味医学研究所创始人，也是最早到文楼村的大夫之一。已在上蔡治疗近百人，对腹泻等机会性感染的疗效几乎是百分之百，颇受群众欢迎。

刘志明是家传中医，1981 年即已获中医师行医资格证，在瑞丽治疗艾滋病人四五例，疗效不错，为此差一点把命扔在瑞丽，让其姐（军医）在上蔡治疗艾滋病患者 10 余例。

七路民间中医在三年多里共治疗了近 600 名艾滋病患者，效果明显优于在全世界推广的"鸡尾酒"疗法。

二、民间中医治疗艾滋病疗效明显，稳定了民心

西方国家承认，目前普遍使用的"鸡尾酒"疗法并没有解决艾滋病问题。一则"治愈率"不过 40% 左右；二则不良反应太大，约 40% 患者因为难以耐受而宁死不再服用；三则有严格的适应期，只能在发病后的某一阶段服用，否则，或导致提前发病，或导致更快死亡；四则不按时、不按规定服用会导致病毒产生耐药性，已报道出现新的耐药株；五则必须终身服药；六则必须配用其他药物来解决患者的机会性感染。与此相比，民间中医采用的中药治疗优势相当明显。

（一）疗效显著，显露出解决艾滋病问题的曙光

我们总结民间中医治疗艾滋病有如下优势：

1. 症状改变明显

艾滋病患者厌食和腹泻是生存的两大障碍，民间中医解决这两大难题效果较好。80% 的患者在服用中药后的三五天内能吃饭，而且消除了腹泻症状，一个月即可参加体力劳动，使这些人都能够像健康人一样活着，能吃、能睡、能劳动，能上养老下养小。

2. 中药不良反应小，不产生耐药性

民间中医治疗近 600 名患者，没有发生过不良反应，没有患者因中药不良反应而停药，且中药不产生耐药性，这已为几千年的历史所证明。

3. 中药治疗费用低廉

中药治疗费用低廉，一般说来，约相当于西药三个月到半年的费用。例如，王大夫用药，每月约 200 元，一般服用半年即可，而西药每月需 480 元。

4. 中医药疗效巩固，周期短

中医药防治艾滋病，一般患者服用少则 13 ～ 23 天即可停药，多则 9 个月或一年即可停药，无须终身服用。

5. 在潜伏期中医即可开始治疗

在感染 HIV 后的潜伏期内中医就可以开始治疗，不像西药那样必须等发病后 CD_4^+ 细胞降到 150 ～ 350 时才能服用。

上蔡县艾滋病防治与关爱办公室冯主任说：美国自然基金会专家到上蔡宣传：艾滋病可防不可治。通过中药、西药在上蔡使用的对比，他认为，只有中医才能解决艾滋病问题，因此他们现在宣传：艾滋病可防也可治。

（二）稳定了民心，功不可没

河南、河北、山西、湖北等内地省份的艾滋病人大部分是由于卖血感染的。当时，血头们不仅在河南而且跑到山西、湖北欺骗农民卖血。调研中，看到患者家徒四壁，一贫如洗，催人下泪。卖血没有致富，反倒染上艾滋病。文楼村周围到处是坟头，新土堆是才下葬不久的，长了草的是半年前埋葬的，这些生命是无辜的。整个社会从道义上出发也应该对他们负责任，我们没有理由不千方百计为他们进行治疗，更没有理由不让他们有更多的医疗选择机会而只许他们用一种方法治疗，那样也太不人道。

上蔡县是艾滋病重灾区之一，其防治工作始于1999年。县艾滋病防治与关爱办公室冯世鹏主任做了大量工作，出台了一系列政策，受到群众爱戴。但不管怎么说，到2003年，国家对艾滋病问题的干预力度才越来越大，患者可以免费检测HIV，也可以获得免费的"鸡尾酒"疗法药物，虽然这些药物的效果差强人意。2001年前后，眼睁睁看着患者一个一个死去，群众一片恐慌，民心不稳，有些患者做出了一些不理智的事情。他们走上了上访之路，到县委、县政府静坐、请愿，甚至到机关闹事，群众已经绝望，没法活，活着是受罪，看病又没药，有的投井，有的上吊，有的服毒。

然而，正当上蔡县没有政策、资金和药物支持，人心惶恐不安时，2001年底，孙传正、李德敏等民间中医到了上蔡，免费发放中药，患者吃后，效果很好，也没有不良反应，很受群众欢迎。冯主任讲：通过中、西药在上蔡使用的对比，"只有中医药才能治愈艾滋病。""现在这里群众的情绪稳定，精神面貌也好了，社会也比较安定了，是因为中药攻克了艾滋病。"

这充分说明，民间中医在国家尚未顾及艾滋病之时，急国家之所急，起到了治疗患者、稳定民心的作用。他们功不可没。但是，谁又来肯定他们的工作呢？

（三）民间中医何以能治疗艾滋病

中、西医是截然不同的两种医学体系，西医千方百计要用药杀灭病毒，中医则用药改变病人体内环境，调动患者的自康复能力。例如，西医治疗疟疾是设法杀死病人体内的疟原虫。众所周知，针灸可以治疗疟疾，绝不是一针扎下去正好把疟原虫刺死了，而是调动了患者的自组织能力或曰自康复能力。

几十年来，中医国家队淡化了中医的特色与优势，跟在西医后面也要设法用中药杀病毒。SARS 期间有关部门拿出的预防处方就是这一思路，导致不少学生吃出问题。当年中国支援坦桑尼亚治疗艾滋病，行前展开了"辨证论治"与"辨病论治"争论，但结果仍以杀灭病毒作为治疗的首要任务。中医国家队十八年来没有拿出像样的成果，盖源于此。民间中医没有受西医影响，完全用中医思路看病，因而能解决艾滋病问题。因为中医是理论医学，可以应对一切疾病，这已为几千年的历史所证明——中国从未出现过像欧洲那样一死上千万人的传染病。

如果没有百年来对中医的打击、压制、排挤、改造，中医可能今天早把艾滋病完全解决了。

三、迄今仍未组织民间中医继续治疗艾滋病

徐冠华部长向吴仪副总理汇报了民间中医治疗艾滋病的情况，吴仪在报告上批示：要组织中医界参与 AIDS 的防治工作。随后，国家中医药管理局要求七路民间中医分别在北京和在河南周口市两次向局领导汇报。我们当时非常兴奋，汇报之后，民间中医就有可能得到国家支持，发挥特长，艾滋病解决有望了！

汇报时问民间中医的三个基本问题是：你是什么学历？有没有行医

执照？你是怎么进入文楼村的？但从无人问有没有什么困难等，当然更没有哪位领导亲自或派员到文楼村去考察一下疗效了，我们的心一下子凉了。

特别是周口市和科技厅的领导向局领导明确说，他们都已亲自去考察过民间中医治疗艾滋病的疗效，明确表示坚决支持后，没有任何人肯定民间中医的工作。倒是有人屡屡派人到某单位调查七路民间中医之中唯一有行医资格的大夫的情况，总希望从中找出点什么毛病（其实 SARS 期间对待吕炳奎治疗 SARS 小组就是采取这种办法，调查来调查去，拖到最后，吕炳奎小组没有治成一个 SARS 病人）。其实，首先应调查有没有疗效而非有没有资格。民间中医在周口向局领导汇报后，某省的卫生界领导马上找参加汇报的他们省的民间中医谈话，让他以后不要到别的省去治艾滋病了。令人不解的是，汇报会并未见报，那个领导同志何以知道他们省的民间中医参加了汇报会？周口会后，经局领导与河南科技厅领导谈话，过去支持课题组工作的厅领导明确向课题组表态：现在上面都知道了，以后我们不能再支持、保护你们了。

前些天，县卫生局副局长在"传达"上级指示精神的会上讲，北京有个中医来这里治艾滋病，谁再支持他就端谁的饭碗。因此，已经送到文楼村的药品不敢再发给病人。因无药吃了，不少病人去找卫生局，坚决要求继续吃中药。

因此，七路民间中医向局领导汇报之后也就完成了"历史使命"，不仅得不到支持反而没有办法继续为患者治疗，因为他们已经暴露于光天化日之下，备受监督了。

四、目前艾滋病防治的问题和思考

（一）医师法否定了民间中医

有人总是用医师法作为压制民间中医的借口，强调没有行医执照就不能行医。其实，关键是他们能不能治好病，特别是在今天的特殊情况下，能不能治好艾滋病。如果能，他们没有行医执照的责任就不在他们而在有关部门了！法律是为了人民而制定的，要根据实际情况予以完善！今天的有些法律条文既然阻碍中医药发展，就应该修改完善。

我们亲眼看到这些患者吃了中药后，从症状表现上已经与健康人没有区别，可以参加体力劳动，可以上养老下养小，可以高高兴兴、健健康康的像普通人那样活着。不能总是觉得吃西药哪怕是躺在那里不能动甚至很快死去也是"科学"。这就涉及医学的最终目的，是要使人高质量地活着呢，还是要让人身上的某些指标达到某种人为规定呢？艾滋病患者可不管你科学不科学，他们只是希望活下去，希望像健康人那样活下去。只要能让他们健康地活下去他们就欢迎！我们的医学、我们的医疗保健体系不能陷入"科学主义"。

民间中医水平并不低，我国中医院校的中医教材就是中华人民共和国成立初吕炳奎组织民间中医编写的！这些编写教材的民间中医今天早已成为中医大师，当初编写教材时，他们也没有什么行医执照。20 世纪60 年代，南通市中医大师朱良春先生就收了一个民间医生做徒弟并悉心相授，他没有学历，朱老就争取到了一个正式进修名额而让他获得了行医资格，后来这个没有受过任何高等教育，职称不高的徒弟成了 1982 年卫生部中医司编写的《实用中医内科学》的统稿人，后担任《中医杂志》副主编，现在英国牛津讲学诊病，他就是朱步先先生。然而，今天的领导却总是用法律限制民间中医，嫌他们水平低，嫌他们不科学，至于为什么这样做，有人说，原因在于支持了这些民间中医，就等于否定了几十年来有关部门西化中医药的做法，否定了他们的"成绩"。

1911年我国有80万中医，1949年50万，今天只剩下27万了。而且，就我们对若干中医院的粗略调研，大约仅10%的中医开汤药处方，余者开中成药和西药，往往以后者为主。换句话说，基本能以中医思路看病的中医不过3万人，再严格管理，中医就要被彻底消灭光了！而消灭中医，是国民党时期余云岫提出的，也是中华人民共和国成立后被毛泽东撤职的中央卫生部王斌、贺诚两位副部长梦寐以求的。今天，中医院校培养出的中医已日益淡化了中医特色，因此，振兴中医的希望恐怕要更多地寄托在民间中医身上。

"沉舟侧畔千帆过，病树前头万木春。"为了人民健康，为了国家利益，当不拘一格降人才。

（二）药品法压制了中医药的发展

几十年来，我国一直用西药标准衡量中药，导致我国中药全盘西化，相当一部分新批准的中药无法由中医大夫辨证使用。中药与西药是截然不同的两类药，根本不能用同一标准。中药永远达不到西药标准，而且也完全不必达到，反之亦然。

（三）传染病法阻碍中医治疗传染病

按照传染病法，中医不能治疗传染病。因为传染病法规定传染病只能在传染病医院治疗，而中医是没有传染病医院的，传染病医院也基本没有中医。因此，中医国家队没有人主动前往疫区治疗艾滋病人，我们也找不到国家队人员与我们同去。谁也不怪这些同志，是传染病法阻碍了他们。2003年广州中医之所以能介入SARS治疗，是当初不知SARS是传染病，而且一开始也没有将SARS划归传染病。4月份有关部门规定SARS是Ⅰ类传染病后，北京的中医就无法介入SARS治疗了。只是由于科技部的调研上达以及邓铁涛老先生等上书中央，北京中医才得以在后期介入SARS治疗，最后还被曲解为"中西医结合"治疗SARS。

五、为了 13 亿人健康，弘扬中医药应该成为国家战略

众所周知，中医与西医是截然不同的两个医疗保健体系，各有所长，应该按宪法精神和《中华人民共和国宪法》第二十一条规定，发展现代医药和我国传统医药，相互配合，不能支持一种，压制一种，否则，应视为违宪行为。因此，在西医对艾滋病、"禽流感"等束手无策之时，为了保障 13 亿人的健康，国家应该把弘扬中医作为国家战略提出来。

如果我们不深入研究用中医药治疗艾滋病等重大传染病问题，中国人民的健康就可能受制于人。

弘扬中医不仅仅因为它是中华民族的优秀文化，弘扬中医是一种爱国主义教育，更因为它代表了未来医学的发展方向，只有它才能真正解决 13 亿人民特别是 9 亿农民的健康问题，而且，它是我国自己的原创医学。且不论西方已经认识到的西医药的弊端，我们模仿人家，只会跟在人家后面跑，不会有什么出息的。

几十年来，中医和中医学一直处于被审视、被验证、被质疑、被改造的地位。德国慕尼黑大学波克特教授早在 20 世纪 80 年代就指出："中医药在中国至今没有受到文化上的虔诚对待，没有确定其科学传统地位而进行认识论的研究和合理的科学探讨……所受到的是教条式的轻视和文化摧残。这样做的不是外人，而是中国的医务人员。他们不承认在中国本土上的宝藏，为了追求时髦，用西方的术语胡乱消灭和模糊中医的信息。"

近半个世纪以来，科学与社会的进步，以整体论为核心的科学革命即将出现，中医基础理论及其研究方法论的深入研究可以指导科学技术的进一步发展，中医这一原创科学的价值将日益为世人所认识。

包括针灸在内的中医药是我国唯一有望在近期赢得诺贝尔奖的科学，我们决不能丢弃这一原创科学的发展机会。

百十年来，中医屡次遭受打击与失败，但总是屡败屡战，不仅表明

中国人的不屈不挠，更表明中医的存在价值。

近二十年来，我国经济高速发展，GDP 增长速度高达 10%，而同期，基本以西医为基础的医疗消费却以 30% 的速度递增，今后若继续只依靠西医，我国经济将无法承受。

根据上述情况，我们建议：

（1）拯救与弘扬中医这一中国原创性医学首先要从重视中医对传染病的研究开始。要给予宽松的环境，组织中医参加艾滋病、肺结核、"禽流感"等传染病的理论研究与临床实践。

（2）建议将中医作为保障 13 亿人健康的国家战略，尽快组织力量梳理所有有关中医药的政策法规，出台中医药法，使之能促进而不是阻碍中医药的发展，为中国人民也为世界人民保留一种不同于西医药的、系统的、完整的、先进的医疗保健体系，使中医药真正成为我国人民医疗保健的两支同等重要的力量之一。

（3）建议尽快让中医药独立于卫生部之外，作为过渡，建议国务院下设一个中医药领导小组，全面领导中医药的医疗、教育、科研。支持中医药特别是民间中医治疗艾滋病的研究。在有关法律法规没有修改完善的情况下，发布一个临时性法规，使中医能够介入传染病治疗，使有关中药能够使用。允许并专款支持中医特别是民间中医治疗传染病的基础及临床研究，专设考试对民间中医进行考核，但凡合格者和有一技之长者，应给予行医资格。

（4）建议选定三两个或更多省市作为中医药特区进行试点，允许其按当地的情况决定中医药科研、教育、临床等的政策法规，或在艾滋病重灾区设立中医药特区。

贾 谦　杨巨平

2004 年 8 月

民间中医参与汶川地震救治的苦与乐

贾谦老师对民间中医关怀备至，并给予充分信任，认为"民间"一说恰恰是其生命力的活水源头。2008 年的汶川地震发生后，贾谦老师即以民办中医机构北京谦益和中医药研究院为平台，组织民间中医迅速参与抗震救灾，为此专门组建了民间中医救治小分队，先后三次奔赴地震灾区参与力所能及的医疗活动。实际上，民间中医确实具备为抗震救灾做贡献的能力，但也因为受到政策和法规的限制，未能及时得到信任，从而未能完全发挥其在危急关头的关键作用。今总结经验，借以希望国家有关部门不再轻视民间中医。

一、民办中医机构为什么要组建抗震救灾小分队

灾情就是命令。汶川大地震一发生，海城吕氏正骨传人吕久东、广西柳州骨伤科传人潘宝健、山东莱西民间中医全本松等多次打电话给贾谦老师，希望他能帮助与卫生部、国家中医药管理局取得联系，让他们参加医疗队，前往灾区救灾。在京的医务人员如共产党员赵春芝、陈新民等也都写了请求奔赴一线抗震救灾的志愿书，也要为抗震救灾做贡献。其中赵春芝明确表示说：救死扶伤是医生的天职。我是一名中共党员，又是医生，在国家危难时一定要冲锋在前，哪怕是上刀山、下火海也要去。

经与有关部门多方联系，得到的答复是让我们与当地卫生局联系。我们到当地卫生局报名，得到的答复是，只要正规军，不要民办医疗机构。这种答复令贾谦老师感到气愤，感到被羞辱。民间中医也是中医，

也是中国人，为什么不能上一线救助受伤同胞，为国分忧？对于不被接纳和被瞧不起的现实，民间中医并未气馁，而是"知耻近乎勇"，更加坚定了拳拳报国之心。经大家研究决定，可以组建自己的抗震救灾小分队，并先后分三批奔赴抗震救灾一线——四川省绵竹市九龙镇。也许当时我们是唯一的民间中医药研究机构组织的抗震救灾队伍。

我们前后共去了 10 位同志，其中 3 名是当年李德生、崔月犁、吕炳奎组建的光明中医函授大学培养的毕业生，5 名是家传、师承的中医，1 名是西医司药。民间中医药研究机构力量有限，我们只带去了近 7 万元的药品，捐献了 15 万现金（不包括个人捐献的 2 万元）及一些小型设备和器械，前后共治疗了近 300 人次。更突出的是我们带去了"中医非药物疗法"，受到四川省红十字会、绵竹市卫生局及九龙镇政府、乡医院好评，受到当地灾民的热烈欢迎。灾民还自发写了不少感谢信，留言给我们做纪念。

第一批救灾人员于 2008 年 5 月 22 日到达绵竹市，吕久东、全本松很快打回电话，反映了救灾情况和当地需求。他们本着"以人为本"的精神，以及"中医非药物疗法"简便廉验的优势，建议尽快组织第二批医疗小分队赴绵竹市，将"中医非药物疗法"带到当地，引导和推动当地以"非药物疗法"为主的医疗机构重建，解决当地缺医少药的问题。于是贾谦老师立即通知擅长"非药物疗法"的赵春芝带队前往。随后不久，孟凡波道长等也前往灾区救灾并以研究院名义捐献 15 万元现金，以其个人名义捐献 2 万元。

施永同志是牡丹江林业局医院的司药，利用休假参加我们的医疗小分队。他看到九龙镇卫生院救护车为地震所毁，他回原单位说服领导，向绵竹市九龙镇卫生院捐献了一辆救护车。

二、民间中医的大义情怀和担当

忠孝者，为人之本也。千百年来，中国人都认为"盛朝以孝治天下"，不孝之人不可为伍，不可共事。忠乃大孝。国家有难，先公后私，先赴国难，后顾家难，乃大忠大孝者也。

我们救灾小分队按时到达绵竹。每天都有数次余震发生，时时刻刻会有危险发生，但我们不怕，我们是共产党、毛泽东教育出来的医务人员。没有交通工具，我们巡回医疗每天要走 30 多公里，为灾民送医送药。一天下来很累，但听到灾民的赞扬声，看到医疗服务有了成效，我们十分欣慰，疲劳感顿时消失。当我们医治好他们时，灾民们往往含着眼泪说：北京派来了救命恩人，一致盛赞共产党好，胡锦涛领导得好，温家宝指挥得好。

参加抗震救灾医疗队的同志都有家。按常理，谁也不希望自己的家人冒险。他们所以能够奔赴抗震一线，是因为他们都有一个懂大义、明大理的家。她们的丈夫、妻子何尝不知道在余震不断的灾区，随时会有危险，但为了民族，为了国家，为了受苦受难的同胞，舍小家为大家，毅然"送郎上战场"。多难兴邦，这就是中华民族的凝聚力和亲和力！这就是中华民族的灵魂！中华民族就是这样走过了五千年！

吕久东要求奔赴灾区一线时，夫人怀孕五个月。他夫人说：他急着要上汶川，每天能给贾老师打 10 次电话。贾老师还把他的请愿书转发给了卫生部王部长。他急着要去地震灾区，因为他是骨科大夫，那里的人民需要他，我能拖他后腿吗？！想想若没有当年青年踊跃参军，我们能打败日本鬼子打败蒋介石吗？这朴素而真挚的情怀，已经超越了医技，使得民间中医处处显示出活力。

三、为了中医药大业，用"自残"方式证明中药疗效

潘宝健大夫是柳州家传中医，又拜名师学艺。潘家家传八代的"跌打还魂丹"疗效甚好。服药后，上半身受伤会吐，下半身受伤会泻，吐、泻之后喝一碗大米热粥即可止住。无论伤有多重，只要能撬开嘴巴灌下药，就能活命。汶川地震发生不久，潘宝健就给贾老师打电话说，很多受伤的灾民，在我们中医看来，根本无须截肢。他边说边哭，一再要求参加医疗队上灾区。一经同意，他立即带了近5万元的"跌打还魂丹"赶赴九龙镇。不幸的是，不知药监局如何得知他的"跌打还魂丹"还没有拿到国家批号，前去没收他的药品，周围站满了记者，个个虎视眈眈，潘宝健拿出民族医药学会的证明都不行。他意识到，一旦药品被没收，记者一加渲染，这一家传几代的名药将永世不得再见天日，上对不起祖宗，下对不起天下黎民百姓。他毫不犹豫地拿起石头砸破自己的脑袋，吕久东打开几个胶囊，将药粉撒在伤口上，立刻止血，如此才没有没收他的"跌打还魂丹"。他用亲身实验的方法保住了这一名中药的声誉，也向一系列扼杀中药的法规条例提出了强烈抗议。

有鉴于此，贾谦让他暂回柳州。他回到柳州后，通过自治区卫生厅中医局和民族医药学会与四川有关部门联系，证明他已经取得执业医师证，只是证书还没有拿到手里，证明他的"跌打还魂丹"疗效甚好，是家传的，从2002年起已在广西应用，但有关部门不予理睬。这使我们感到吃惊，本来药品法就不适用于中药，是用西药标准衡量中药，加之发布的187个条例，就像勒在中药脖子上的绳索，一扣紧似一扣，中药根本没有活路。尤其，如今是非常时期，救人要紧，只要能救助百姓就是好药，更何况，潘宝健又不是卖药牟利，何必非要走完"程序"才能用于救灾？二万五千里长征时我们红军战士什么药不用？上述做法完全不像我们党几十年为群众谋福利的作风！

潘宝健在柳州待了 3 天，心中挂念着绵竹受难的同胞，挂念着他治疗了一半的患者，不顾当地有关部门会对他如何，毅然再次奔赴九龙镇，受到当地群众和红十字会的欢迎。

四、中医在救灾中能起作用

吕久东是第一批赴川救灾人员。他是家传中医骨科，到灾区后，先后救治了近百人。例如，九龙镇清泉村某女，69 岁，被倒塌房屋砸伤，右膝关节肿胀疼痛，伴活动受限，经当地治疗后未见明显好转，用双棍扶行。5 月 23 日吕久东巡诊时诊断为右膝关节半月板损伤，经用吕氏正骨法治疗后，立时可以行走，三天痊愈。又如，某女，37 岁，腰痛三年，走路跛行，双下肢麻木。吕久东诊断为腰椎间盘突，采用吕氏正骨抬腿复位法、针灸、电疗，第二天可以工作，六天基本治愈。

全本松也是中医，作为我单位第一批救灾志愿者前往绵竹市九龙镇，先后救治 40 多名有严重伤情者。得知开封某部队参与救灾的一名战士生命垂危，全本松切脉后利用点穴和随身带去的中药，使其在一小时内转危为安。随后，应曹队长邀请，为 10 多名患有皮肤病的救灾官兵治疗，仅两天之后，他们基本痊愈。为了救治更多的人，全本松将治疗各种皮肤病的处方，赠送给九龙镇党委和成都共青团委抗震救灾办公室，并转呈四川卫生厅。

五、大力推行"中医非药物疗法"

中医治病并非仅仅用药，中药仅是中医诸多疗法之一。中医各种"非药物疗法"甚多，如砭、针、灸、导引、按跷、拔罐等。中医的一大优势是简便廉验，而中医的"非药物疗法"几乎不要什么成本，却能解决众多疾病问题，也可养生保健。我们早已提出，在中医药的发源地，应该建立以中医为主、中西医并重的医疗保健体系。

赵春芝带领的第二批救灾队员到绵竹后即到市卫生局报到。赵春芝向市卫生局张书记汇报了我们希望在绵竹推广"中医非药物疗法"的想法，张书记说：你们谦益和中医队伍能用"非药物疗法"给老百姓医治，我们表示感谢！我们接到省卫生厅通知，正想用非药物疗法试点。张书记表示，希望将来帮助他们培养一批非药物疗法医务人员。赵春芝立即代表研究院表示同意。我们拟于年底派专家前往绵竹，希望尽快帮助他们建立非药物疗法队伍，减轻医疗费，借以帮助解决老百姓"看病难，看病贵"的问题。我们希望，为灾区培养非药物疗法医疗人员的工作能得到卫生部和国家中医药管理局的支持！

事实证明，民间中医以救人为乐，并不感到特别辛苦。其所"苦"者，不敢大胆应用而已。"能"而被视为"不能"，这个问题，意味悠长！

赵春芝　肖格格

中兽医药有望让非洲猪瘟可防可控

——关于中兽医药防治非洲猪瘟成效的报告

导读： 中兽医药以提升猪只自身的抗病能力为基础，寓治于防，寓防于治，防治一体，能够有效防治非洲猪瘟，是抗病毒和调体质的有机结合。应当因势利导，加快构建以中兽医药为主要科技支撑的非洲猪瘟国家防控体系，推动建立"中西医并重"的动物疫病长效防控机制。

非洲猪瘟是由非洲猪瘟病毒感染引起的猪的一种急性、热性、高度接触性动物传染病，其强毒株对生猪致病率高，最高可达100%。目前尚没有可用于治疗的特效药，也没有可用于预防的疫苗，所以一旦发生非洲猪瘟疫情，必须对猪群进行扑杀并做无害化处理。

自2018年8月国内首次发现疫情以来，党中央、国务院一直高度重视我国非洲猪瘟的防控工作。2019年7月3日，国务院办公厅最新发布《关于加强非洲猪瘟防控工作的意见》，要求"全面提升动物疫病防控能力"。

2019年5月27日—6月30日，笔者分别三次前往天津、河南、湖北、广西、河北、江西等地了解中兽医药防控非洲猪瘟的情况，发现在调研所到之地，应用中兽医药能够对非洲猪瘟做到可防可治，填补了"无苗可防，无药可治"的科技空白。并建议，加紧构建以中兽医药为科技支撑的非洲猪瘟国家防控体系，推动建立"中西医并重"的动物疫病长效防控机制。

一、中兽医药防治非洲猪瘟的五种模式

目前，在全球范围内都没有防控非洲猪瘟的有效疫苗。虽然我国正在全力组织研发，但成果应用难以预期。在这种情况下，应用中兽医药可以另辟蹊径，破解非洲猪瘟防控的困局。

通过调研，笔者发现，中兽医药防治非洲猪瘟成效显著，大致包括以下五种模式：

（一）大中型养殖企业及早应用中药防控非洲猪瘟

中央电视台曾经在 2019 年 1 月 13 日的《焦点访谈》栏目中报道过天津市宁河原种猪场防控非洲猪瘟的经验。作为大中型猪场，宁河原种猪场除应用一般性的生物安全保障措施外，最核心的非洲猪瘟防控经验是提前将中兽医药应用于生猪养殖之中，通过提升猪只自身的健康水平，保障猪场平稳生产。据该场书记李继良介绍，他本人是中医世家出身，自从十年前调入该场工作，就一直将中医药应用于生猪的防病治病当中，效果显著。在听到辽宁发生第一例非洲猪瘟的消息之后，他们立即把有关中药拌入饲料之中喂食，并沿用至今。中药配方分阶段有变动，第一阶段以抗病毒为主，以后则以调体质为主。截至 5 月 27 日，该场生产正常，现存栏育肥猪 2.5 万头左右，比平常的 3.2 万头减损 20% 左右，大大低于周围其他猪场因非洲猪瘟造成的 70% ～ 80% 的减损率。

（二）中兽医师通过临床辨证施治能够实施有效防控

据河南省潢川县江集镇何集村胡氏养殖场场长胡宗祥介绍，2018 年 9 月 17 日，他发现母猪和育肥猪发病之后，急忙从河南省鹿邑县请来了高级兽医师完颜德杰应用中兽医药治疗。经过七天的辨证施治，该养殖场能繁母猪逐渐恢复了健康。并由于一直用中药保健，至 2019 年 5 月 29 日，该场母猪已产仔 3 次，出栏育肥猪 400 多头，仍存栏育肥猪 400 多头，母猪 50 头，成为当地养猪场的标杆。在完颜德杰的带动下，当地部分养殖户也采取了中药保健模式，并已经逐渐恢复了养猪生产，而周围没有采用的则是损失惨重。

（三）中兽药绿色养殖模式能够成功抗击疫情冲击

2018 年 5 月，在河南省商丘市睢阳区和驻马店市西平县，不少散养户都在商丘市天一中兽药养殖中心主任孙学领的劝说下，加入了该中心，加入后可以免费在饲养过程中使用中药，建立起了中兽药绿色养殖模式。令人意外的是，在这种养殖模式的帮助下，当地成功抵抗住了非洲猪瘟的冲击。据当地养殖户介绍，在中兽药绿色养殖模式下，非洲猪瘟疫情发生前后，猪只的死亡率没有变化。

（四）中兽药可使感染猪只产生抗体，开创了非疫苗防控动物疫病的新路

今年 5 月，河南省驻马店市上蔡县西洪乡洼王村富民养殖场的 30 多头猪只被确诊为非洲猪瘟。几乎绝望的场主王雁北在得知中兽医药专家、河南省商丘职业技术学院教师梁广斌科研组在研发防治非洲猪瘟的中兽药之后，决定尝试将中兽药应用到之后的饲养中。王雁北遵从梁广斌的指导拌料喂食，随后猪场一直保持平稳生产。5 月 29 日，王雁北对该场猪只进行血样检测。检测卡显示，被测猪只已经产生了非洲猪瘟

抗体。梁广斌科研组在其他经检测确定为非洲猪瘟的猪场中应用中兽药34～36天后，也发现了非洲猪瘟抗体。

（五）中兽医药保障遭非洲猪瘟打击的猪场成功复养

今年春节前，河南省开封市朱仙镇二郎庙养殖小区中有两三家养殖户因非洲猪瘟已经弃养或清场，焦作天道盛世生物科技有限公司为该养殖小区提供技术服务，另从外地购买了600多头小猪到该小区。由于应用中药饲喂，至5月4日出栏时为止，共存活590多头，减损率极低，同小区的自家母猪也很健康。5月上旬，该公司从二郎庙养殖小区调出60头母猪到鹤壁市淇县向前养殖有限公司已清场的地方进行养殖。经过60多天中药饲喂，这些母猪一切正常，并准备配种。6月25日，在由河北冀中药业有限公司召开的非洲猪瘟防控经验交流会上，来自衡水的河北裕丰养殖有限公司技术总监阎恒普介绍，该公司原有12栏生猪，在非洲猪瘟疫情冲击下损失惨重，只剩下2栏。但在接受不间断的中兽医药保健之后，该公司在5个月之内已经成功复养了8栏。

二、中兽医药防控能够减少一半损失

经过对众多养殖户、养殖企业和中兽药企业的访问调研，基本上可以得出如下经验性数据，即对于处在疫区的猪场，成功应用中兽医药防治模式，猪场损失最大不超过30%，而对没有应用中兽医药防控措施的猪场，其损失在70%～80%甚至完全清场。相比之下，两者相差50%左右。据广西壮族自治区玉林市水产畜牧业协会会长庞宏志介绍，当地生猪养殖量很大，平常年出栏几百万头，其中以博白县和陆川县的养殖最为集中。但由于没有建立起有效的非洲猪瘟防控体系，这两个县损失惨重，受损率达到70%～80%，甚至更高，存栏的40万头母猪只剩下了 5 万头左右。有些猪场用中药发酵饲料，效果明显，只损失了大约 30%。位于容县的广西奇昌种猪养殖有限公司获得了最好的效果，据介绍，该公司应用发酵微生物＋中草药的方式防控非洲猪瘟，至今为止没有遭受任何损失。

三、构建以中兽医药为支撑的非洲猪瘟防控体系

经笔者调研发现，中兽医药有效防控非洲猪瘟的模式是广大养殖企业（户）和中兽医药临床与科研人员在自救自发行为的基础上取得的创造性成果，特别是遍布各地的中兽药企业服务网络，自动承担起基层非洲猪瘟防治的重任，自觉弥补了国家动物防疫体系的缺陷。因此，建议国家因势利导，以构建非洲猪瘟国家防控体系为契机，着手构建"中西医并重"的动物疫病长效防控机制。

（一）开展中兽医药防控非洲猪瘟的基础科学和技术集成研究，构建具有中国特色的非洲猪瘟国家防控体系

在非洲猪瘟疫情初发时，"无苗可用，无药可治"的认识曾经造成养猪业恐慌性大衰退。事实上，中兽医药对非洲猪瘟的防治思路不同于现代畜牧兽医，是以提升猪只自身的抗病能力为基础，寓治于防，寓防于治，防治一体，是抗病毒和调体质的有机结合。这种非特异性的防治思路不仅适合中国国情，具有中国特色，而且也是建立国家动物疫病长效防控机制不可缺失和亟待弥补的基本思路。建议国家紧急启动中兽医药防控非洲猪瘟的关键技术和机理研究专项，建设中兽医药防治非洲猪瘟的数据库，为加快构建以中兽医药为主要科技支撑的非洲猪瘟国家防控体系奠定基础。

（二）设立专项财政资金，支持和促进中兽医药防控非洲猪瘟有效经验技术的推广和应用

建议由有关政府部门、中兽医药专业学会、技术联盟、养殖协会、饲料协会等联合成立科技宣讲团和服务团，向全国普及以中兽医药为主，综合防控非洲猪瘟的理论、技术和经验，指导基层因地制宜，做好非洲猪瘟疫情防控和复养工作，降低非洲猪瘟疫情在全社会造成的损失。

（三）深入推进农业机构改革，建立相对独立的中兽医药管理体制

建议总结此次非洲猪瘟防控的经验，并在顶层设计层面上深入推进农业机构改革，根本改变中兽医药的从属地位，制定扶持和促进我国中兽医药事业全面振兴的规划，在建立起中兽医药临床、科研、教育和基层服务体系的基础上，推动构建"中西医并重"的我国动物疫病长效防控机制。

张超中

原发表于 2019 年 9 月 9 日《中国中医药报》

遵循"中西医并重"方针，全面深化我国畜牧业供给侧结构性改革

导读：中兽医药属于我国传统农业科技，近年来在提升动物健康水平，保障食品安全，促进养殖业和农业的可持续发展等方面越来越显示出独特优势。但是，由于长期以来一直得不到大力扶持和发展，中兽医药已经成为健康中国建设短板中的短板。建议国家从顶层设计出发，遵循"中西医并重"方针，制定和实施"动物医改"等可行措施，全面深化畜牧业供给侧结构性改革，并以设立国家健康畜牧业发展试验区为手段，探索现代畜牧业和种植业协调发展的新路径，开创具有中国特色的生态文明建设道路。

2016年10月，中共中央、国务院印发了《"健康中国2030"规划纲要》（以下简称《健康中国纲要》），实现"全民健康"和最终建成"健康国家"成为该纲要提出的战略目标。在这份以卫生与健康为主题而制定的纲要中，农业成为健康领域亟待治理的短板，保障食品安全和强化重大动物源性传染病的源头治理等都需要建立更为完善的制度体系。值得重视的是，在推动健康服务供给侧结构性改革的过程中，我国卫生领域的成功经验为农业治理开启了新思路。调研表明，以充分发挥中兽医药的独特优势为重点，全面深化畜牧业供给侧结构性改革，成为

健康中国建设的新路径和战略选择。

一、我国农业科技供给体系与健康中国建设不相适应

（一）《健康中国纲要》再次强调"中西医并重"

在我国卫生事业改革发展的过程中，"充分发挥中医药的独特优势"逐渐成为新共识，这是十多年来社会各界共同研究、呼吁、阐释、实践和历史选择的结果。《健康中国纲要》不仅在卫生与健康工作方针中再次强调"中西医并重"，通过卫生与健康资源的多样化供给保障人民群众的健康需求，而且单独设章，提出要在中医药服务能力、治未病和继承创新等方面大力提高、发展和推进，并在其中明确提出："到2030年，中医药在治未病中的主导作用、在重大疾病治疗中的协同作用、在疾病康复中的核心作用得到充分发挥。"随着全球卫生工作从疾病医学向健康医学的转型发展，中医药促进健康的潜力将会得到越来越广泛的重视，并在"把健康融入所有政策"的过程中获得实质性的发展。

但是，在我国近现代卫生事业发展史上，确立并真正落实"中西医并重"的发展方针殊为不易。民国以来，中医药的现代发展遇到认识、政策、法律法规等多方面的问题，废除中医和歧视中医的做法和现象曾经层出不穷。中华人民共和国成立之后，党和政府虽然三令五申支持中医药事业发展，但由于认识和思维方式的局限性，中医药事业的衰退之势依然得不到有效遏止。2003年春天，一场突如其来的"非典"让中医药的独特优势得到显现，自兹之后，中医药在卫生、经济、科技、文化和生态等领域的潜力逐渐被正视，而《健康中国纲要》的颁布，标志着大力扶持和促进中医药事业发展已正式成为国家战略，中医药作为主流医学的地位将必定会得到大幅提升。

（二）我国农业的"重西轻中"现象比卫生领域更严重

与卫生领域相比，我国农业领域的"中医药"是指传统的中兽医药，"西医"是指现代畜牧兽医。尽管中兽医药也是中华优秀传统文化的有机组成部分，数千年来为保障动物健康和促进我国农业发展作出了基础性的贡献，但是，中兽医药事业在近现代也经历了与中医药一样的曲折和艰难。

早在《周礼·天官·冢宰》医师章中，兽医就与食医、疾医、疡医一起被列为四医之一。在战争期间，兽医是军队战斗力的重要保障。在现代机械没有充分普及之前，中兽医药是农业生产力的基础，为此我国曾经建立完整的县乡村三级兽医防治体系并专门设立《耕牛保护法》以保障畜力和动物健康，中兽医药也为消灭中华人民共和国成立初期的动物疫病做出了巨大贡献。但是，随着改革开放之后我国农村体制的变化，原来完整的兽医防治体系逐渐瓦解，特别是随着现代养殖业的引进，中兽医药一直被排斥在主流养殖模式之外，从而造成我国中兽医药事业的急剧衰退。2009年以来，国家大力扶持和促进中医药事业发展，但是中兽医药的发展尚未见到起色。尽管《全国兽医事业发展"十二五"规划》（2011—2015年）曾经提出"扶持中兽医、中兽药发展"，后来在相应的"十三五"规划中又进一步提出"建立符合中兽药特点的注册制度"，但是由于积重难返，中兽医药事业整体上至今仍然处于极度萎缩状态。调研表明，我国基层中兽医药服务体系已全部瓦解，现只有少数企业各自为战。另据初步估计，我国农业院校教授中兽医药教师的总人数只有200人左右，尚不及一所中医药大学。目前，除河北农业大学之外，各大农业院校皆取消了中兽医药本科招生，只剩研究生教育和科研。虽然教育部曾经发文允许有条件的农业大学自主恢复中兽医药的本科招生，但至今无一响应。由于人才匮乏，导致难以在国家层面组织起规模性的"兵团"投入重大战役，致使我国保障食品安全的有关政策和措施效果大减，甚至于"非典"式的现象在养殖领域特别是养鸡行业一现再现。至今为止，与体系完备的现代畜牧兽医队伍相比，我国中兽医药队伍仅仅相当于一支游击队，或者说是"散兵游勇"。据初步概算，全国范围内能够应用中兽医药理论和方法的专家大约只有300人，且在17位畜牧兽医院士中无一人是中兽医。另外，自我国实行执业兽医师制度以来，将近十万人取得了执业资格，但其中也没有一人是以中兽医师的身份取得的。也就是说，中兽医师在国家层面没有取得独立的合法身份，这也与中兽医药的学科地位相一致。与一级学科兽医学相比，中兽医药学只是三级学科，从属于二级学科预防兽医学，与中医学、中药学、中西医结合学同为一级学科的独立地位相差甚远。

但是，随着农业污染问题和食品安全问题的出现，依赖单一现代农业科技手段支撑发展的模式已不适应生态文明建设和社会发展的要求，与此同时，中兽医药对保障食品安全和促进生态文明建设的作用也日益成为共识。综合来看，应当根本改变"重西轻中"现象，尽快在我国农业领域实施"中西医并重"的方针。

（三）我国农业的转型发展应当遵循"中西医并重"方针

在健康中国建设视域下，农业成为卫生的基础。由于动物、植物和生态环境的健康直接影响到人的健康，因此农业在逻辑上就成为卫生和健康领域中"治未病"环节的有机组成部分，而发挥中医药的"主导作用"则成为未来我国农业发展的战略主题。事实上，中国传统农业的生产技术曾经长期领先于世界各国，并实现了几千年的可持续发展。究其原因，是由于中国农业具有许多优良传统，《中国农业通史》把其概括为"六观"，即协调和谐的"三才"观、趋时避害的农时观、辨土肥田的地力观、种养三宜的物性观、变废为宝的循环观和御欲尚俭的节用观。上述思想观念至今仍然具有启示价值和意义。正如姜春云先生在《中国农业通史》序言中所言："今天是昨天的延续，现实是历史的发展。当前我们所面临的生态、环境问题，是在长期历史发展中累积下来的。许多问题只有放到历史长河中加以考察，才能看得更清楚、更准确，才能找到正确、理性的对策与方略。"

从我国现代农业发展的历程和未来的转型发展来看，可以说，正是由于多年来忽视了传统农业科技特别是中兽医药的作用，单纯强调现代农业科技的发展，才逐渐导致农业污染、食品安全、动物重大传染性疾病等问题积重难返，加大了农业健康治理的复杂程度，使得农业的可持续发展成为当下治理的终极目标，而从中国农业的传统中汲取智慧，复兴中国的农业文明，已成为有效促进健康中国建设和生态文明建设的战略选择。事实上，在我国农业实现现代化的过程中，在发展政策上长期忽视我国传统农业科技的创新发展，致使原来能够支撑国家发展的传统农业科技体系势单力微，必须加大扶持和促进发展的力度才能满足我国农业转型的需要。因此，重建我国的传统农业科技体系已是迫在眉睫之事。借鉴我国卫生事业改革发展的基本经验，遵循"中西医并重"的原则，促进我国传统农业科技和现代农业科技的平衡发展，保障农业科技供给体系的多样化应当成为我国农业治理的基本方略。

二、中兽医药在实践中所创造的解决食品安全问题的典型经验，开启了我国畜牧业和农业转型发展的新思路和新路径

（一）应用中兽医药能够快速实现食品安全保障目标

近年来，特别是自 2008 年"三鹿事件"之后，食品安全问题逐渐成为我国政府下大力气解决的国计民生问题。2010 年 2 月，国务院设立了食品安全委员会并成立办公室，显示出政府有组织、分步骤解决食品安全问题的决心。2013 年 3 月 10 日，根据第十二届全国人民代表大会第一次会议审议的《国务院机构改革和职能转变方案》，国家食品药品监督管理总局正式组建。在行政管理体制和法律法规逐步建立健全之

后，制约食品安全的瓶颈性问题也层层暴露出来，这就是基于农业生产方式的源性食品安全问题，其在种植业的表现是土壤污染和化肥农药的滥用，其在养殖业的表现则是抗生素、激素和兽药的滥用。当前，随着"十三五"规划的实施，在农业部门不断加大执法检查和处罚力度的情况下，"滥用"趋势虽已得到遏制，但是目前的治理方式偏重于"堵"，许多有效的"疏解"方式仍然藏而不用。调研表明，中兽医药是有效破解食品安全问题的利器，充分发挥中兽医药的优势，能够迅速扭转食品安全困境，为我国养殖业的转型发展开辟新路径。

2012 年 5 月，国务院农村综合改革工作小组办公室主任王卫星等人曾经专门赴河南调研新型健康养殖模式保障动物源性食品安全的情况，肯定了中兽医药的作用，并进一步围绕健康农村建设开展试点工作。2016 年 7 月 19 日，农业部副部长于康震专题调研了河北省保定市的中兽医药产业发展情况，他在相关的座谈会上指出：中兽医药学是中医药学的一个重要分支和组成部分，是中华民族医药的瑰宝，对养殖业健康发展发挥了重要作用。要明确定位，充分发挥中兽医药产品优势，加快替代抗生素类药物饲料添加剂研发步伐。调研表明，全面应用中兽医药，不仅能够预防畜禽等动物传染病的高发和流行，而且能够在做到动物源性食品无抗生素残留的同时，全面改善和提升食品的风味，让人民群众享受到实实在在的"健康获得感"。

目前，中国畜牧兽医学会中兽医学分会是我国中兽医药的国家级学术组织，中国农业大学的许剑琴教授曾经担任会长。为了适应学术研究和产业发展的变化，许教授等学术专家积极联合中兽医药的产、学、研等方面，面向国家的战略需求成立了中关村中兽医药产业技术创新战略联盟。在该联盟的统一指导下，中悦民安（北京）科技发展有限公司等联盟的骨干成员把中兽医药应用于现代养殖的全过程，生产出品相俱佳"健康猪肉"，实现了把中医养生理论用于规模化、标准化的生猪养殖体系。这种被称为"畜禽中兽医药及药食同源动物保健技术和方案"的新养殖体系，通过调理动物亚健康状态，在饲料中杜绝添加化学药物、抗生素、在生态、福利环境下生产安全优质的动物产品，猪肉品质及生产性能显著提高。经农业部农产品质量监督检验测试中心 30 多批次检测证实，胆固醇含量为普通猪肉的 1/2 以下；不饱和脂肪酸含量为普通猪肉的 3 ～ 6 倍，把 12 个月以上年猪的风味在 6 个月之内表达出来，颠覆了目前猪肉品质的相关指标。在安全基础上，风味及营养品质大幅度提升，实现中兽医药为动物源性食品安全破题。

自 2007 年以来，全国各地自发把中兽医药理论和产品应用于现代养殖模式并取得成功的事例层出不穷。广州市饲料工业协会开展改善猪、鸡、鱼风味的"三个一工程"曾经获得 2008 年中国饲料工业协会的创新奖，广东农之道农牧科技有限公司对"清远鸡"原味的追求广受欢迎，河南省武陟县东旭农牧合作社应用中兽医药保障奶牛健康获得了稳定和可持续的发展等典型事例，说明中兽医药在现代养殖体系中能够做到宽领域、广覆盖，极具战略意义的推广价值。

（二）以提升动物健康水平为核心，从源头抓起，内外兼治，才能破解我国养殖业转型难题

改革开放以来，我国现代养殖业迅速发展起来，并一举使我国成为世界养殖大国。根据联合国粮农组织（FAO）数据，2010 年我国肉类产量占世界总产量的 27.6%，蛋类占 40.6%，养殖水产品占 62.5%；肉类自 1990 年，蛋类自 1985 年，养殖水产品自 1990 年以来连续保持世界第一位，蜂蜜、蚕丝、毛皮等特种养殖产品产量近年也均为世界第一。专家认为，"取得这些突出成就的主要经验在于，养殖业率先开展并深化了市场化和产业化改革，依靠科技进步强力支撑，以及积极利用国内、国外两种资源。"

在取得突出成就的同时，我国养殖业发展也面临保障食品安全和消除环境污染的硬约束。2009 年 4 月，中国工程院在前期调研和反复酝酿

的基础上，启动了"中国养殖业可持续发展战略研究"重大咨询项目。经过两年多的研究，项目组最终形成了对我国养殖业可持续发展形势的基本判断：一是在需求刚性增长、资源短缺、环境污染等多重压力下，中国养殖业必须走可持续发展道路，到2030年我国养殖业仍将处于转变发展方式的重大战略转型期；二是到2030年，养殖业将成为我国农业中的第一大产业和战略主导产业，养殖业产值规模将超越种植业，在农业中率先实现发展方式转变和现代化，促使种植业和养殖业更加协调发展，促进农业结构经济调整和发展方式加快转变；三是加强科技支撑和推进养殖规模化是解决我国养殖业可持续发展所面临挑战的基本途径。基于上述基本判断，项目组提出了加快推进中国养殖业可持续发展的三个重大建议：一是充分认识养殖业战略产业地位，明确养殖业在现代农业中的战略主导地位；二是实施"标准化规模养殖推进计划"，推进适度规模养殖成为我国养殖业主体；三是实施"养殖业科技创新重大工程"，为我国养殖业的可持续发展提供持续动力。

令人遗憾的是，中兽医药的创新发展没有被列入建议中的"养殖业科技创新重大工程"，从一个侧面反映出多年来形成的支撑发展的单一思路并没有得到改变。实际上，鉴于食品安全形势日益严峻，我国农业系统加大了治理力度，并在相关的"十三五"规划中提出了治理任务和目标。目前，诸如化肥和农药的"双减双降"、划定禁养和限养区域、兽用药品的综合治理、食品检测和监管体系建设等许多治理措施正在有序部署和推进实施。2017年3月7日，农业部韩长赋部长在全国人大新闻发布会上提出了养殖业废弃物五年治理目标，事实上这是针对外部环境而言的。调研表明，要实现食品安全和生态文明建设的双重目标，应当内外兼治，即通过对养殖动物健康的全面调理奠定环境治理的基础。早在1994年，宁夏农学院的闫宏、杨库、苏学轼等人应用中药复合添加剂对生长育肥猪增重及饲料转化率进行了研究，其中效果最好的试验组比对照组平均日增重、饲料转化率和头均毛利分别提高2.62%、

13.69% 和 13.67%。另据汕头市庄园植物科技有限公司赵贺兰在大型猪场的试验观察，与对照组相比，应用中药饲料添加剂可同比提升饲料转化率 4%～5%，猪只增重 6%～7%，减少养殖废弃物排放量超过 10%。而从直观感受来看，应用中药饲料添加剂的猪场氨氮气味普遍较轻，也说明猪只吸收能力得到普遍增强。按照目前全国畜禽粪污年产生量约 38 亿吨的规模，全面应用中药饲料添加剂以提升动物健康水平，促进饲料的吸收转化，每年可减少粪污排放将近 4 亿吨，为废物治理奠定良好基础。

从内在机理上看，应用"畜禽中兽医药及药食同源动物保健技术和方案"所生产出的肉品之所以风味独特，源于动物本身的健康，也就是说，只有动物的健康才能实现和保障食品安全。进一步说，之所以要改变我国当前主流的养殖模式，就是因为它在动物健康保障方面略逊一筹，而味道不好只是这种模式的直接感受。大量的事实说明，提升动物的健康水平，能够促进饲料的充分吸收，减少药物的使用，使养殖废弃物容易转化成为有机粪肥，从而促进养殖业综合治理水平的提升。由此来看，只有以提升动物健康水平为核心，从养殖业的源头开始，内外兼治，充分发挥中兽医药促进动物健康的潜力，才能真正促进和实现我国养殖业的转型，实现可持续发展，从而为环境治理创造广阔的科技和政策空间。

（三）充分发挥中兽医药的优势，大力发展健康畜牧业，我国农业发展才能与健康中国和生态文明建设相适应

《健康中国纲要》指出："健全从源头到消费全过程的监管格局，严守从农田到餐桌的每一道防线"。农业一直是国民经济和社会发展的基础，而在"治未病"的意义上，我国农业已成为建设健康中国的第一基础。但是，在目前我国农业污染程度已超过工业污染，植物源性食品和动物源性食品都存在系统性不安全的现实情况下，发展健康农业既是挑

战，也是战略机遇和未来农业发展的战略选择。而在我国养殖业即将成为我国农业中的第一大产业和战略主导产业的战略预期下，全面深化畜牧业供给侧结构性改革，大力发展健康畜牧业，才能适应健康中国和生态文明建设的战略要求。

从科技支撑结构和产业发展模式来看，我国现代养殖业的高速发展实质上是一种工业文明性质的数量型发展，注重养殖规模和养殖动物的生长速度，而没有兼顾动物源性食品的质量、风味和生态环境的承载程度。在我国传统畜牧业相对发达的地区，虽然动物源性食品的风味得到满足，但是又存在产品供不应求和草原畜牧业的可持续发展的问题。我们通过赴内蒙古、甘肃、青海、西藏、云南、贵州、河南、河北、广东、江苏等地区实地调研，发现了许多基于生态文明建设的成功经验和案例，也看到了中兽医药和民族兽医药在促进现代养殖业向健康畜牧业转型过程中的切实作用，认为从现实基础出发，在兼顾健康需求、市场需求和产业发展的基础上，以充分发挥中兽医药的特色和优势为切入点，把中兽医药应用到现代养殖业发展的全过程，促进现代养殖业向健康畜牧业的战略转型，将会大力推动我国农业的健康发展，并将开创出现代化条件下我国生态文明建设的中国道路。可以说，只有选择健康畜牧业的发展道路，我国农业发展才能适应健康中国建设的根本需求，而这也意味着我国中医药发展战略的纵深推进。

事实上，从"十一五"规划开始，为了保障全民健康，我国医药卫生事业的改革和发展就一直沿着"前移"和"下移"的方向循序渐进。所谓"前移"，是指以预防为重点；所谓"下移"，是指要建立基层医疗卫生体系和制度。同样，在我国大力扶持和促进中医药事业发展的过程中，中医"治未病"体系以及农村和基层中医医疗体系也都得到相应建设和加强。在建设健康中国的新形势下，把中医药发展战略"前移"到保障食品安全领域，"下移"到农业领域，充分发挥中医药的新优势，在顶层设计的层面上推进我国卫生和健康事业的深化改革，实现卫生和农业的紧密衔接，势必大力推进健康中国的建设进程。

目前，中医药发展战略已经上升为国家战略，中医药作为我国卫生、经济、科技、文化、生态等五种独特资源的优势正在逐步发挥。但是，由于中医药和农业发展之间的关系长期得不到认识、研究和理解，致使中兽医药不仅成为我国中医药事业中最为薄弱的一个环节，而且现有的农业生产方式也已严重危及中药质量，成为制约中医药全球性发展的基础性隐患。2016年12月6日，在《中国的中医药》白皮书发布会上，国家卫计委副主任兼中医药管理局局长王国强指出，中医亡于中药并非危言耸听，中药材的农药残留问题非常严重，加强中药的绿色种植和生态养殖已迫在眉睫。因此，加强中医药与农业发展关系的研究，促进农业的健康治理，把我国中医药发展战略推进到农业领域已成建设健康中国的一项新课题。目前，我国的中医药事业归属于卫生与健康领域，主要由医疗、保健、科研、教育、产业和文化等部分组成，农业领域的中兽医药并不包括在内。因此，把中兽医药事业发展纳入我国中医药事业，从国家战略层面给予大力扶持和促进发展，已成为促进我国农业发展重中之重的基础性工作，由于前所未有，必将开创我国中医药事业发展的新局面，并有效服务于我国卫生和健康事业大局。

三、建立健全中兽医药发展机制，全面深化畜牧业供给侧结构性改革，开创我国卫生和农业协同治理和发展的新格局

《健康中国纲要》指出"'共建共享、全民健康'，是建设健康中国的战略主题。核心是以人民健康为中心，坚持以基层为重点，以改革创新为动力，预防为主，中西医并重，把健康融入所有政策，人民共建共享的卫生与健康工作方针"。在新的卫生与健康工作方针指导下，借鉴我国卫生事业改革的成功经验，以充分发挥中兽医药的原创潜力为切入点，把健康融入我国农业特别是畜牧业发展政策，全面深化畜牧业供

给侧结构性改革，将会迅速补上我国农业发展短板，深入推进农业的转型，保障农业的可持续发展。

（一）建立健全我国中兽医药管理体制，在组织上保障畜牧业的供给侧结构性改革

目前，我国农业系统没有设立专门的中兽医药管理机构，从农业部到各省、市、地的中兽医药工作皆由兽医局或畜牧兽医局代为管理。从我国卫生体制改革的历程和经验来看，1986 年设立了国家中医药管理局代替原来的卫生部中医司，2009 年国务院发布《关于扶持和促进中医药事业发展的若干意见》之后，各地把设立中医局和中医科作为扶持和促进中医药事业发展的重大和基本措施。事实证明，在国家把中医药事业作为重大发展战略的前提下，设立相对独立的组织管理机构是扶持和促进中医药事业发展的关键。同样，要切实改变中兽医药在管理、科研、标准、教育、学术和产业机构等方面全都隶属于现代畜牧兽医的局面，应当首先实行管理体制改革，建立新的相对独立的中兽医药管理机构，全面负责大力扶持和促进中兽医药事业发展的专项规划和措施。

（二）实施"动物医改"，形成中兽医药和现代畜牧兽医协同促进动物健康和疾病防治的新格局

由于中医药是我国独特的卫生资源，为了充分发挥中医药的特色和优势，中国特色的医药卫生事业改革一直坚持"中西医并重"的方针，使我国初步建立起成本低、效果好、有特色、人民群众的健康越来越有保障的医疗体制。当前，在全国农业实施抗菌类药物综合治理措施和严格督察的形势下，应用中兽医药替代抗菌类药物的趋势已经形成。顺势而为，制定把中兽医药应用于促进动物健康养殖的全过程，在动物育种、生产、保育、育肥等阶段实施"动物医改"，充分发挥中兽医药的

作用，消除现代养殖模式过度消耗动物健康免疫潜力带来的种种生产隐患，全面提升动物的健康水平，将为我国养殖业的转型和可持续发展提供坚强的科技支撑。事实上，以前我国养殖业过度依赖现代畜牧兽医药，看不到或不认可中兽医药的作用，致使动物季节性流行病和各种传染病找不到可靠的防疫措施，养殖业的稳定发展缺少坚实的保障。而过度依赖化学类药物，又带来严重且与生俱来的安全隐患，即便监管体系的建立和健全也难以避免源头性的药物残留和环境污染，而且这种隐性食品安全问题危害更大，更难以消除。调研表明，尽快建立健全各级各类中兽医药的科研开发体系和技术服务体系，使之有机服务于规模化、标准化、集约化的现代养殖模式，将更有利于发挥现代养殖模式的潜力，实现规模、效益、食品安全和保护环境的综合效果。因此，要像把动物防疫工作纳入法制的轨道一样，从大局出发，逐步把中兽医药的应用强制性纳入动物养殖的全过程。

（三）制定动物"治未病"专项规划，实施养殖业的源头治理工程

根据河南省风景堂动物药业有限公司的"托管"实践，应用中兽医药开展以母猪净化为起点的"治未病"工程，不仅能够显著提高母猪的健康水平和产仔率，奠定"未病先防、既病防变、愈后防复"的"治未病"体系的坚实基础，而且能够保障后期生长的稳定性和安全性。北京汇川兆亮牧业有限公司的养殖实践也说明，发挥中兽医药在"治未病"中的主导作用是提升动物源性食品营养和风味的关键因素。因此，在国家中医药发展战略"前移"和"下移"的前提下，我国农业部门应当承担起主体责任，制定相应的《动物"治未病"专项发展规划》。这是在我国养殖业发展已经高度市场化和产业化的情况下，审时度势，从源头治理开始，抓住促进养殖业转型发展的关键措施。目前，在已发布的涉农"十三五"各项规划中，皆没有涉及中兽医药发展的专章或专节论

述。及时制定和实施《动物"治未病"专项发展规划》，必将带动中兽医药在医疗、教育、科研、产业、保健、文化等方面的发展，促进中兽医药的全面复兴。

（四）从国家卫生和健康事业发展的大局出发，妥善制定中医药人才援助中兽医药发展的制度和机制

由于中兽医药人才匮乏，有关企业往往求助于中医院校和医疗机构的专家给动物看病开药。在历史上，中医药理论和中兽医药理论也是一脉相承，只是服务对象不同，而且兽医院中的中药材更是品种齐全，兽医生也是兼为人畜看病。如今，我国的农业院校的中兽医教研工作极度薄弱，而各个中医药院校则中医系和中药系齐备。因此，为建设中兽医药院系，尽快恢复中兽医药和中草药农药的本科招生，应当专门制定中医药院校与农业院校联动发展的政策和措施。

（五）设立健康畜牧业发展试验区，先试先行，探索以健康畜牧业发展促进种养加结合和农牧结合的一体化农业治理和发展模式

当前，我国农业系统围绕食品安全和环境污染开展了多项治理工程，其中养殖业和种植业治理的主要任务和目标就是满足人民群众的健康需求，促进生态文明建设。但是，这些治理工程在总体上仍然是分而治之的，养殖业和种植业的一体化治理尚待更具成效的顶层设计。根据健康中国建设的战略进程和未来农业发展的战略变化，我们看到了一条鲜明的发展逻辑链，这就是从健康畜牧业、健康种植业、健康农业、健康农村、健康城市到健康中国的健康治理和建设的反向的"差序格局"，而其中能够带动全局性发展的就是实现养殖业向健康畜牧业的转型，使养殖业从污染大户转变成为健康使者。只有能够成功实现这一转型，我国农业才能真正成为健康中国的第一基础。

我们在调研中考察了许多颇具成效的种养加和农牧结合发展模式，

但是这些模式基本上是企业性质的，不仅很难做到"零污染"，而且由于缺乏政策支持，做不到与当地种植业的有机结合。为此，我们提出了设立健康畜牧业发展试验区的设想，认为在当前的科技支撑条件下，只要国家制定相应的促进发展政策，做好有计划的区域布局，我国养殖业能够整体实现向健康发展的完美转型。在性质上，健康畜牧业需要满足以下要求：首先是保障养殖动物的健康，从而实现动物源性食品安全；其次是基于当地农牧基础确定适度的养殖规模，减少输入性饲料的使用；最后是全部实现养殖废弃物的转化利用，使之与当地的种植业相适应，减少化肥和农药的使用。因此，发展健康畜牧业能够促进实现当地或区域农业的可持续发展，在整体上促进农业治理和生态文明建设。

我们建议，在已成为国家生态文明建设试验区的福建、江西和贵州三省选择龙岩市、高安市和铜仁市开展健康畜牧业促进生态文明建设试点工作。在中兽医药基础较好的河南省武陟县、河北省承德市等地开展健康畜牧业促进农业综合治理的试点工作。在内蒙古自治区乌审旗、青海省海南州、西藏自治区林芝市等地开展健康畜牧业促进生态涵养的试点工作。在黑龙江省哈尔滨市双城区以及吉林、辽宁的相关地市开展健康畜牧业反补种植业的试点工作。在甘肃省定西市、云南省文山州等地开展健康畜牧业促进中药材绿色种植的试点工作。

我们认为，在当前形势下，解放思想，传承文明，把全面深化畜牧业供给侧结构性改革作为健康中国建设的关键，实现卫生和农业的协同发展，必将开创中国特色的生态文明建设道路。

基金项目：国家科技创新战略研究专项"健康畜牧业促进生态文明建设的政策研究"（ZLY2015036）。

张超中　赵志耘

原刊于《中国软科学》，2017 年第 7 期

参考文献

[1] 杜青林，韩长赋，闵宗殿．中国农业通史·明清卷 [M]．北京：中国农业出版社，2016．

[2] 中国养殖业可持续发展战略研究项目组．中国养殖业可持续发展战略研究：中国工程院重大咨询项目．综合卷 [M]．北京：中国农业出版社，2013．

[3] 闫宏，杨库，苏学轼．中药复合添加剂对生长育肥猪增重及饲料转化率的影响初报 [J]．宁夏农学院学报．1995（2）：30–32．

发挥中医理论优势，构建全球疫情预报体系

目前，"新冠"肺炎（COVID-19）的全球性大流行使得传染病防控成为世界各国共同面对的重大议题，这为我国充分发挥中华文明的原创智慧，引领全球发展方向提供了时代契机。我国科技系统在为当前疫情防控"提供强大科技支撑"的同时，已经提出要超前筹划公共卫生科技创新体系建设，争取为解决公共卫生领域的全球性重大问题贡献中国智慧。综合分析国内外的发展动态以及我国的政治优势和科技优势，面对未来全球疫情常态化的趋势，建议我国抓住关键历史机遇，及时构建中国主导的全球疫情预报体系，在为全球疫情研判、防控、疾病救治和相关体系建设提供坚强科技支撑的基础上，助力人类命运共同体建设，促进中华民族的伟大复兴。

一、我国具有全球疫情预报的理论资源和科技基础

疫情预报是世界性难题。它与天文、地理、动植物分布、人类活动甚至社会风气、文明传统、生活习惯等多重因素相关，能否以简驭繁，对未来可能发生的传染病和流行病进行预测预警，这是对人类智慧和科技创新的重大挑战。面对这一挑战，我国具有独特的理论资源和实践基础，可以提供中国式的解决方案。

2003年的"非典"疫情期间，国家中医药管理局曾经安排一项紧急研究任务，委托安徽中医药大学的顾植山教授（已退休，现任无锡市龙

砂医学流派研究院院长）预测"非典"疫情发展动态。顾教授运用中医五运六气理论准确预测了"非典"疫情结束的时间点，明确指出："5月21日至7月22日中原大地及以北地区进入三之气的相火的相位，夏季的暑热气候不适宜SARS病毒繁殖，因此，疫情控制后将较稳定，一般不会再像春季广东那样出现反复。"自此之后，中医五运六气理论又一次进入了新的应用发展时期，世界中医药学会联合会和中华中医药学会也都成立了专门的学术组织。

"十二五"期间，我国科技重大专项曾经立项支持《新发突发传染病中西医结合临床救治研究平台建设》（项目编号：2012ZX10004），顾植山教授主持了其中的子课题《中医疫病预测预警的理论、方法和应用研究》，课题组则由来自中国科学技术大学、广东省中医院等5家单位的专家组成。在课题执行期间，课题组每年年初形成预测预警报告，实时观察、跟踪气候、物候、天候等异常变化，对突发疫情信息及时介入，特别是年年不同的手足口病、2012年的B流感、新型冠状病毒、2013年的H7N9、2014年的埃博拉病毒、2015年登革热，都能及时做出判断，进行中医病机分析和提出治疗原则，并与实际情况基本符合，明显优于西方疾控理论所能做出的预测，有关研究成果有力支撑了我国新发突发传染病中西医结合临床救治研究平台建设。

上述"明显优于西方疾控理论所能做出的预测"体现在两方面：一是能够对疫情提前预警，课题组每年年初做出的疫情预报，与年末国家卫生主管部门发布的流行病学调查统计结论基本一致。二是能够提出针对性的治疗方案，最新研究表明："五运六气"理论构建了推衍疫病发生的宏观预测体系，针对不同疫情提出了相应的疗效确切的治疗方案，即便在病原体不明的情况下也能够开展中医的辨证论治，及早救治病患。由此可见，中医理论对我国构建全球疫情预报体系具有基础性的价值。

中医五运六气理论最早见于《黄帝内经》，是关于天体运行、地球大气的定性研究及其对地球人类疾病发生流行（生物疾病与健康）影响的学说，此外还广泛涉及对地球动植物生长健康影响的规律性内容，至今仍然具有强大的生命力。此次应对"新冠"肺炎疫情，中国科学院仝小林院士、中国工程院王永炎院士、张伯礼院士、黄璐琦院士、薛伯寿国医大师以及叶永安、史锁芳等中医专家根据五运六气理论把疫情定性为"寒湿"邪气，并确定了针对性的方剂对症治疗。经过科技攻关，目前我国已筛选出金花清感颗粒、连花清瘟胶囊、血必净注射液和清肺排毒汤、化湿败毒方、宣肺败毒方等有明显疗效的"三药三方"，临床疗效观察显示，中医药总有效率达到了 90% 以上，这种"创新使用"的方式再次证明了中国原创科技具有历久弥新、不可替代的防疫价值。

从实践来看，中医五运六气理论普及性强，也较容易被西医接受和使用。山东、江苏、广东等省的有关西医专家把该理论与重症监护临床救治相结合，生存率得到显著提高。由此说明，无论疫情发生与否，"天气"都是疾病救治和健康保障必须考虑的基本因素。因此，如果有意识地把已经相对成熟的全球天气预报体系、疾病控制体系和中医五运六气理论相结合，辅之以大数据、人工智能等现代科技，将有可能构建常规应用的全球疫情预报体系，从而为未来全球疫情的风险研判、评估、决策、疾病救治、药物和疫苗研发提供坚实系统的科技支撑，开创全球疫情预测预警的新局面。

二、借鉴中国智慧，开创科技支撑全球防疫的新格局

随着传染病和流行病的多发及其带来的危害和影响越来越大，疫情预报正在成为世界各个国家、企业甚至个人的现实需求。借鉴中国智慧，做好料事于先的疫情预报，改变既发之后的预警预报模式，将极大增强人类应对疫情的主动性，避免国家和社会猝不及防而造成严重损失，开创科技支撑全球防疫的新格局。

面对"新冠"肺炎疫情，我国采取了"历史上最勇敢、最灵活、最积极的防控措施"，其中即包括党中央和国务院在总体部署上强调的对"预防为主，中西医并重"方针的贯彻落实。目前，我国防控"新冠"肺炎疫情的经验及其模式已为全球防疫建立了新典范，但以美国为代表的西方国家采取种种手段，肆意歪曲和诋毁我国的抗疫经验，这再次说明对中国"典范"价值的全球性学习、理解、认同、借鉴和应用需要经过一个漫长的历史过程。因此，因势利导，更上层楼，及时构建中国主导的全球疫情预报体系，能够促进世界各国对中国智慧和中国典范的理解和认同，逐步建立起未来全球科技、医学和文明互鉴互通的新模式。

事实上，从更宏观的视野来看，中医五运六气理论体现了中国文化天人相关的传统及其天人合一的智慧，能够做到对全球疫情的全方位预报，其中也包括涉及食品安全和粮食安全的动物疫情和植物疫情预报，从而显示出中国传统科技思想的博大精深。当前，非洲猪瘟仍在我国和全球流行，非洲亚洲的蝗灾也在威胁当地的粮食生产。有研究表明，应用中医药防控非洲猪瘟效果明显，损失至少降低一半，这也给全球动物防疫带来了新模式，并有望建立新的典范。因此，通过跨学科、跨领域、跨部门的全方位合作，加强预测预警研究，构建全球疫情预报体系，最大限度地减少包括疫情在内的自然灾害对人类的影响，这将是中国科学对全球做出的原创性和基础性的贡献。

三、开展全球疫情预报体系建设将促进当代文明格局的深刻改变

构建中国主导的全球疫情预报体系，通过系统的实证化研究和常规化应用，不仅能够在健康领域促进确立我国的全球引领与主导地位，而且将促进全球科技文明的深刻变革，开创中华文明传承和创新发展的新篇章。

（一）构建全球疫情预报体系的基本构想

1. 基本目标

构建全球疫情预报体系，逐步实现对全球范围内人、动物和植物疫情的国家和地区预报，使疫情预报进入类似天气和地震预报的常规化水平。

2. 研究方法

应用定性研究与定量研究相结合、宏观研究和微观研究相结合、专家分析与人工智能相结合的方法，基于天人相关理论开展对人、动物、植物和生态的共时性规律研究，构建生命主体健康状态整体变化与调节分析大科学平台。

3. 应用前景

基于分析平台开展对人类、动物和植物疫情的短期、中期和长期预报，研判疫情态势趋势，指导制定防控整体方案和对包括中医药在内的世界传统医药以及现代药物、疫苗的先期研发，保障国际社会的平稳运行和全球农业及经济的健康发展。

（二）全球疫情预报体系建设集中体现了预防为主的战略思想和中华文明的高远境界

近年来，中医药治未病建设异军突起，"防患于未然"的思想为越来越多的人所重视。当前"新冠"肺炎的全球大流行虽然使得人们更加深刻反思旧预防体系的不足与落后，但是由于受到认知观念的影响，绝大多数人特别是西方欧美国家的群体对中医药尚存在错误认知，发生了很多抵触行为。在此新旧时代转变之际，构建全球疫情预报体系既成为向全球说明、展示中医药思想、理论和技术方法的一个崭新平台，也成为基于现实需求传承发展中华文明的根本动因。也正因为其实用性和有效性，中华文明才显示出仰之弥高、俯之弥深、虚而不屈、动而愈出的高远境界。

（三）从疫情预报着手，全球文明发展将逐渐走上以我为主的"中西医结合"道路

百年以前，德国哲学家斯宾格勒已经预见到西方的衰落，他所应用的研究方法在性质上相当于中医的"望闻问切"，而其所期望的未来科学也与中医药学相符合。目前，把中医药学置入全球文明的"大变局"之中，辅之以全球疫情预报体系建设，将切实改变以往"中西医结合"的旧模式，建立起与中华文明崛起和中华民族复兴相适应的以我为主的"中西医结合"新模式，促进实现西方文明的中国化。因此，全球疫情预报体系建设应当成为未来新文明建设的典范工程，从而促进全球放下狭隘偏见，认识到中华文明的传承发展是世界的机遇，其所带来的是西方文明的新生而不是毁灭。

四、构建全球疫情预报体系的基本做法

为了更充分发挥中医药的原创优势及其潜力，科技部曾经探索按照"大科学工程"的模式开展中医药国际科技合作研究。目前的"新冠"肺炎疫情使得全球疫情预报体系应运而生，可以认为，正式启动这一基于中医药的国际大科学工程的条件已基本成熟。习近平总书记曾经指出：中医药是打开中华文明宝库的钥匙。种种迹象表明，在全球意义上，五运六气理论有可能是先期打开中医药宝库的钥匙。

（一）设立专门学术研究机构，开展全球疫情预报体系的预研究，为顶层设计和战略部署奠定坚实基础

从目前的情势来看，对中医五运六气理论的认识尚没有达成共识，以中国科学院、中国工程院、中国医学科学院、中国中医科学院、中国疾控中心等为代表的我国专门科学和医学研究机构之间对此缺乏有效交流。因此，应当组建专门的学术研究机构，集合古代与现代天文学、气

象学、中西医学、哲学、大数据等多学科、跨领域的核心研究力量，对关键问题集中研究，重点突破，以期考辨历法，推定历元，深化学术共识。在此基础上开展顶层设计和战略部署，必将燮理阴阳，参赞化育，开启中华文明全球发展的新时代。

（二）由中国主导，创建全球疫情预报研究联盟

我国政府应当着力组建专门机构，负责规划和实施全球疫情预报体系建设，并在兼采中医和西医、传统科技和现代科技之长的基础上，创建全球疫情预报研究联盟。事实上，依据五运六气理论的古代历法特点和古代哲学天人合一观念，发挥其推演自然与人体疾病的关联性优势，以整体宏观的研究方法为主导构建全球疫情预报体系，是对当代人类疾病控制体系的结构性改进和功能性提升，必将开拓全球健康研究的新局面。中国科学家也应当解放思想，超越医学表象，深刻洞察中医的智慧和方法论本质，充分发挥自己的创造潜力。

（三）基于中医"司气备药"传统，构建全球医药战略储备体系

根据五运六气理论，中医药在历史上曾建立了具有中国特色的"司气备药"储备传统和应急体系，有经验的中医能够在年初就对当年的流行性疫情做出判断，提前储药防备。基于"司气备药"传统，构建全球医药战略储备体系，这在西药对新发疫情无特效药物的情况下，既关系到未来关键时期的生死存亡，又关系到中华文明的全球发展。这将有助于从容应对不利局面，并将最大限度地舒解全球疫情危机。

（四）把构建全球疫情预报体系研究纳入"十四五"计划和中长期科学与技术发展规划，并建立可持续的研究和发展机制

面对此次"新冠"肺炎疫情全球大流行带来的挑战，建议把全球疫情预报体系建设纳入"十四五"计划和中长期科学与技术发展规划，尽

快设计启动这一国际大科学工程项目，完善相应的体制机制，保障研究和应用的可持续发展。

我们认为，全球疫情预报体系应用前景广阔，理论和实践意义深远，有助于我国在有效应对全球挑战的情况下，开辟中华文明全球发展的新路径。

张超中　吴克峰

原发表于 2020 年 9 月 23 日《中国中医药报》

参考文献

[1] 中共科学技术部党组 . 在战胜疫情中发挥科学技术的关键利器作用 [J]，求是 . 2020（6）：17-21.

[2] 顾植山 . 疫病钩沉——从运气学说论疫病的发生规律 [M]. 北京：中国中医药出版社 .2003：156.

[3] 顾植山 . 中医疫病预测预警的理论、方法和应用研究 [R]. 科技报告：50934892-2-2012ZX10004301-009/1

[4] 郑洪 . 中国历史上的防疫斗争 [J]. 求是，2020（4）：70-75.

[5] 2020 年 3 月 23 日下午，国务院新闻办公室在湖北武汉举办新闻发布会，中央指导组成员、国家卫生健康委党组成员、国家中医药管理局党组书记余艳红对中医药在防治新冠肺炎中的重要作用及有效药物的介绍 .

[6] 2020 年 2 月 29 日发布的《中国 - 世界卫生组织新型冠状病毒肺炎（COVID-19）联合考察报告》对中国防控措施的评价 .

[7] 张超中，中兽医药有望让非洲猪瘟可防可控——关于中兽医药防控非洲猪瘟成效的报告 [N]，中国中医药报：2019-09-09.

[8] 2006 年 7 月 4 日，科技部会同卫生部、国家中医药管理局联合发布了《中医药国际科技合作规划纲要（2006-2020）》，该计划是国家中长期科技发展规划内容之一，也被称为我国政府倡议制定的第一个国际大科学工程研究计划 .

自主篇

中医战略：自主发展之路

遵循自身规律，
保持中医特色，才能弘扬中医优势

导读： 这是国家中医药管理局2006年底委托贾谦主持的课题的总报告，2007年1月初稿，12月修改定稿。这篇报告充分体现了贾谦对中医药的认识，是其中医药发展战略思想的集大成。

写给为振兴中医而努力的人们

2005年12月，国家中医药管理局政策法规司桑滨生司长找我，希望我能承担一项课题："遵循自身发展规律，保持中医优势特色的政策研究"，并跟我谈了很久，谈了很多想法。我颇为感动：中医局真想要为中医做点事，看来中医振兴大有希望。也颇有点受宠若惊，因为我不过是个门外汉。只有尽我一切能力完成任务了。

接受这一课题，心里很矛盾。我知道，中医局在卫生部领导之下，处事颇有为难之处，我的报告也肯定会批评卫生部、中医局。说深了，不容易被接受；说浅了，又没有尽到软科学研究人员的责任。

2007年1月拿出了报告。5月16日，中医局组织验收课题，指出三点不足：没有提到自身发展规律；个案说明不了问题；不像研究报告，倒像是杂文。因此，又进行了半年多的研究，补充了相关内容，比如，自身发展规律，帝国主义文化侵略，利益集团，学习运动，等等。在原报告中我是说了些个案，但没有个案，哪来的统计规律？摘除张秋菊的巨型肿瘤、给某人换脸，岂非都是个案，何以大加宣传？！其实，中医讲辨证论治，个性化治疗，就是要讲个案。我想，领导看的不就是几句实话、真话吗，没有必要字斟句酌的，也就放弃了这方面的努力。

我对自己最不满意的就是不知道何时何地该说什么话。苏秦、张仪的本事学不了，魏征敢犯颜直谏却知道该怎么说的功夫也学不了。结果对我如何倒无所谓，我生怕因我完成的中医局课题的报告而给中医局同志找麻烦——中医局怎么会是这种看法？！所以我一直希望中医局同志组织几个人给报告再提提意见，润润色，改得好一点，不致别人对中医局产生意见。中医局同志一直很忙，我心里也一直很不安。

我这个人爱瞎琢磨，我是承担了中医局的课题，但研究报告代表我的观点，不代表中医局的观点。如果有说对的地方，国家有关部门采纳了，皆大欢喜；如果有什么说得不对的地方，应该由我负责，中医局没有任何责任。这些年我一直承担国家软科学研究项目，科技部给我拨款，检查我是否完成，从不对我的观点说三道四，换句话说，学术研究，文责自负，不代表科技部的观点。想通了这一点，我也就不再去麻烦中医局的同志了，充其量人家会说找贾谦做课题是中医局同志瞎了眼，还不至于把贾谦的错误观点加到中医局头上。

2001 年我即已退休。科技部办公厅梅永红主任在网上看到我的一篇文章《我国中药出口占世界草药市场份额究竟有多少》，梅主任找我谈了两个小时，问了我对中医的看法，最后让我继续申请课题，要我单位支持我，并在课题进行中不断亲自予以指导。因此，我们课题组也成为六个"国家软科学研究基地"之一。这样，我前后又承担了几项国家软科学研究计划重点课题。我很荣幸遇到了这样一位关心 13 亿人特别是 9 亿农民健康的领导。我没日没夜地工作，节假日从来没有休息过，每周工作总时间在 70 小时以上。一则是"士为知己者死"的"旧思想"在我头脑里作怪，总怕为知己者丢脸；二则作为龙的传人，对于复兴中华文化、振兴中医有一种使命感，这也许是我"恬不知耻"的"卖瓜"吧。

就我所知，梅永红负责的国家软科学研究计划不仅支持中医战略研究课题，也支持大飞机、汽车等其他五项重大软科学研究，为大飞机、汽车、软件等领域的发展战略提出了积极建议。

科技部徐冠华部长、程津培副部长等领导也非常支持我们的课题工作。在 SARS 最紧张的时候，徐部长亲自接见我们请来的战斗在 SARS 一线的广州中医专家，将中医治疗艾滋病的调研报告呈送吴仪副总理；程部长每年都在两会上提出有关中医的提案。正由于科技部各级领导对课题组的支持，课题组才做了一些工作，也正由于科技部各级领导对中医课题的支持，有专家才一再说，过去科技部是外国科学技术部，搞的都是外国科学技术，现在才是中国自己的科学技术部。

后来，有人好心地劝我：某某某让我转告你，第一不要骂政府，第二不要骂西医。我们怎么会骂政府呢？！我们只是批评有的部门里的有的同志民族自信心不足，以至于总是用洋人的标准衡量中医药。我们也不骂西医，我们说西医的方法论有天然缺陷，西医把人当作"物"，从不把人当"人"看。我们百年来的最大失误是教育失误，怎么能责怪受到这一教育的西医同胞呢？！

有人说：你们课题组这几年做得不错，人民会记得你们的，这是贵单位对国家的大贡献之一。但是，他们想错了。首先，离了谁，地球照样转。其次，多年来，我说得太多了，惹人讨厌，2002 年我的《中药现代化国际化反思》就一直使若干同志耿耿于怀。

所以，本报告有可能是我的封笔"研究报告"。但是，这并不意味着我"金盆洗手"，不再关心中医药战略研究。如上所述，我是"恬不知耻"地有一种使命感。"文死谏，武死战"。我既不会停笔，也不会闭上嘴巴。我会继续为中医呼吁，为中华文化呐喊。

这么多年的实地调研，使我看到：中医具有无比的优势，民间蕴藏着巨大的创造力。

"非典"期间，我们到广州调研，看到以邓铁涛、刘仕昌两位老教授为首的广州中医药大学一附院、二附院的中医们治疗"非典"效果极好，远优于西医效果，一附院甚至创造了"零死亡，零转院，医护人员零感染，治疗后零后遗症"的四个零奇迹。若非广州中医带头，我国"非典"平均死亡率起码要翻番，精神与经济损失会更大。很遗憾，迄今没有人认真总结过中医治疗"非典"的经验，更没有在理论上加以提高，却有人轻而易举地将中医治疗"非典"的荣誉送给了"中西医结合"。

从 2003 年起，我们先后去文楼村 20 多次，看到七路民间中医在国家尚未来得及关注艾滋病时就主动到文楼村免费为患者治疗。他们这种精神深深感动了我，我自愧不如，我亲眼看到他们治疗的患者"能吃、能睡、能劳动"，有的患者甚至 HIV 抗体转阴（这是全世界现代医学没有做到过的）。然而，我们的管理人员、我们的学术权威，无论是中医的还是西医的，没有人去调查过，核实过。但我们从调研中得到一个结论：不要管什么 CD_4^+ 的大小，HIV 载量的多少，中医的疗效标准就是："患者能吃能睡能劳动，上养老下养小，不要国家照顾。"对民间中医主动上前线治疗艾滋病患者的事，没有人肯定过，更没有人想着支持他们一下，却有人"关心"他们有没有行医资格，他们的药有没有批号！他们怎么进入文楼村的！

我也看到民间中医可以使吸毒者在 33 个小时戒除心瘾，15 天恢复到吸毒前的健康水平，血检尿检都检不出吗啡了。这是世界级的成果，原本可以与中医治疗艾滋病一样为国争光。很遗憾，我们的科研机制无法支持民间中医。须知：群众，只有群众，才是创造历史的动力。真正的、重大的发明创造源自民间。中医振兴的希望也在民间。

我很希望国家中医药管理局的同志，直接过问这两项为国争光、为中医争气的成果。希望中医局安排两个平台，验证这两项成果。千万不要想着让下面某家医院接受七路民间中医及其成果、共同申报课题加以验证。因为我们的医师法和药品法阻碍了这一常规程序。不会有哪家医院敢于、愿意以及会这么做。要突破框框，创造政策，引领政策。因循守旧，历史何以进步，我们寄希望于国家中医药管理局。

过去有无数先烈为抗日为解放事业献身，今天会不会有更多的人为振兴中医、复兴中华文化而献身？中华文化是先进的文化，其力量远大于现代科技——他将使人类与自然和谐共存而不是掠夺自然，他将使21世纪成为中国的世纪。

我们课题组成立于1992年，老组长徐绍颖教授领导我们做了许多工作，把我也领入了中医战略研究领域，教给我如何进行软科学研究，是我终生难忘的恩师。我还有另一位"老师"：某权威课题组。他们研究"中医在国际上的定位"，结论是：中医永远是辅助医学，永远进不了主流医学。从某种意义上说，这对我的教育更大。这使我想起列宁的一句话：忘记过去就意味着背叛。从此以后，我始终不敢忘记我们五千年辉煌的文化历史，这也成为我从事研究的立脚点。

"和"是中华文化的根本。和谐社会的建立会使我们的官员关心国家利益胜过关心自身、会使我们的学者关心人民疾苦胜过关心学术地位。我们一定会听到振聋发聩的振兴中医、复兴中华文化的歌声！这是中华民族屹立于世界民族之林的希望。

我感谢支持过我的一切领导、同事和朋友，过去已经多次感谢过。

这几句话算是前言。我也不必推敲，反正没有人看前言。

贾谦

2008年2月11日

中医药学是中国第一大发明，其意义远大于我国指南针、造纸术、印刷术和火药等四大发明。

中医药学是中国的原创性医学，与中华民族历史一样悠久，为中华民族的繁衍生息做出了不可磨灭的贡献。

中医药学是成熟的、系统的、完整的理论医学，可以应对各种疾病，包括现代医学认为是新出现的疾病，如 SARS、艾滋病，"禽流感"等。

中医药学与现代医学是平起平坐、相互补充而又不能相互取代的人类两大医疗保健体系。

与发展仅二百年的现代医学及其所出现的诸多弊病相比，中医药学有极大的优势——中医药学是防病的健康医学，代表了未来医学的发展方向。

我们不可能学习西方的医疗保健模式。美国总统医疗顾问方励培先生 2005 年在中国访问时讲到，医疗保健费用飞速上涨，会导致美国财政崩溃。

作为华夏子孙，作为龙的传人，首先要尊重我们的历史，要对中华文化以及中华文化的主要载体——中医药学拥有自信心。

在全面继承的基础上自主发展中医药学是每个中国人的责任，更是中医药主管部门的责任。

我们要告诉世界：中国人有中国人的健康医学，中国人有中国人的活法。

然而，中华先哲们所创立的本真中医药学，在今天的学术界几乎消亡殆尽，中医的特色与优势也几乎荡然无存。

要振兴中医，发挥中医优势，就要遵循中医自身发展规律，保持中医特色。为此，需要什么样的政策、法规，正是我们要研究的问题。

一、中、西医药学及其方法论比较

中、西医药学有各自的特色和优势，现在包括卫生界大人物在内的不少人对中医药学习不够、误解颇多。所以，在着重阐述中医药学的特色和优势之前，我们先研究一下什么是中医以及中、西医药学的差异。

（一）什么是中医

什么是中医？这个问题看起来很简单，但迄今为止，似乎还没有科学完整的定义，下面只是想谈谈我们的一点想法。

今之"中医"称谓，始于清末民初。其时，将外来的教育称为西学，将自己的则称为国学；将外来的医学称为西医，将自己的医学称为国医，后来亦称中医。迄今，中医、国医二词通用，在教科书中多用中医一词，中医院校开设的门诊则多称"国医堂"。所以，"中医"可以说是"中国医学""中华医学"的简称，是与从国外引进的西医即"现代医学"相对而称的一种医学。故《现代汉语词典》对"中医"的解释是："中国固有的医学"。

中医药学是自从有了中国就存在的医学，也就是有了中华文明就存在的医学。中华文明是世界古代文明中始终没有中断，连续七千多年发展至今的文明。中华文明的特点就是注重以民为本，尊重人的尊严和价值。"天地之间，莫贵于人"，强调要利民、裕民、养民、惠民。中华民族之所以能够在七千多年的历史进程中生生不息、繁衍壮大，中医药学起了不可替代、不可磨灭的作用，中医药学是中华文化的重要组成部分。

长期以来，很多人认为，两千多年来，中国的"哲学"（中国人称为"义理学"）著作《中庸》指导下的医药活动为中医。《中庸》首章有文曰："天命之谓性，率性之谓道，修道之谓教。……喜怒哀乐之未发，谓之中；发而皆中节，谓之和。中也者，天下之大本也；和也者，天下之达道也。致中和，天地位焉，万物育焉。"这是就中医的中和本质而言的。西方医学是对抗医学，借用药物消灭细菌、病毒，替代人体的某些功能，或借用手术等手段摘除或替换某些组织、器官。中医则不然，认为人体五脏自身以及人与自然、与社会都应该和谐，太过与不及皆为病。"不偏之谓中，不易之谓庸"，"庸，常也，中和可常行之道"。故中医通过医师的"辨证论治"，药物的"补偏救弊"，重新恢复到"无太过，无不及"的原本的中和运行状态。

《黄帝内经》是以阴阳五行、天人相应的法则揭示了人体气血运行的规律，描述了在气的作用下人体生、长、壮、老、已的过程，并以此指导中医的诊断、治疗、用药，包括养生，以扶正祛邪、调整气血、疏通经脉、不治已病治未病等，把健康和长寿带给亿万人民。

五行即木、火、土、金、水，其含义不是五种元素，而是对运动形式、相互关系的概括和描述，并以之指导医疗保健的实践。把五行理解成五种元素，实在是一种无知的表现。

我们认为，所谓中医药学是：根据中国哲学的天人合一、五运六气学说，按照阴阳五行所揭示的生命运动的规律，以经络学说、脏腑学说为基础，运用望、闻、问、切四诊合参的诊断，借用简便易行的方法和自然界万物的偏性来纠正人体偏性，使之恢复到和谐平衡状态，从而保障人们健康的医学。简单地说，西医是对抗医学，中医是中庸医学。

（二）中、西医学比较

1. 中医把人看作人，西医把人看作"物"

中医与西医是哲学思想、基础理论和医疗方法完全不同的两种医学。

中医是以综合演绎为主的东方科学，是在长期的、大量的医疗实践中，总结推演上升到理性认识的医学，是只针对活人的医学，因而对于生命运动有着深刻的认识；西医则是以还原分析为主的西方科学，是以动物和死人解剖为基础的实验医学，因而对于异常复杂、联系广泛而又处于不断变化的生命的认识，往往陷入机械论的泥坑。

17世纪中期，法国医生拉美特利出版了《人是机器》一书。他说：人是一架机器！是一架会自动运行的机器！他认为：心是血泵，肺是风箱，胃是研磨机，四肢是杠杆，而饮食则是为了补充燃料。

这种医学模式，用机器的原理来解释人的生理结构和病理机制，它将人体分成许多独立的"零件"来研究，认为所谓的疾病，只不过是人体这架机器的零部件产生了故障的结果，而医生则是修理匠，任务就是修理机器。在这种观点的影响下，西医注重的是局部而不是整体，是结构而不是功能，是物质而不是精神，是各个零部件的作用而不是其间的联系。

2. 中、西医方法论迥异

西方医学以还原论看待人体和生命，认为人由内脏和皮毛筋骨组成，再往下分，则由细胞组成，细胞由分子组成，分子由基因组成。所以西医以为人体所有脏器几乎都可以分割或置换，换肝、换肾、换心脏，用各种仪器设备一直检查到基因。有人说西医也有整体论，比如基因组学、蛋白组学、系统生物学等。但西医这种整体论是堆砌式、结构式、组成式的整体论。试想，谁是一个妈生养四肢，另一个妈生养脑袋，日后再组装起来的？

从研究方法论上说，中医是整体论，且是生成式整体论，认为天地之气是化育人的本原，把人看作自然界的产物，因而人与自然是一个整体，日月运行、四时变化、环境差异，皆影响人，而且人之五脏六腑亦是一个整体，相互密切联系而且不能分割，故中医讲究"因时、因地、因人"辨证论治，越是高明的中医，考虑的因素越多、越全面。

中医药学的脏腑、经络，与解剖的概念完全不同。解剖至今无法发现经络，因为经络现象只存在于活人身上，人死后四小时经络现象就消失了，人们习惯于用解剖学说来理解中医的脏腑、经络学说，是完全错误的。

中医讲唯物论，也讲辩证法，既强调大自然与人类社会环境的影响，也强调人的精神因素即七情六欲的作用。以 SARS 为例，西医用抗生素去杀灭冠状病毒，不行就用激素，结果不仅至今没能杀灭病毒，而且用激素无差别、无条件地调动体内抗病机能，造成严重的难以治愈的后遗症。中医则不管什么病毒不病毒，认为是天地运化对人产生的影响。顾植山教授说："庚辰年（2000 年）刚柔失守产生的'燥'和'热'是伏气，癸未年（2003 年）的'寒'和'湿'则是时气，由疫毒时气引动伏气，燥、热郁于内，寒、湿淫于外"，导致 SARS（顾植山《疫病钩沉——从运气学说论疫病的发生规律》北京：中国医药科技出版社.2003）。中医有针对性地用药性之偏改变人体燥热的内环境，不仅成功地防治了令人们谈虎色变的 SARS，而且没有任何后遗症。事实证明，中医的推断是正确的，一到小满，进入三之气，客气转为厥阴风木，风能克湿，大自然改变了人体的内环境，SARS 就过去了。至今恐怕也无人能证明，是什么灵丹妙药把地球上的 SARS 病毒都杀光了吧？

中医理论的特色就是化繁为简，以简驭繁，以看似简单的阴阳五行等理论，破解驾驭复杂的生命现象。举例来说，中医只需望、闻、问、切，即可判断病情，依据的是患者和医生的感觉，看似模糊，实则往往比检查化验灵敏、准确、全面。西医似乎在微观上精确于中医，但往往出现以偏概全、以假象当本质、以瞬时作常态的误诊。就像老农挑西瓜，一看一拍就可判断瓜的生熟酸甜，而不必切开测量糖分。

3. 不同的文化产生不同的医德

中医是中华"和"文化的产物，所以，孙思邈在《大医精诚》篇中说："凡大医治病，必当安神定志，无欲无求，先发大慈恻隐之心，誓愿普救含灵之苦。若有疾厄来求救者，不得问其贵贱贫富，长幼妍蚩，怨亲善友，华夷愚智，普同一等，皆如至亲之想。亦不得瞻前顾后，自虑吉凶，护惜身命。见彼苦恼，若己有之，深心凄怆，勿避艰险、昼夜、寒暑、饥渴、疲劳，一心赴救，无做功夫形迹之心。如此可为苍生大医，反此则是含灵巨贼。……其有患疮痍、下痢，臭秽不可瞻视，人所恶见者，但发惭愧、凄怜、忧恤之意，不得起一念蒂芥之心，是吾之志也。"这就是中医的医德！正由于此，在国家尚未顾及艾滋病时，七路民间中医主动到文楼村自己掏钱，免费为患者治病。也正由于此，中医一直讲"穷人看病，富人掏钱"，掏不起钱我也照样为你看病，富人看病就得多掏一点了。也许这是另一种形式的"劫富济贫"，迄今农村许多中医依然如此，如山西运城铁氏父子为人看病从不收费，病人愿意给就给点，愿意给多少就给多少，又如运城崔扣狮、冯斌等对没有钱的穷人同样诊治。河南邓州振宇肿瘤医院马宇振院长不仅医术高，且屡次对实在困难者减免费用。

西医源于西方的竞争文化，强调的是利益和金钱。没有钱，就别想进医院。没有钱，对不起，宁可看着你死去也不给治，报载已不乏其例。钱用完了，对不起，出院！产妇生孩子是再自然不过的事，可今天十分之一以上的产妇都在医生"建议"下行剖腹产。这并非今日之妇女生殖功能下降，亦非真正之难产，而是医院看到了这是赚钱的买卖。除了看到"钱"之外，已经不见人味了。这，也许是社会发展的必然吧，可总感到似乎与中华文化不相称，恐怕不是中医做事的习惯。美国明道大学校长张绪通先生是中、西医大家，在美国宣传中医五十多年。他为我们的《中医战略》写的序中说："曼博士说：医院是合法的伤人或杀人的场所。和一般屠宰场不同的地方是，被伤害的人必须倾家荡产，付出极昂贵的价钱，去被他们宰杀。如果你是穷人，付不起医药费，即使磕破头求他们，他们也不屑浪费宝贵时间来宰杀你，除非他们看中了你的脏器。"

这就是不同文化产生的不同的医德。

4. 卫生经济学差异极大

众所周知，西方国家已经承受不起指数级上升的医疗费用的飞涨。美国总统医疗顾问方励培先生 2005 年 12 月在中国讲：美国医疗费用上涨会使美国财政崩溃。我们在过去的报告中一再说，仅从医疗费用高而言，中国也不可能走西方的医疗保健模式。现代医学的仪器设备越来越"先进"，价格越来越高，结果呢？除了标榜先进和加重患者负担之外，对于诊断和疗效并没有什么看得出的补益。以癌症为例，用什么仪器诊断，不还是手术、化疗、放疗吗？就连美国人都意识到 90% 的手术是不必要的。一个癌症，在我国，西医至少 30 万，中医不过一两万，多者两三万。白血病要换骨髓，几十万，患者还不一定能下手术台，多少患者因此而人财两空。邓州马宇振大夫治疗白血病疗效甚好，我们专门去考察过，抬着进去，走着出去，费用不过三两万。其他各种西医所谓的疾病，就我们粗略调研，中西医费用也大约相差 10 倍。就一个感冒而言，西医检查、吊针，少说几百，多者数千。中医看感冒，多则几十少则几元。

医疗不是公益事业，而是福利事业。只要解放中医，充分发挥中医作用，我们仍可以像 20 世纪 70 年代那样，以世界最低的医疗费用解决 13 亿人口的健康问题。

5. 中药是万岁药，西药是短命药

张绪通先生为《中医战略》写的序中说："一个药品的开发……费时十数年。显得这个药品，似乎是经过千锤百炼，对治疗疾病必然是百发百中的，称之为'科学的成品'。可是等到新药面世之后，不到几个月，就出现各式各样的毛病，不但治不了病，所产生的不良反应简直耸人听闻。勉强撑不到几年，这个千呼万唤始出来的圣品，就被淘汰了。"

从 1835 年西药进入中国以来，总共用过 7000 多种西药，但目前

只有1000余种尚在临床上使用，其他6000多种都淘汰了，这6000多种都经过了现代科学的检验、双盲实验，还是被淘汰了。从这个意义上说，西药是短命药，西药的审评标准就是对西药来说也并不一定可靠。中药应用了几千年，除了被国家药监局错误淘汰的关木通之外，再没有一种因不良反应或因导致耐药性而被淘汰。中药是万岁药！

需要比较的东西很多，以上只是略举一二，说明中西医是截然不同的两种医学体系。

二、中医是国宝，是成熟的理论医学

上面对中、西医药学进行了简单比较，由之可以看出，中医是国宝，是成熟的理论医学，是我们中国人的骄傲，我们对待中医应该像儿子对待母亲一样，否则，当属不肖子孙之列。

（一）中医是国宝

中医药学是中华文化的主要载体，我国古籍中三分之一以上是医籍，且，中医是中国哲学、人文科学、社会学、天文学、地理学、农学、化学等各学科之集大成者，是在整体论思想指导下的自然科学与文化的统一体，或说是东方科学的代表。因此，中医药学的振兴必将带动中华文化的复兴，而中华文化复兴的意义将远大于欧洲的文艺复兴。

众所周知，西方科学技术以分析还原为方法论，认为世界无限可分。虽然西方科学技术创造了现代文明，为我们的生活带来了极大的便利，但由于西方科学是建立在"竞争""掠夺"文化基础之上的，即建立在"征服自然"的思想文化基础之上的，大量农药、化肥的使用，过度的矿产开发等，严重地污染了环境，掠夺、破坏了资源，招致大自然的无情报复已是屡见不鲜。因此，还原论思想指导下的现代科技的双刃剑特性不能不引起我们的高度警惕。

中华文化是"和"文化，讲人与人和谐相处，民族与民族和谐相处，国家与国家和谐相处，人与自然和谐相处，尤其是对于人体，非常讲究"阴气平和，阳气密固"，保养正气以滋润性命，顺应四时而养生。因此，中医的整体论和中医的物质、人文世界观必将指导自然科学和社会科学发展，引领人类社会进步。21世纪将是中国人的世纪，中华文化复兴的世纪。

中医药学是中国的原创性医学，与中华民族历史一样悠久，为中华民族的繁衍生息做出了不可磨灭的贡献。《中国疫病史鉴》记载，西汉以降的两千多年中，中国发生321次瘟疫，正是中医药的防治，都有效控制了疫情的蔓延。所以，中国从未出现过像欧洲那样一死上千万人的悲剧。

在我国各行各业中，最有优势、最有实力、最有底气、最有后劲，拥有独立自主知识产权的，唯有中医药。而且中医药的养生保健、简便廉验和人性化服务等代表了未来的医学发展方向。中医药将来能够帮助世界人民健康长寿、无疾而终。

根据我们的调研，几乎没有多少西医能治而中医治不了的病，反倒是许多中医能治的病如多因素疾病、病毒性疾病等，西医没有有效的治疗方法。尤其是很多被西医判了死刑的患者，经过中医的治疗，奇迹般地起死回生！有人说，西医手术比中医强。的确如此。但是，一则西方已经认识到90%的手术是不必要的；二则中医手术在东汉时水平就已很高，那时就用"麻沸散"进行手术麻醉，只是因为手术过于残忍、大伤元气，而且很多病症施以药物和运用其他方法也可以解决问题，因而抛弃了发展手术。

因此，中医药学是我们的国宝，这一点毋庸置疑。

（二）中医是完整的、系统的、成熟的理论医学

一些西医以及近百年来我国的不少科学文化"精英"一再强调：中

医是经验医学，不科学。我们经过调查分析研究，得出的结论与此正好相反：中医是理论医学，而且是成熟的、系统的、完整的理论医学。

什么叫理论医学，就是用其理论可以解决各种临床问题，可以解决西医认为"新出现的疾病"，可用以回答"新出现的疾病"之原因，亦即其理论可以预防治疗各种疾病，可以使人健康长寿，这种医学就是理论医学。什么是经验医学？在用实验方法取得经验之前，对所遇到的疾病无法解决，只有在取得了治疗这种病的经验，找到了有效治疗方法之后，才敢用于临床，凭经验进行治疗就是经验医学。许多国家的传统医学是经验医学，包括我们的一些民间草医草药也是凭经验用药。这里要说明的是，经验医学也是医学，也有用。我们并不因其他医学属于或基本属于经验医学而鄙视、排挤他们。但是，中医不属于经验医学！而近现代一些科学文化"精英"说中医是经验医学，则是想要说明中医"不科学"！

中医是理论医学也体现在：她运用阴阳五行的准确含义完全能够解释中医的各科学说，能够说清楚中医脏腑、经络、气血等理论是怎样建立来的，说清楚中医的治疗原则，说清楚病人发病及其痊愈的原因，随时可用以指导临床。

按照中医理论，几千年来解决了中华民族遇到的各种疾病，包括近几十年来遇到的现代医学无法解决的或没有很好疗效的新出现的疾病，如 SARS、艾滋病、"禽流感"、吸毒成瘾等。既然按照中医理论能够应对各种疾病，不必先要经过种种实验以取得经验才能找到有效治疗方法，为什么有人硬要把中医说成是经验医学呢？！

而且，中医是成熟、系统、完整的理论医学。首先，历史悠久，中医有五千年历史，西医只有二三百年历史，说它是个孩子是抬举它；其次，五千年的发展使其能够轻松应对新出现的 SARS、艾滋病等，而且效果极佳；最后，也是最重要的，其理论体系非常系统、完整，可随时用以指导临床治疗各种疾病。

德国著名汉学家、中医理论家波克特先生于 2005 年 11 月应我们邀请在中国科学技术信息研究所作报告，他强调，"中医是成熟的科学"，只有我们自己人反倒认为中医是经验医学。

中医不是经验医学，而是理论医学，是成熟的、系统的、完整的理论医学。反之，现代医学是经验医学。这么说，丝毫没有贬低现代医学之意，而是由于现代医学源于实验，化学家或曰药物学家是盲目地也只能盲目地从诸多化合物中筛选药物，哪些化合物有毒，哪些没有毒，哪些有效，哪些没有效，是不清楚的，必须进行实验。没有在白鼠身上实验以取得经验之前，不敢在志愿者身上试验；没有在志愿者身上取得经验之前，不敢用于临床。现代医学没有哪个理论使得它可以立即应对新出现的疾病，如 SARS、艾滋病、"禽流感"、吸毒成瘾等，因为它对这些病没有经验。所以 SARS 出现之后，现代医学束手无策，所采用的药物连当时的西医大家都无法确定是否有用处。某院士于 2003 年底在研讨会上也说：得了 SARS，不进行任何治疗，93% 的患者会自愈。换句话说，新加坡，我国台湾、香港地区死亡率超过 7% 的那些患者都是冤死的。迄今现代医学对 SARS 的经验恐怕还停留在用抗生素和激素可能解决不了问题上，而对有效的途径仍未有经验。也正由于此，现代医学对戒毒只能以小毒（美沙酮）代大毒（吗啡等）。某大学从美国请回戒毒专家，年薪 200 万人民币，每月还有上万美元的生活补助，也没有解决戒毒去心瘾的问题。中医能解决吸毒者心瘾问题（98% 的戒毒者不会复吸），可惜的是有关专家和领导不信中医有此能力，他们只信洋人的东西。而且，利益集团找出种种理由不让这些中药进入临床，总怕分了他们一杯羹，消灭了他们的"回头客"。

在此需要强调说明的是：一些科学文化"精英"把中医说成是"经验医学"，是因为不肯认可中医有"科学"的依据！现代医学倒是"有"科学依据，却无法摆脱经验医学的束缚，这些"精英"却把西医标榜为

"理论医学"，实在是长文化帝国主义志气，灭中华文化威风！

在此需要再强调说明一下：经验医学也是医学，而且有用。抗生素解决了许多细菌性感染就是典型例子，连体婴儿就得要用手术解决。不能因为西医是经验医学就可以加以歧视。我们从不反对、排斥西医，历来主张以中医为主、中西医并重。我们坚决反对的是：不问青红皂白，见洋人的东西就奉若神明，对自己的东西就千方百计践踏、摧残。

（三）对待中医应该像儿子对待母亲一样

百十年来，不少人总是说中医不科学，北洋政府于 1912 年公布《中华民国教育新法令》，没有中医药教育方面的规定，即"民元教育系统漏列中医"事件，引发了中医近代史上首次抗争请愿活动；1929 年 2 月，南京政府卫生部召开第一届中央卫生委员会议，通过了余云岫炮制的《废止旧医以扫除医事卫生之障碍案》，由于中医界的抗争，南京政府不得不将此案搁置起来；中华人民共和国成立后，中央卫生部王斌等人说中医是封建医，应该随着封建社会一起被打倒；今天，又有人捡起余云岫的衣钵，叫喊要在五年内消灭中医，而且组织网上签名。遗憾的是，叫唤时间不短了，签名的寥寥无几，网上反驳者倒是不计其数，且言辞激烈，甚至有人指责其为汉奸。看来，绝大多数中国人相信自己的祖宗，相信自己祖宗留下的传家宝。

德国慕尼黑大学波克特教授二十多年前就指出："中医药在中国至今没有受到文化上的虔诚对待，没有确定其科学传统地位而进行认识论的研究和合理的科学探讨，没有从对人类的福利出发给予人道主义的关注，所受到的是教条式的轻视和文化摧残。这样做的不是外人，而是中国的医务人员。他们不承认在中国本土上的宝藏，为了追求时髦，用西方的术语胡乱消灭和模糊中医的信息。"

河南中医学院刘文第副院长告诉我，他是学西医的，欧洲一位西医大家对他说：你们中国人对待中医，应该像儿子对待母亲一样。

历史与现时的现象值得我们深思。一百年来文化科学精英对中医科学性的困惑一直很难解惑，不能不说是文化帝国主义"不战而屈中华民族之兵"的阴谋在一定程度上已经得逞！我们切不可简单地采取谩骂与斥责的方法来进行无效回应，而应该充分展示中华传统科学技术与思想文化辉煌成果与中医药学科学性原理，让这些精英在读懂这类知识的基础上，心服口服地承认中医的科学性，让中医药在今天的中国受到虔诚的对待！

三、中医五大自身发展规律

中华人民共和国成立以来，我们一直是用西医药的管理方式管理中医药，用西医药的标准衡量中医药，用西医药的统计方法统计中医药。上面已经说过，中、西医是完全不同的两种医疗保健体系，按西医模式管理中医的做法使中医的发展违背了自身发展规律。

中医有完全不同于现代科学以及西医学的自身发展规律，违背这些规律，会使中医彻底消亡，我们会成为历史的罪人；遵循这些规律，就可振兴中医，解决13亿人的健康问题，乃至于造福世界人民。

中医到底有哪些发展规律呢？

（一）中医与中华传统文化密不可分

中医药学源于中国传统文化，或者说，是以中国哲学为基础发展起来的。中国自古以来就认为人与天地自然是一个整体，讲究天人合一、天人相应。中医将之发展得淋漓尽致，中医的核心思想是阴阳五行，中医古籍中莫不贯穿着这一思想。

没有中华文化底蕴，就无法理解阴阳五行，就不可能学好中医。有人认为中医理论太玄，是古代的东西，因而是落后的、不科学的。其实，是他自己不能或不愿意搞懂，这种人也听不懂相对论，却不敢说相对论不科学，因为那是洋人的东西。我们虽然可以把中医经典翻译成白话文，让中国人好理解，让外国人能看懂。但翻译中很难把原意译准、译全，而且韵味全失。把唐诗、宋词都翻译成白话文让学生学，还有什么意义？

西医源于西方近二三百年发展起来的现代科学，采用逻辑分析思维，中医不然，用的是形象演绎思维。二者没有共同语言。百年来，总有人要用西医思想解释中医，解释不通就说中医不科学，这就如同用芭蕾舞改造京剧、用足球规则裁判篮球比赛一样可笑。离开了中华文化，离开了阴阳五行，不仅学不好中医，解释不了中医，也永远理解不了中医。

过去要参加科举，必须熟读四书五经，读通四书五经，就可做官，就可管理国家，亦即"修身、齐家、治国、平天下"。中医药学实际也是一门宏观的管理科学，与管理国家道理相通。十个秀才九个医，读通了四书五经等很容易成为医家，历史上不乏这样的例子。张仲景是汉代长沙太守，常常在大堂之上为人诊病，始有"坐堂医"之说。唐代文学家刘禹锡，宋代文学家苏轼、科学家沈括，明代文学家高濂等皆是中医大家。刘禹锡重视疾病预防，并留有论述医药养生的专著《传信方》两卷，而后人根据苏轼和沈括的几部医药养生论著编写的《苏沈良方》，成为流传至今的医学和养生名著。红楼梦作者曹雪芹，也是大医家，故熟读经典，"不为良相，则为良医"。

据说，西方文字三十年一变，中国白话文五十年一变，鲁迅先生当年写的白话文，今天读起来已十分生涩。南怀瑾先生在其《论语别裁》中说，文言文是个好东西，这种书面语不随时间变化，只要学上两年，就可读可写，就可以读懂两千年前的著作，这些著作也会流传千年而仍能让人读懂。遗憾的是，五四运动打倒"孔家店"，灭了文言文。今天的学生，哪怕是博士，有几个人会文言文，有几个人会吟诗作赋？扔掉了自己的文化，反说中医难学、中医不科学，真令人齿冷，令人悲哀！

可以说，中华文化是皮，中医是毛。皮之不存，毛将焉附？今之中医教育，从深受西方文化教育和现代科技与逻辑思维熏陶的理科生中招收学生，进校后，又拼命灌输西医基础和外语，根本没有中华文化之底蕴，学生焉能学好中医？有些"精英"鼓吹只有院校教育是先进的、科学的，考执业医师必得有院校文凭，这不能不说是在有意无意地消灭我们的中华文化、消灭中医。

要培养真正的中医，最好从初中甚至从小学毕业开始培养。先行中华文化教育，继之以背诵中医经典，跟师临床，三五年即可培养出一位能临床的好中医。山东中医药大学在这方面已经做出了表率，招收了少年班。

中华文化海纳百川，她能同化一切外来文化而不是异化自己。今天，但凡现代科技对中医有用者，中医自然会吸纳，不必高喊中医要"与时俱进""与现代科技相结合"。西医用的仪器设备，我们当然可以用，那并非西医的专利。然而，这些"先进的"仪器设备对我们到底有多大的用处？例如，CT、核磁共振可以确定肿瘤位置、大小，但中医治疗时却"见瘤不治瘤"，凭望、闻、问、切进行全身调理，辨证论治。仪器确诊肿瘤，只起患者了解的作用，对中医的诊断、治疗并没有太大的意义。可以说，中医与现代科技风马牛不相及，没有必要如此"延伸"我们的眼、耳、鼻、舌、身诸种感官。

这就是中医与中华文化的关系。

（二）中医是临床医学，实验室研究不出中医药理论

中医的理论是从临床中总结升华出来的，不是从实验室里研究出来的。医圣张仲景的巨著是他与伤寒斗争的结晶。因温病，十年中张仲景族人死亡三分之二，他作为长沙太守，不断临床，奋而研究，遂成医圣。明末清初，瘟疫流行，吴鞠通、叶天士整天救治病人，在仲景基础上发展了温病治疗，其后才由其弟子们总结出《温病条辨》《温病论》，

提出卫气营血辨证等。

SARS、艾滋病、"禽流感"是病毒性传染病，是瘟疫，迄今西医也没有拿出好的对策。然而，SARS流行，有关部门崇洋媚外，只许西医进行治疗，不许中医介入。如果真是执行宪法规定的：发展现代医药和我国传统医药，一开始就组织中医参与治疗，不仅可以更快地解除患者痛苦，挽救更多的生命，而且中医理论可能又有创新，总结出新的辨证论治方法了。不让中医临床，不仅是对中医的无知，也无异于扼杀中医！

中医理论没有一个是实验室里研究出来的，但今天我们的研究却要求搞这个动物模型那个动物模型，提出这样的假说那样的假说，进行这种实验那种实验，非要找到什么有效成分予以分离提取，等等，实在是东施效颦。某中医大学在《中医药现代化》杂志上发表那么多论文，90%以上是对中医中药发展、对中医临床没有任何意义的实验室"成果"，浪费了纳税人的钱，耽误了研究生的青春，将中医发展引入歧途。

不了解中医的发展规律、跟在西医后面爬行，其结果必将导致中医西医化而后彻底消亡。

（三）中医属于意会知识范畴，适于师徒传承

英国哲学家波兰尼（M. Polanyi）创造了"个人知识"一词，从而使知识不再被看作具有与个人无关的、普遍公认的客观的性质。因为"个人知识"是通过识知者对被知事物的能动领会实现的，而领会过程需要理解行为主体的个人参与。对中医药学来说，其本身就是难以被西方学术言传的"个人知识"。

中国科学技术信息研究所博士后张超中的出站报告《中医药知识创新战略研究》指出："按照波兰尼关于知识的理论，中医药知识在性质上属于意会知识，这种知识比一般作为客观知识的科学知识更具有实在性且居于主导地位，克服了后者源于方法论的知识缺陷，因而具有开拓

个性化科学境界的理论功能和实践方法，是促进人类全面发展的建设性因素。"该文又指出："世界卫生组织未能在全球范围内有效推进传统医学发展，其根本原因来自对传统医学的怀疑，缺乏对意会知识创新发展规律的认识。就我国来说，实现中医药理论的当代创新必须打破客观知识的束缚，建立以意会知识为导向的创新机制。"

意会知识的获得是一个领悟过程：把不连贯的局部理解为完整的整体。这种认识方式不同于我国当前通行的"言传式"的方式。最能够代表中医药学知识之意会性质的概念当属"神"，即精神，对"精神"的知识只能来源于人的感受和体验。"言传"难以描述。

从这种意义上说，具有意会知识属性的中医药学更适合于手把手地言传身教，师徒传承，使之领悟。院校教育肯定是有用的，但绝非是唯一的，更不一定是最先进、最科学的。因此，考执业中医师必须要大学文凭，是不了解中医药学属意会知识范畴，硬要用客观知识去要求。

所以，中医的培养必须遵循自己的发展规律，而中医执业医师的认定应该由国家中医药管理局来管。

（四）个性化治疗使中医适宜于诊所形式

西医是群体性治疗，只要是这种病，就用这种药。然而，要弄清患者得的是什么病，西医只能采用排他式诊断方法。比如一个患者头晕目眩，半侧有点麻木，医生把各种可能性一一排除，最后确定是脑出血还是脑血栓。甚至一个普通的感冒，也要进行几种检查，仅一两个大夫也难以确定。所以，西医必须办医院，设立各种科室，购买各种设备，医院越大越好，设备越多、越高级、越先进越好——西医认门！

中医则不同。中医是个性化治疗，其诊断只需望、闻、问、切而无须其他仪器设备进行检查。所以一个中医即可开设一个诊所，甚至药品也完全可以做到前店后厂，自行生产，自种、自采、自制、自用。几千年来，中医看病没有病床亦可，家庭病床即可，大夫到患者家中诊治，就是太医院给嫔妃看病也不例外。中医只分内、外、妇、儿，每位中医都是全科医生，一位中医就是一所医院。民国初年，我国 80 万中医基本上都分布在农村。一位好的中医，一个诊所，惠及方圆几十里的民众。

山西运城市中医肿瘤医院只是一个民办的小型医院，院长崔扣狮没有学历，但师从多位名医，是一个没有受到西医污染的纯正中医。近四十年来，他接治过 15 万例各类患者，其中，经 CT、B 超、核磁共振检查确诊的癌症患者 5 万例。2002 年 8 月 26 日，一个一岁多的小患者，腹腔肿瘤拳头大，到西安求医，先要求交 6 万元手术费，未敢做，到崔扣狮医院，仅外敷膏药，花了 500 元，治愈，迄今小孩 7 岁，再无复发。2007 年 7 月在他医院见到一个三四岁男孩，患髓母细胞瘤，双眼突出如蛙，曾到天津治疗，要先交 30 万，且被告知，可能人财两空，到崔扣狮医院，仅用膏药，花费 2000 元治愈。虽然他的医院在偏僻的小山村，来的都是全国各地的患者。

中医诊治，因人、因地、因时制宜，并非千人一方。深圳黄炳华大夫自学中医，一个诊所，三两位医生，没有任何"先进"的仪器设备，却什么病都看。因为他的疗效好，费用少，远近闻名，许多患者跑百十里地前往就诊。一个小小的诊所，他每天要看四五十人，甚至七八十人。他辨证论治一个阑尾炎，不过百十元花费，效果很好，而西医看阑尾炎，需三两千元，动辄手术，患者还得受罪。

所以，中医适宜于设立门诊或诊所而不一定要建成大医院。换句话说，中医，也只有中医，才能在农村和城镇社区广泛设立诊所，方便居民看病，解决老百姓"看病难，看病贵"的问题。西医不可能做到这一点，因为每个村、每个社区的西医诊所不可能备齐各种设备仪器，即使备齐了，三两个西医也不可能会使用全部仪器设备。

今天之中医医院，乃是仿照西医医院的做法。按照《医疗机构管理条例》，要有多少病床、多少设备，才算是几级几等医院，更在院内设立各种科室，与西医医院几无二致。这是抛弃了自己的发展规律，扔掉了自己的特色，照猫画虎，最终导致中医优势的丢失，中医的消亡。

我们在 2005 年的报告中已经明确指出中医适合办诊所："再过一段时间，我国足够强大了，中医药在国内也确立了自己的战略地位，成为国人健康保障的主要体系，世界各国会到我国取中医药的真经的。届时，我国将会在各国建立中医药连锁店，每家店有医有药，不仅给患者诊病开药，不仅施以各种非药物疗法，更会根据每个人的情况，教给'患者'如何自行养生保健、如何运动，那将不再是简单的治疗，而是新型的医学模式，不仅使人人享有健康，而且不会增加医疗保健费用。这还需要很长一段时间。在中医药国际化之前，哪家公司率先在国内做这项工作，必将功德无量，我们拭目以待。"

（五）中医中药不分家

众所周知，西药是化学家的实验室产物，西医不懂药，只会按照化学家或药厂研究人员的指令使用这些药品，用美国西医大家曼戴尔松（R. Mendelsohn）博士的话说，西医不过是药厂的次级推销员而已，必须按照说明书用药，不敢有任何创新，所以，对西医而言，医、药是两张皮，贴不到一块。

自古以来，中医中药是一体，从不分家。一提中医，就包括中药以及中医的各种非药物疗法。一位中医，要懂中医理论，要懂药性，会望、闻、问、切，辨证论治，也要会针灸、按摩、拔罐等，还要会认药、会采药、会炮制、会自制丸散膏丹。他们认药凭眼观、鼻闻、手摸，似乎不科学、不先进，其准确性却并不亚于现代仪器，十分有效而且简单方便，为当代仪器设备所不及。惜乎几十年来的"现代化"，老药工已经所剩无几，其经验即将彻底失传，中华人民共和国院校培养的中医几乎不会认药，更不会炮制。广东电白县的一位老药农，年过古稀，认识一千多种中药，只要你叫得出药名，他就能从山上给你找来，实属难得之人才，可哪所中医院校愿意请他教学生认药呢？！

有人要废医存药，认为中医不科学，中药还有点用，只要提取有效成分，做得和西药一样了，现代化了，与西方接轨了，就可以进入世界主流医药市场。这些人想错了。中药与西药不同，必须由中医按中医理论辨证使用，离开了中医，中药就都是废物、垃圾以至于是毒药。中医开的每个处方，都是一对一地以药性之偏纠正人体之偏，这与西医用药完全按说明书是两回事。

某单位的一项软科学研究认为，医药分家可以杜绝医院腐败，于是中医中药也像西医西药那样分家了。中医中药既然本是一体，不能分家，中药管理权应该尽快收回国家中医药管理局。

所有这些分家之举，都是不懂中医之发展规律而制定政策使然。综上所述，我们总结中医药有五大发展规律。可惜百年来没有遵循中医自身发展规律，总是以西医药的规律要求中医药。

四、中医六大优势

中、西医哲学基础不同，方法论迥异，不可通约，如前所述，中、西医是两股道上跑的车，走的不是一条路，是无法结合的。犹如二十多年前英国《新科学家》杂志上讲的牛与西红柿杂交（结合）热闹了好一阵子一样（愚人节发表的骗人玩意儿，居然有人相信，当作高科技成果翻译刊登）。

既然中、西医不能结合，则当并存。"万物并育而不相害，万道并行而不相悖"。我们认为，中医药学与西医药学各有各的优势，是平起平坐，相互补充而又不能相互取代的人类两大医疗保健体系。

说中医不科学的人往往不十分了解中医，也没有弄懂什么是中医，只是觉得谁的嗓门大，谁的声音高，谁的话就是真理！道听途说、想当然地认为中医不科学。尤其是那些喝足了洋墨水的精英，多是戴着"外国的月亮比中国的圆"的有色眼镜来看待中医。他们把中医能治病完全归功于中药的作用，要求废医存药，竟然不了解如果没有中医的运筹帷幄，很多中草药只是一堆烂草！

经常见到权威文件上说，要发扬中医的优势特色。其实，优势与特色不是一回事。什么叫优势？《现代汉语词典》解释说：能压倒对方的有利形势。中医之优势，乃指其他医学不能而自己独能做到者。若是大家都能做到，则难称优势，或虽然都能做到，中医做得比其他医学做得更好，则也是优势，比较优势。而特色，则指做事的方式方法或曰方法论。中医优势很多，难以尽述，而且可以从各种不同的角度阐述。我们仅从中医对人类健康长寿作用方面以及卫生经济学方面来看，中医有六大优势：

（一）预测未来疾病的发生、性质、趋势，为中医所独有

中医五运六气学说就是运用五运、六气的基本原理，解释气候变化的年度时间规律及其对人体发病的影响。此乃中医之精华，借之可以预测未来年份疾病的发生、性质。例如，石家庄流行乙脑，师仲景法用"白虎汤"，制止了流行。次年，唐山、北京又流行乙脑，用"白虎汤"无效，总理让再次请教蒲辅周，蒲老根据五运六气推测，是年偏湿，让加了一味燥湿药——苍术，又解决了乙脑问题。

SARS 期间，我们前往广州请教邓铁涛老教授。邓老认为，根据五运六气，今年癸未年，太阴湿土司天，太阳寒水在泉，出现春温是正常的，随夏季来临，气温升高，SARS 将缓解乃至消失。2003 年 4 月 26 日，北京有人根据五运六气预测：SARS 到 5 月 21 日结束。的确，此后再无 SARS 新病人。

安徽中医学院顾植山教授说：《素问遗篇》中"三年化疫"的理论，可明确预见到 2002—2003 年将发生"金疫"——肺性疫病的大流行！

中国气象局国家气象中心的专家认为："SARS 病毒可能在 10℃～20℃时最活跃"，预测 2003 年"下半年'非典'还将卷土重来"，

8月份，世界卫生组织有关负责人也表示 SARS 疫情随时可能再次暴发流行，但按运气学说则不支持疫病在下半年再次暴发流行的观点。

顾植山教授在 2003 年 8 月完成的《疫病钩沉》一书中明确指出：下半年"像上半年那样的大规模流行不会再出现"。五之气"完全不具备运气致疫条件"。至 2004 年初，稍符合 SARS 滋生条件，但"再次暴发 SARS 疫病大规模流行的可能性亦微乎其微"。判断较大的可能是"散在发生"。

实际情况与顾教授运用运气学说进行的预测相符。

天气对人健康的影响，即外因是很重要的。故《素问》说："不知年之所加，气之盛衰，虚实之所起，不可以为工矣。"《儒门事亲》亦曰"治不明五运六气，检遍方书何济"。过去，人们根据五运六气预测来年气候对人健康的影响，属湿则备燥湿药，等等，是为司岁备药，由来久矣！

然而，近百年来，中医受到种种打击压制，视五运六气为"迷信"。中国的近代现代，总有个别人把自己不懂的东西斥为"迷信"，中医院校教科书中已将五运六气理论删除。今天，懂得五运六气的人已经寥寥无几。2003 年发生的 SARS，引起了中医界对五运六气学说的重新关注。国家中医药管理局因势利导，及时启动了"运用五运六气理论预测疫病流行的研究"特别专项课题，委托顾植山教授进行这项研究，可惜 2006 年顾教授未能进一步申请到这方面的课题，似乎系顾教授未敢即刻回答次年是否还有 SARS 所致。但此正说明五运六气学说消亡殆尽，需要抓紧研究，加以挽回，而不是从此抛弃这一学说，更不说明五运六气学说无用！"千金买千里马马骨，而千里马至"，起码顾教授还懂一些，予以资助，则五运六气学说可以逐渐复兴矣，不资助，五运六气学说必将失传，我们岂不成了其失传的促成者！难道中医这一优势就如此丢弃了不成？

更何况，就我们了解，顾教授在 2003 年出版《疫病钩沉》，里面对未来几年的疫病流行情况的预测，与现实十分吻合。何以出现顾教授不能预测次年 SARS 的传言呢？系局里有人问顾教授明年还有没有 SARS，顾教授说五运六气不能预测 SARS 这样的具体疾病，只能预测有没有疾病，金木水火土哪一类疾病，此话传到了局领导耳朵里就变成了不能预测 SARS 了。

（二）中医讲究养生保健，为各国医学所仅见

中医讲究"上医医未病之病，中医医欲病之病，下医医已病之病"，不仅是防病于未然，更是养生保健，使人健康长寿，不得病，无疾而终，是为"不战而屈人之兵"，善之善者也。

劝人把烟囱旁的柴火搬走、把烟囱改道，以防失火，无人重视；失了火，邻居来救，被烧得焦头烂额，当上宾招待，是谓"曲突徙薪无恩泽，焦头烂额为上宾"，反映了对医未病的无知和不重视。

众所周知，1 元钱的预防相当于 8 元钱的医疗，但中医的养生远高于平常所说的预防。

中医养生方法有多种，比如：

运动养生。中医的体育是养生体育，又称为导引，"导气令和，引体令柔"，如五禽戏、八段锦、太极拳。西方的体育是竞技、竞体能体育，往往使运动员一身伤，一身病。邓铁涛老教授坚持练习八段锦，今已 92 岁高龄，仍思维敏捷，声如洪钟，健步如飞。

《黄帝内经》云，经络"决死生，处百病"。祝总骧先生及其研究小组，依据经络理论创造了"三一二经络锻炼法"，可以使人经络畅通，不得病，也可以治病，这是中医养生之道。

饮食养生。中医讲食疗，讲食物四性五味的平衡搭配而不讲营养成分，讲"要想小儿安，三分饥和寒"，讲吃饭"七分饱"。而西医讲营养成分，于是美国"专为中国儿童"研究了 BAYBAY 营养粉，这不能不使人们想到，今日之养"肉鸡"饲料的"改进"，一个多月即可长大。我们是养孩子而不是养"肉孩"，光讲营养成分不行。今天，很多肥胖

儿仍然营养不良，难道不值得我们深思吗？！

音乐养生。中国之古筝、古琴，弹起来令人心旷神怡，适于养生。

书法养生，书法、绘画，亦是中医养生之法。

此外，中医之养生方法甚多，不可能尽述，如孙思邈倡导养生十三法：发宜常梳，齿宜常叩，耳宜常鼓，腹宜常摩，等等。

85岁的上海名医颜德馨老先生就是一位养生高手，善用颜氏膏方养生，广东省中医院特聘颜老为他们带了几个徒弟。

中医之养生保健绝非现代医学之预防。现代医学所谓预防，讲的是隔离，讲的是消灭致病微生物，讲的是不接触致病源。清朝每次瘟疫发生时就是这么做的：派兵围住患病村庄，不使与外界接触。而中医之养生保健首先是调理人之身心状态，摄足五味，劳逸适度，其次才是运用药物、针刺等疗法，调理脏腑、经络、气血，这些足可以解决西医毫无办法的"亚健康"问题。

2005年6月上旬，亚太经济合作组织在美国西雅图召开了首次亚太地区健康高峰会议。来自亚太地区16个国家的300多位政策制定者、公共卫生专家、科技精英和商业巨头们一致认为，20世纪后期，在追求经济发展、科技进步的过程中，西方和东方似乎犯了相同的错误：卫生资源过多地投放到疾病的治疗而不是预防上，从而忽略了公共卫生系统、人力资源以及卫生基础设施的建设。只是这个错误带来的后果，在中国这样的发展中国家显得更为突出和严重。

养生的意义大于预防。遗憾的是，今天的人们在西学"征服自然"思想的浸淫中，基本忘记了中医的养生思想和理论。

（三）中医非药物疗法可以养生、保健和治疗，为中医所独有

中医不仅用药，还有各种非药物疗法：砭、针、灸、导引按跷、拔罐、刮痧、按摩、点穴，等等。中医这些非药物疗法人人可以学会一招半式，而且可以随时应对某些疾病，受益终生。

今天许多人一提中医就是中药，似乎中医只是用药治病。产生这种错觉的一个重要原因在于，自从将医疗推向市场以来，中医非药物疗法过于便宜，养活不了自己，在中医院日渐萎缩，才使人们误以为中医只是用药来治病。

20 世纪 60—70 年代，一根针一把草（"四人帮"以此污蔑中医，这里，我们借以说明中医之简便以及中医尚有非药物疗法），以世界 1% 的卫生费用解决了世界 22% 人口的医疗保健问题就是明证。今天在朝鲜，无论中医大夫还是西医大夫都必须会中医非药物疗法，而且对患者首先使用非药物疗法，基本解决了朝鲜人民的医疗保健问题，也说明了非药物疗法的意义。

各种非药物疗法可以养生，也可以对各种疾病进行治疗，尤其是，群众也可以在医生指导下用非药物疗法进行自我治疗和保健。非药物疗法在少花钱甚至不花钱的情况下，可以满足群众对常见病、多发病的医疗需要和日常强身健体的需要。即使对重大疾病，非药物疗法也有很好的疗效，如在 SARS 肆虐期间，广州中医药大学第一附属医院邓中光教授就用针刺方法治疗数例发热患者，很快痊愈，避免了这几位患者被送进 SARS 病房。又如，现代医学对帕金森综合征束手无策，广电门诊部施安丽教授采用中医非药物疗法综合治疗加药物治疗，疗效奇佳。再如，艾滋病的治疗中，河南中医学院周立华教授教患者自行用艾卷灸三个穴位治疗腹泻和头痛，解除了上千名艾滋病人的痛苦，受到患者一致好评。西班牙华侨俞云教授几十年来一直用切脉针刺方法（即内经针法）治疗癌症、艾滋病等各种疾病，疗效甚佳。石家庄 83 岁的闫惠民老先生以按摩方法（拨筋活络）疏通经络，治疗癌症、心脑血管病等，疗效甚好，可以说中医非药物疗法没有不治之病。

非药物疗法与用药一样，也是调动人体的自康复能力（或曰自组织能力、自愈能力）。如果人体元气耗尽，没有了自康复能力，什么药也起不了作用，所谓"治得了病，治不了命"。针灸能治疟疾，总不能说一针下去，正好把疟原虫刺死了！也有权威回答说：针灸治不了疟疾，那些病人都是自愈的。此话对了一半，中医从不邀功，从不认为治疗是救人一命，只是为患者提供一点帮助而已，靠的就是患者的自愈能力。如果患者没有了自愈能力，没有药物能够起死回生。西医总想靠药物力量代替人体去消灭敌人，其实往往像吴三桂引清兵入关一样，消灭了敌人，连同自己也一同消灭了。

中医的非药物疗法种类繁多，内容丰富，简便易学，这是世界其他医学所不具备的。利用几乎人人可以掌握的中医非药物疗法防治疾病是中医另一大优势。

魏慧强教授提出新世纪医学模式：生物—心理—社会和被动（医生做的治疗、保健与养生）与主动（医生指导下患者自身做的治疗、保健与养生，尤其是按医生开出的以导引为主的运动处方、行为处方与非药物疗法处方进行的自我治疗）相结合的医学模式。这一模式充分强调了中医非药物疗法的意义，特别是在医生指导下患者自行进行非药物疗法对自身治疗、保健与养生的意义。这尤其适合老龄化社会。老年人的医疗花费约占全国医疗费用的80%，采用新世纪医学模式可以减少医疗费用，尤其可提高老人们晚年生活质量。

（四）中医擅长治疗慢性病、老年病和疑难杂症

中医不仅能治常见病、多发病，而且对慢性病、老年病、疑难杂症非常有效，对于这些多因素疾病，现代医学没有很好的办法，而防治这些疾病，正是中医的优势。例如，2004年，确山电业局李某68岁住院治疗，西医确诊为脑出血、心衰、肺衰、肾衰，真乃多因素疾病，无法治疗，推出医院，亲戚朋友都已准备好花圈，经中医治疗，先服安宫牛黄丸，后服60剂汤药而愈，至今健在。

我国已经进入老龄社会。真正发挥中医防治慢性病、老年病、疑难病的优势，则可解决老龄社会的医疗保健问题，使这些为社会做出过重

大贡献的老年人健康长寿，安享晚年。

西方国家已经认识到，他们对于慢性病、老年病、多因素疾病几乎是束手无策，而且认识到中医擅长治疗这些疾病。美国总统医疗顾问方励培先生 2005 年底来我国，在科技部也讲到，中医适于治疗慢性病，承认他们在这方面没有优势。

（五）中医药最大的优势是治疗急性病和防治外感热病

胡耀邦同志因心梗不幸去世，西医"抢救非常及时，用药也正确，医护处理是高水平的"。当时一位名中医梁乃津教授说，胡耀邦同志死于对祖国医学不大了解，死于中医长期靠边。

中医治疗急性病由来已久。扁鹊使虢国太子起死回生之事几乎妇孺皆知。最近，国管局记者张振曦告诉我，他采访过一个患者，这名患者 2004 年 9 月在三亚打工时突发怪病，躺在医院，无呼吸，昏死，牙关紧闭，医院请附近部队医院大夫会诊，没有办法。七天后，患者哥哥带着当代神医徐世平的一粒金丹赶到三亚，撬开患者的嘴，灌下金丹，20 分钟，奇迹发生，患者睁眼，要吃水果，一天一夜，吃了大量水果，痊愈，这位起死回生的患者周祚栋已经参加"棒子军"为游客服务两年。还是这一金丹，仅四分之一粒，2007 年 4 月又救活了一个要送往太平间的孩子。

有同志总认为这是个案，说明不了问题。但没有个案，怎会有统计规律，怎会有大样本？摘掉张秋菊的巨型肿瘤不也是个案，何以大力宣传？西医用手术给某人换脸，更是个案，千百年内会有几例？不也在大力宣传？！其实，中医是个性化治疗，讲的就是个案。历代医案都讲个案！令人不解的是，中医内部总有人用个案否定中医，例如某中医"大家、院士"就曾说："蒲辅周治了 168 个乙脑患者，用了 98 个处方，平均一个处方治不到两个人，没有统计学意义。"

一些人总认为中医是"慢郎中"，其实中医擅长治疗急性病。董建华教授说过："我国历史上的名医都是治疗急症的能手。近年来由于种种原因，中医治疗急症受到了影响，给人造成一种错觉、误会，好像中医只能治慢性病。其实，中医在治疗流行性出血热、急性肺炎、急性肾功能衰竭、上消化道出血、心肌梗死、急性胰腺炎、乙型脑炎、外感高热等急重症方面，都已取得了相当好的效果。"

当今名医——山西灵石县中医院李可老师就是治疗急危重症的高手。李可治病，常是一剂知，二剂已，遐迩闻名。李可擅长用中药抢救濒危病人，使数以千计的垂危病人起死回生，其中有案可查、被西医下了病危通知书者，亦有百余人。李可先生说："擅治急症，是中医药学的固有传统，历代中医名家大师，人人都是'起死回生''妙手回春'的高手，何以现代中医退出急症阵地？时下世人视中医为'慢郎中'，这是中医的奇耻大辱！我呼吁老、中、青三代中医起而雪耻，不要自卑，不要妄自菲薄、自甘附庸。"

所谓外感热病，即西医所说的病毒性传染病，如 SARS、艾滋病、"禽流感"等。迄今为止，现代医学对此没有有效疗法。西医要杀灭病毒，苦于没有找到合适药物。疫苗似乎是个好的预防办法，遗憾的是，大多数情况下，病毒变异太快，疫苗研制无法跟得上病毒的变异。而且疫苗有不良反应，有的孩子一打疫苗就要像得了感冒一样折腾一个星期。

中医从来不主张杀灭病毒，主张调动人的自康复能力，与之和平共处。中医从来不怕病毒，也无须弄清病毒是什么样子，只需扶正祛邪而已。中医这一优势是世界其他医学所不具备的。

1956 年，石家庄流行乙型脑炎，师仲景法用白虎汤，疗效超过世界水平；次年唐山、北京又流行乙型脑炎，蒲辅周老先生让在白虎汤基础上增加一味苍术，死亡率又从 30% 下降到 10% 以下；1958 年，广州流行乙型脑炎，中医疗效亦达 90%，且无后遗症；60 年代广东麻疹流行，死婴不少，用透疹清热之法，死亡病例便被制止。20 世纪 80 年代，周仲瑛、万有生治疗流行性出血热，采用不同的辨证方法，都很好地解决了问题。

SARS 期间，全球平均病死率 11%，中国内地为 7%，台湾地区为 27%、香港地区和新加坡均为 17%。因中医的介入，中国内地 SARS 的病死率远远低于其他国家和地区。由于广州中医介入 SARS 最早最深，广州 SARS 死亡率仅 3.4%。

广州中医药大学第一附属院治疗 48 例 SARS 病人，采用中医疗法治愈，始终未用呼吸机，创造了三个"零"的奇迹：零死亡，零转院，医护人员零感染。如此世界奇迹，谁人又去调查、整理、宣传了呢？没有！所宣传的是"中西医结合"！自己的桂冠非得要送去戴在别人头上，这不是谦虚，是贾桂站惯了！

由于大量使用激素等药物，西医治疗的 SARS 病人患肺部纤维化和骨坏死病的人至少 1/3 以上，以中医为主治疗的病人至今尚未发现特别的后遗症。

自 1981 年发现首例艾滋病患者以来，迄今二十多年，世界各国的努力终无结果，致使西医大家到处宣扬艾滋病永远治不好。我们调研的结果是：七路民间中医在国家尚未来得及关注艾滋病患者的 2001 年，主动前往文楼村免费为他们治疗，疗效奇佳，稳定了民心。中药只需吃几个月最多一年即可停药，不反弹。义乌孙传正治疗 171 例患者中，13 例患者抗体转阴，可惜没有引起我国中、西医大家以及管理机构的注意。哪怕你去调查否定了孙传正的结果也好，也是一大贡献，却从未有什么机构去核实。这只能说明我们卫生界对中医不屑一顾！最可怕的就是这种麻木不仁！

中医治疗急性病、外感热病有优势，然而，我们今天中医院的急诊室都是用西医方法急救，国家艾防办、国家疾控中心都没有中医。

我们殷切期望，中医主管部门领着中医界重新占领急症阵地。

（六）中医简便廉验

与西医相比，中医的另一优势是简便廉验。"简"是指中医能化繁为简，只需望、闻、问、切即可确定病情，辨证论治，所谓"大道至简"；"便"是可以就地取材以及所施手法方便，所谓"天生万物，无一非药石"之谓；"廉"是中医治疗费用少，往往是现代医学治疗费用的十分之一甚至百分之一；"验"则是中医疗效好，几十年来中医治疗乙脑、流行性出血热、SARS、艾滋病就是明证。

一妇女到广电门诊看病，我们课题组施安丽大夫一看，就让她坐着别动，立即扎了几针，告诉她，是心脏病突发，已经保住命了，小门诊条件差，请她上大医院。某大医院一通严格而全面的检查，告诉她没有心脏病，该患者打出租车回家的半路上心梗猝死。中医一看便知，何以现代医学那么高级的设备仪器检查不出？中医之简便廉验可见一斑。

在贵阳调研，对于骨折，贵阳中医学院附院不必各种仪器设备，只需手法治疗，不过两三百元，而手术治疗，少则两三千元，还需卧床三个月。手术、放疗、化疗治疗癌症，少则二三十万；运城崔扣狮、邓州马宇振治疗癌症和白血病效果极佳，费用一般不过3万。傅彪同志换肝前，其医疗小组曾询问天津中医学院哈孝贤教授，哈老师说，不必手术，可以用中医治疗，三两万元即可。但最后采用"科学"的方法——手术，花了200万，也没解决问题，人还是走了，这些均说明中医简便廉验。有人会说，这都是个案。下面的数字不是个案：

美国总统医疗顾问方励培先生说，中医介入医院治疗后，住院时间减少一半，费用减少一半。

据世界卫生组织2004年《世界卫生报告》和官方汇率计算，2001年，占全球人口21.0%的中国消耗的卫生总费用占世界总额的2.1%，而占全球人口11.4%的西方七国集团消耗了世界卫生资源的77.0%。虽然中国人均卫生资源消耗量与发达国家有天壤之别，但我国人均寿命却与他们不相上下，一个基本原因是中医药在我国医疗卫生事业中发挥了重要作用。

2005 年山西省运城市 13 个县市的中医医院和综合医院统计结果的平均值显示，中医医院人均住院费用是 791 元，而综合医院人均住院费用是 1839 元，高出一倍还多。中医医院每人次的门诊费用是 29 元，而综合医院人均门诊费用是 79 元，高出 50 元。从 2005 年全国综合医院、中医类医院住院治疗情况看，综合医院治愈率 53.5%，中医医院 52.4%；好转率综合医院 34.5%，中医医院 38.6%，未愈率和死亡率中医医院都比综合医院低，而上述数字还是在我国中医医院普遍西医化、中医药与西医药收入之比为三比七的情况下得到的。纯正的中医院所费会更少，效果会更好。

正由于中医简便廉验，现在养活不了自己，只好学习西医，引进各种仪器设备，借以掏患者的口袋，从而丧失了中医的这一优势。

五、中医三大特色

所谓特色，是指做事的方法或曰方法论。有同志总结中医有十来条特色，从不同的角度可以总结出更多特色。我们考虑，中医的特色主要可归结为三条。

（一）整体论

中医把人看作一个整体，把人与自然环境看作一个整体，把人的五脏六腑也看作一个和谐的整体，既讲物质，也讲精神，所以中医讲的是天人合一、身心合一的整体。现代医学也开始讲整体，但那是组合式整体论或曰结构式整体论，任何一部分都可以被取代、替换，只见物，从不考虑精神的作用。中医之将人视为整体，是生成式整体论——人不是组装起来的。一位老干部，心脏病，西医认为需要搭桥，请中医司令吕炳奎司长看了看，吕老说问题在肝不在心，吃了几剂汤药，二十多年来一直没有再犯过心脏病，由此可见中医整体论之一斑。

比如我们认识一个人，一看他的面部就知道是谁，各种证件上都要贴上照片就是如此。如果将之面部每一个细胞放大到细胞核、细胞壁、细胞质都看得很清楚的程度，那么，谁还能由之认出这是谁？因此，用还原论的方法是难以得到整体印象的，从某种意义上说，是瞎子摸象，得到的局部东西再精确，还是不知道大象是什么样子。

所以，中医不考虑人得的是什么病，而是考虑其偏离平衡态的程度，调整过来就行了。至于是衣原体作祟还是冠状病毒作怪，中医从不予以关心，只是将之看作戾气。整体论的思想把人看作人而不是看作物，这一点至关重要。

（二）辨证论治

西医讲群体治疗，或曰只要是某病即统一用某药。而中医是个性化治疗，所谓"辨证论治"，是中医辨别不同体质人的不同疾病之病机，因人、因时（一年四季，一日四时）、因地制宜，或用中药或用非药物疗法予以治疗。例如，当年柯老在上海、东北、北京感冒，所用中药皆不同。何也？上海潮湿，东北寒冷，北京干燥。

西医师高崇基视察石家庄中医治疗乙脑后于 1955 年 12 月在《中医杂志》上说："中医治疗并不单纯在病毒上着眼，而是从整体出发，辨证地看问题，治疗上更考虑到患者的内部条件如身体虚实、强弱、病情发病的不同情况，以及季节、气候、生活环境等外部条件……药物种类既可随症变化，剂量方面亦可视当时条件而加减，药随病转非常及时……较之西医限于几种单纯的药物，使用千篇一律定而不移的方法治疗，要科学得多。"高先生的这一心得也许可以作为"辨证论治"的注解，尽管并不十分贴切。

中医辨证论治的特色决定了中医更为人性化、个性化，更符合未来医学的发展方向。个性化服务是发展趋势，有钱人总是到服装店量体裁衣，穷人才去买生产线生产的服装。

今之中医不少人已经忘掉了中医辨证论治特色，却去就合西医的特色，让患者做这样的检查那样的化验，丢弃了自己的思维方式，非要按西医的病名治疗，中医的优势当然不复存在。

（三）中药讲药性，不讲成分

中药讲究药性，即四性五味、升降沉浮和归经。中医不讲药物的有效成分，不讲靶点（当然，也不讲有人所谓的多靶点），不讲营养。中医或说中药技术的一个核心秘密是炮制，通过炙、蒸、煅、烧等方法改变原药材的药性，这是世界其他医药学体系中所没有的。西方植物药只知道用生药，根本不懂炮制。我们曾经请教过某药科大学的权威如何研究中药的药性，他告诉我们，他们研究中药从不研究药性，只研究有效成分及其提取方法，这实际上是丢弃了中医药之根本特色，走上了研究西药的路。顺便说一句，炮制是中医药的核心机密，国家科技部早就规定不许外国人介入饮片生产，有的地方为了那一点点外汇，竟然允许日、韩等国在我国独资或合资建立饮片厂，有意无意泄漏了国家机密。

要发扬中医药的优势，必须保持自己的特色。只有保持特色，才能保证中医优势的发挥。正如韩启德副委员长最近在广东省中医院视察时讲："中医也不是排斥现代医学，但是首先中医不要把自己的特色丢掉。"丢掉了自己特有的思维方式，也就不是中医了，自然也就没有中医的优势了。

有人提出，中医应该现代化，应该采用西医的诊断，中医的治疗，这实际上是在抹杀中医的特色，其本质仍然是认为中医不科学不现代！诚如张晓彤同志所说：用再先进的仪器，你能测出张三李四谁生气了吗？不能。然而中医一号脉就清楚了。不论用仪器检查出某高热患者是不是 SARS 患者，中医治疗照样必须望、闻、问、切，辨证论治。如此采用"西医诊断，中医治疗"，只能加速中医的消亡！

河南省有个丁金良大夫，他从 20 世纪 80 年代后期开始研究艾滋病。到处寻找艾滋病患者，见了就求爷爷告奶奶要看人家的手相、为人家号脉。经过十多年的努力，终于总结出一套看手相即可知道其艾滋病病情的方法，相当准确，而且研究出一套治疗艾滋病的中药。这也是抓住了中医的特色而形成的，中国就缺少像丁金良这样的"傻子"。我们的国家队由于受现代医学思维的束缚，不敢想象这样去做。国家队有几个人如此孜孜以求，如此重视望、闻、问、切？这也就是中医科研脱离临床而去搞什么实验的恶果，所得"成果"于中医临床水平的提高无补。所以，今日之中医科研如不改弦更张，走临床实践之路，可以全部停止而不会影响中医发展，倒可以为国家节约一些经费。

六、坚持自身发展规律，保持特色，才能发扬中医优势

要想消灭中医，最好的办法就是不许中医按照自己规律发展，不许中医保持自己的特色。其实，几十年来，我们的法律法规都是按西医药的发展规律和特色要求中医药，才使中医今天处于几近消亡的悲惨地位。

1929 年，余云岫要消灭中医，提出《废止旧医案》，遭到中医药界的强烈反对，民众自发组织起来，举行了大规模的请愿，蒋介石也不得不接见请愿代表五分钟，说："我有了病，也要看中医，吃中药，怎么能取消中医呢？"国民党政府被迫搁置了这一提案。余氏所提方案皆贩自日本，其实，这一时期消灭中医之主力，可说基本上是日本之海归。比如：除余氏外，还有汪大燮、鲁迅、梁启超等留日学者等。今日喊叫五年内消灭中医者，多是欧美之海归。"食洋不化"之人才能喊出这样的口号。入了美国籍，却又写信号召中国中医院校学生起来造中医的反，这本身就有干涉中国内政之嫌，更有替美国进行文化侵略之嫌。

中华人民共和国成立后，王斌、贺诚两位部长认为中医是"封建医"，应该随着"封建社会"一起被打到。规定中医不许进医院，要进医院必须学西医知识，必须学解剖学，即不许中医保持自己的特色。毛泽东批评了这种说法，撤了他们的职。毛泽东作为政治家而非医学家提出中西医结合，于是有人就接过这个口号，利用这个口号，拼命宣扬中西医结合，那是在消灭中医的特色，消灭中医，中医已经被他们消灭得所剩无几了。

王斌、贺诚虽然被撤职了，但他们的思想残余并未消除，实际上，以后的卫生路线基本上还是没有贺诚王斌的贺诚王斌路线，仍是要改造中医，要把中医"提高到"西医的水平。于是五十多年来，中医被改造得差不多了，中医人数从 50 万人"提高"到 23 万人，而且被改造得不会望、闻、问、切，只会看化验单看检查报告，只会开吊针开点中成药不会开汤药了；被改造得不会用中医的整体论思考问题，只会看局部是什么病变，哪里还知道五行生克乘侮的道理，哪里还有中医味呢？没有了中医味，自然就失去了中医的优势。所以中医院早已不用中医方法和中药抢救患者了，所以出了 SARS 也不让中医上一线，所以中医的非药物疗法在中医院已经萎缩到近乎不存在了。

中医源于中华文化，我们的教育却不让学生学习中华文化，一味强调英语和西方科学知识的学习！中医是临床医学，不是实验室产物，却非要学现代医学方法做实验，让白鼠点头，就是不准中医进行临床研究！中医属意会知识范畴，更适合于师徒传承和自学，却非要斥为"落后的""不可取的"人才培养方法，非要有大学文凭才能行医！中医是全科医生，讲究望、闻、问、切四诊合参，讲究个性化治疗，却非要学现代医学划分无数科室，而且规定中医院必须要有这种设备那种仪器（否则不能算是某级某等医院）！那些设备与中医何干？！中医、中药历来不分家，硬是分成两大块管理，合格的中医必须会把自己开的汤药制成丸散膏丹，今天却"视同"（药监局法规用语）假药，中药审批全按西药标准，还知道不知道中药不等于西药？！这些违反中医自身发展规律的做法，制约了中医的发展，起到了为现代医药利益集团张目的作用。

我们有些专家学者和领导提倡中西医结合，是硬要让牛和西红柿杂交。所谓中西医结合，是我们心中没有底气，要去"傍"西医这个"大款"，这是埋葬中医药的掘墓措施。已有不少人开始觉悟，反对中西医结合的提法，于是有人又提出我们不是和西医结合，我们要和现代科学技术结合，这还是觉得自己"太传统""不科学""不够现代"，再次表现出心里没有底气，没有自信，还是想要傍大款。

要想振兴中医，必须坚持中医自身发展规律，保持中医特色，如此，才能发挥中医的优势。

七、中医的现状与遇到的政策法规问题

通过上述分析，我们应该挺起胸脯满怀自信地说，中医是我们中华民族的骄傲，她是成熟的、系统的、完整的理论医学，运用其理论，可以防治各种疾病，包括现代医学认为是新出现的疾病，可以使我们健康长寿，无疾而终。中医不仅不逊于世界任何医学体系，而且代表了未来医学的发展方向，其"天人相应"的准确含义能够导引民众尊崇淳朴，崇尚诚信，美化心灵，促进社会和谐，引领社会进步。中医是东方科学，其整体论的思维方式可用以指导现代自然科学的发展。中医是中华文化的主要载体，振兴中医就是复兴中华文化，是一场爱国主义教育。只有那些对中医一无所知，没有民族自信心，一心向往西方，只看到美国月亮圆的人，才会不断排斥、攻击自己祖国的优秀文化。

然而，现实是，中医今天确实已经处于濒临消亡的状态，不能不引起我们重视。

（一）中医几近消亡

第一，中医数量大大卜降。清末民初时，我国 3 亿多人卜到 4 亿人有中医 80 万人；1949 年 5 亿人口，有中医 50 万（注册者 27.6 万人），今天 13 亿人口，中医仅 23 万，中医人数几乎是直线下降，而西医由民国初年的几百人增加到 1949 年的 8.7 万又激增到 2001 年的 175.1 万人。

第二，中医队伍质量明显下降。据我们调研估计，23 万中医中，受西化教育的影响以及将医疗推向市场政策的迫使，真正能开汤药处方者不过十分之一，即不足三万人（有人估计远低于这一数字）。中华人民共和国成立五十多年来，几乎没有培养出名医大家，许多中医之精髓，如五运六气、子午流注、内经针法等，已经没有几个中医懂得了，中医整体水平明显下降。由于民众找不到好中医，治疗无效则不再信任中医。中医这一中华民族的优秀文化遗产不能靠"申遗"来保护，要靠我们自己建立庞大而坚实的高质量中医队伍来传承。

第三，几乎没有纯正的中医院。现在成天说中西医结合，全国所有的中医院都成了"中西医结合医院"，其实就是二流西医院，几乎见不到一家纯正的中医院。进了中医院是看中医的，一进去就是各种各样的检查、化验，动辄吊针、西药、手术、放化疗，与西医院的做法几无二致。用点中药也是可有可无的，起不起作用没有关系，反正靠的是西药。如此下去，中医就真的消亡了。

第四，中医药的科研经费太少，而且方向错误。科研经费大多给了中西医结合研究，给中医的经费中，大多给了中药研究，而中药研究经费主要给了植化分析研究即西方植物药的研究，并未去研究中药的性味归经和升降沉浮。所谓中医的科研大部分是白鼠实验，中药科研则是提取有效成分。这是国家招标指南误导的，其结果一则导致学者西化，导致中医发展进入误区，二则"成果"对中医临床毫无指导作用。就是拿到国家科技进步一等奖的活血化瘀成果，据说，只能误导中医临床。所以有人提出，只要方向不变，现在的中医药科研应该全部停止，不要再浪费纳税人的钱了。

第五，中医院校培养不出真正的中医，培养的都是"中西医结合"人才，或说西医的医佐。学生进校时热爱中医，相信中医，毕业时怀疑中医反对中医，不干中医。所以改革开放二十多年来，没有培养出多少像样的中医，绝大多数毕业生（至少95%）做医药代表或改行其他，从事中医者寥寥无几。何也？违背了自己的发展规律，抛弃了自己的特色，没有了自己的优势，只信奉西医，只教授西医知识，学生哪里还会信中医！中医院校培养的是中医药事业的掘墓人，从这一意义上说，只要不仿效西方的学位制，只要允许中医带徒（请注意，前文说过，中医属意会知识，更适合于师徒传承），32所中医院校全部撤销，对中医事业发展有百利而无一弊。若不撤销，中医院校教育体制和内容必须全面改革，使之更适合于个人知识的传播和传承，而不是搞西医医佐教育。

（二）鸦片战争失败及帝国主义文化侵略导致民族虚无主义

鸦片战争失败导致不少同胞产生了民族虚无主义，似乎外国的月亮就是比中国的圆，似乎外国的什么都好，中国的什么都不好，当然就认为西医科学，中医不科学。于是西学东渐，一百多年来，我们的私塾教育没有了，我们的学生不学《道德经》《易经》、四书五经一类中国的传统文化了，我们的教育几乎全盘采用西方文化了。我们的孩子从幼儿园到博士毕业，除了不完整的汉字之外，所学几乎全是西方的东西，甚至上海某电视台某先生鼓吹要让我们的孩子具有狼性，真乃无耻之尤。

使国人丧失民族自信心的，不仅是鸦片战争的失败，更有帝国主义的文化侵略。1950年12月19日政务院通过的郭沫若副总理的报告明确指出：这种文化侵略"主要是通过以巨额款项津贴宗教、教育、文化、医疗、出版、救济等各项事业，加以控制，来进行对中国人民的欺骗、麻醉、和灌输奴化思想，以图从精神上来奴役中国人民。1908年美国政府提议利用庚子赔款发展在帝国主义控制下的中国文化教育事业，乃是一种处心积虑、极其恶毒的政策。当时，美国伊利诺伊大学校长詹姆斯曾向美总统西奥多·罗斯福致送一个备忘录。这个备忘录中说：'为了扩张精神上的影响而花一些钱，即使只从物质意义上说，也能够比用别的方法收获得多。商业追随精神上的支配，是比追随军旗更为可靠。'这是帝国主义者自己对于文化侵略的目的的最坦直的供认。从此，美帝国主义的文化侵略活动更行积极。第一次世界大战以后美国在中国的传教士即突增至占全部在华外国教士的一半。"詹姆斯在《备忘录》中还说："哪一个国家能成功地教育这一代中国青年，哪一个国家便将由于付出的努力而在精神上、知识上和商业的影响上获得最大可能的回报。"

美国人汉斯·鲁斯克于 20 世纪 30 年代撰写的《洛克菲勒药品帝国的真相》一文中也揭露道："洛克菲勒基金会投资 4500 万美元用来'西化'中医。医学院校被告知，如果他们想从洛克菲勒慷慨的赠予中得到好处，就必须使 5 亿中国人民信服地把他们经过多少个世纪检验的安全、有效却又廉价的草药扔进垃圾箱里，让中国人民赞成使用美国制造的昂贵的，有致癌、致畸作用的'神'药。当这些药致命的不良反应再也掩盖不住的时候，则需要不断地用新药来替代。"明眼人不难看出帝国主义在中国创办的协和医院、协和医学院、圣约翰大学及其医学院、湘雅医学院、华西医学院、齐鲁大学医学院等的目的是要西化中国人的思想，为西医药统治中国打基础。

由上可知，天上不会掉馅饼，善款不善，帝国主义不会白给您的。今天，美国给巴西、给印度艾滋病善款，人家坚决不要。美国给我们的艾滋病善款，使我们忘记了我国几千年的传染病都是中医解决的，使我们忘记了由于中医的存在我国从未发生过欧洲那样一死几千万人的传染病灾难，使我们忘记自行研究艾滋病治疗药物而将我国艾滋病人的生命拱手交给了美国人！

美国的研究生奖学金制度也是其文化侵略战略的一部分，一则这是人才收割机，用以网罗并廉价利用世界各国人才；二则是给这些研究生洗脑，培养亲美势力。美国国务卿杜勒斯早在 20 世纪 50 年代就叫嚷要把和平演变的希望寄托在中华人民共和国第三代人身上，可以说，美国几乎做到了。美国研究生奖学金制度也是其和平演变计划的一部分。美国国务院呈送国会的《2002—2003 年中美科技合作执行情况评价报告》中说："中国学生从 20 世纪 80 年代后期和 90 年代才开始大量获得美国研究生学位，随着这群学生逐渐在中国国内获取资历，拥有美国研究生学位的中国高层官员的数量也将会相应增加。就这一强有力的态势而言，中国科学家群体对中国的政策具有的影响虽然难以估量，但无疑是重要的。例如：中国卫生部中有美国教育背景的官员已经对中美双边合作及诸如艾滋病、SARS 等重要卫生问题的信息交流做出了重要贡献，并且他们对新思想逐渐采取了开放态度。"美国国务院的话道出了其研究生制度的真实目的。

我们可以看到，近百年来两次海归对中国的恶劣影响。一次是清末民初，主要是赴日留学生，引进了日本的反对中医、消灭汉字的逆流，导致了"打倒孔家店"的五四运动。从长远看，五四运动的负面作用更大。20 世纪 80 年代末、90 年代的一些海归则全面带回了美国的金融、经济、文化等，导致了不合国情的"选美"也在中国粉墨登场。

两次海归大潮更加导致对西方文化的崇拜，西方文化几乎占领了我们生活的方方面面，尤其是英语的学习已经远远超过了对母语的学习。以至于 2006 年 7 月我们主管部门在香港召开的中医药国际化论坛上居然全部讲的英语，尽管与会且出资的民间中医一再提出反对（会议主办方和承办方置之不理），尽管与会的外国人只有两人且均毕业于北京中医药大学，这显示出"说英语高人一等"的奴相。因此，鄙人与大陆另三位与会者罢会而去。

2006 年 8 月，即香港会议之后半月，我们去法国参加国际会议，尽管我们有同志英语讲得极好，但会务人员"听不懂"英语，要求讲法语。在 2006 年"欧盟举办的一次会议上，一位法国商界代表用英语发言，当时在场的法国总统希拉克对此大为不满，拂袖而去"（报刊文摘，2007）。

在对欧美文化顶礼膜拜的潮流之下，我们不少同胞忘记了，日本占领我国东北以后的第一件事就是逼着我们的孩子学日语；德国占领法国后的第一件事就是逼着法国孩子学德语，因此，法国作家都德写了世界名著《最后一课》，教育人们不要忘记自己的文化。有人说，从幼儿园开始学英语是为了培养精英。我们需要 13 亿精英吗？！中医院校毕业生是为中国人看病的，需要说英语吗？！外国有中医文献可查吗？！北中医一位硕士生学得很好，只是英语不过关，不授予硕士学位；一位本硕连读的四年级学生学得也非常好，英语达不到六级、不许继续读硕士，看来北中医是要为外国人培养中医白求恩了！

总之，不少同胞失去了民族自信心，产生了民族虚无主义，这是中华民族的悲哀，是中华文化的悲哀，是中医近百年受排挤、受打击的思想根源。

中华文化博大精深，几千年来，像大海一样容纳百川，同化一切外来文化，无论是蒙古族文化还是满族文化。然而，近百年来，由于帝国主义的文化侵略，由于一些海归的脾胃功能不足，我们却一直在异化自己的文化。这一点如果不迅速改变，中华民族难以自立于世界民族之林，难以重现符合中华民族历史状况的大国地位，而会成为人家的附庸。

（三）民族虚无主义思想指导下制定的法规阻碍了中医药发展

在上述思想指导下，各种中医药法规政策都是以"科学的"西医药为样板制定的，希图把中医药"提高"到西医药水平，从而阻碍了中医事业的发展，限制了中医精华的传承。两法两条例，即医师法、药品法、中医药条例和中医院管理条例，是中医药事业发展的四大绊脚石。

篇幅所限，只就两法及一些政策略做分析。

1. 医师法是对中医最大的限制

《中华人民共和国执业医师法》恐怕是对中医最大的限制。众所周知，几千年来，中医的教育主要有三种途径：师承、家传、自学，而且，这种方法行之有效，这种传承方式本身就是中医自身发展的规律之一。西学东渐以来，中医院校式的教育当然可以采用，可以使学生系统学习理论，但这并不等于说师承、家传、自学就是落后的，不可再用的。卫生部某中心一位博士（广州日报，2006）说："师徒模式也是不可取的，只能作为补充，是落后的手段。把老中医的经验记录下来是很重要的，但更重要的是把中医基础理论搞扎实，整体的框架要更加科学化。"这位博士明确表示他只承认院校教育，否认中医自身发展规律之一的师承教育，而且他认为"中医基础理论不扎实""中医不科学"。这种思潮在中国流行了百年，现在也基本代表卫生部一些同志的思想。执业医师法就是在这种思潮下出台的。否定师徒模式将会很容易使仅存的中医实践治疗理论与经验彻底失传！而且，院校式教育很难传承中医这样的"意会知识"。医师法根本瞧不起中医，认为中医不科学，认为只有现代医学是科学的，否则何以要求中医师报考资格是必须要有大专以上毕业文凭，而考试内容近半、一多半是西医知识，甚至要考手术衣的穿戴、呼吸机的使用呢？即使是西医大夫，也未必都知道如何使用呼吸机！

从2002年开始，国家把民办的中医院校甚至国家高等自学考试中的中医药学专业全部取消，从而让自学的中医失去了从医的可能，使许多学生半途改行。急难重症治疗专家、名老中医李可就是在逆境中自学成才的，如在今天，是不可能拿到行医证的。

光明中医函授大学是在李德生、卫生部部长崔月犁、中医局局长吕炳奎等同志的关心下建立的，没花国家一分钱，为国家培养了近11万中医，而且近半数（不论是否拿到了行医执照）都在行医（这与 32 所高等中医院校毕业生毕业后 95% 改行形成鲜明对照）。这 11 万中医的存在价值高于改革开放以来培养的正规军（正规军中的大多数一则受的西化教育，二则为生活所迫不得不采用各种检查化验），因为他们没有西化，保留了中医的精华，他们有临床能力，医术不亚于正规军。

据我们了解，普遍反映光明中医的教材比正规中医院校的教材编得好，培养的学生热爱中医，临床效果好。应该说这是一个创举，是值得称道、值得推广的事。这些学生都经过严格训练、严格考试、临床实践，最起码，他们的水平不会低于卫校的学生吧。卫校毕业生尚且可以行医，何以光明中医的毕业生不能考行医执照？！我们收到光明中医不少毕业生来信，反映了他们热爱中医药的拳拳之心。他们能解除患者痛苦，何以要让那些患者继续痛苦而要严格执"法"呢？

如上所述，国家正规中医院校的毕业生，95% 不再从事中医临床。光明中医的学员宁可冒着被抓被罚的危险"非法行医"，正说明他们热爱中医，他们有本事行医！不让热爱中医的人行医，却不断培养大批毕业后不再行医的人作为"报喜"的资本，我们到底还想不想要中医了？！难道真如王澄先生所说："我和中国大陆的大学校长们，以及比他们更大的官都有过接触。我发现他们心里好明白。他们与国际社会打交道多，接触广泛，很容易接受我的种种意见，和我很能谈到一起。但是他们告诉我，他们在中国大陆只能做不能说，只能暗中给中医下绊子，不能公开反对中医。因为中国的旧文化势力太大。"（王澄医生写给中医药学院和中医药大学青年学生的一封信）王澄先生的话有挑拨之意，不可全信，但似乎说明了一点：有关官员中有一部分人要消灭中医，尽管这种人只是少数（请注意：一个老鼠会坏一锅汤），这是帝国主义文化侵略使然。医师法就是在这种思潮下制定的。

医师法导致许多家传、自学、师承的民间中医不可能取得执业资格。有些地方曾发给他们执业医师证，后来借故都收回去，就再也不发还他们了，他们再要行医就是非法的了。

据我们估计，全国尚有无行医执照的民间中医 15 万人。他们西化最少，在保存中医精华方面起到了巨大的作用，是有功的，他们是中医队伍的一支不可或缺的力量。他们许多人行医十几二十几年甚至更长时间，早已积累了丰富的经验。

然而，有人并不这么想。他们要"严格执法"。据报道，截至 2005 年 12 月 31 日，全国共取缔无证行医 9.5 万余户次。如此再来两次，中医，或说还保留了一些中医真传的中医，就彻底没有了，他们就可以在中国肆无忌惮地大行西医之道了。在他们这么做之前，是否认真调研过这些人为什么无照行医？他们能不能治病？他们无照行医对老百姓有没有好处？他们无照是谁的责任？

个别地方是如何取缔无照行医的呢？无照者交几千元罚款就没事了。过一段时间如法炮制，又可收得几千元，长此以往，无照行医者成了他们"创收的源泉"和取得"清无政绩的资源"！而这些民间中医依旧行医，一则他们有本事，有人找他们看病；二则他们要生活，不得不继续"违法"行医；三则不少人舍不得丢下这门绝技。

我们知道，法律是随着时代进步而改变的，是根据人民的需要而不断完善的。

再者，执法还有个立场问题，在国民党政府统治时期，对共产党的五次围剿是他们口中的"严格执法"；但是，站在人民立场，共产党闹革命是为劳苦大众，五次围剿是反革命行为！

所以，问题归结起来就是：我们执的什么法？这些法是在什么思想、什么观念指导下制定出来的？对老百姓有利还是有害？对中华文化、对中华民族是有利还是有害？当年我们党领导人民闹革命，不就是要反对要革掉欺压人民的"法"、让人民当家作主吗？如果今天的这些法对人民、对中华民族、对中华文化有害，我们的官员就应该反思，就应该调查研究，就应该向党中央、国务院提出修改的建议，否则，就没有尽到为官之责，就不是"为人民服务"之官。

山西稷山县骨髓炎医院是 20 世纪 70 年代建立的，是当时卫生部向全世界推广的典型。其前身是南梁村卫生所，除 5 名有执业医师证的医务人员外，其他 15 名医务人员均是 70 年代由村里安置的高中毕业生，虽多次前往医科大学进修，终因无毕业证，只持有乡村医师证，一直未能取得执业医师资格。按执业医师法的规定，他们在医院工作属于非法行医，按《药品管理法》，他们有的药品也是非法的假药。如果按法律规定，取消该医院的执业资格是有依据的。但他们的疗效是有目共睹的，迄今为止，该院已收治二十万例病人，保持着无一例截肢的世界纪录（请注意：如让西医治疗，几乎都得截肢，中国又会多二三十万残疾人），其疗效之好、费用之低，一直为患者所称道，现在仍有几百名患者在医院接受治疗。然而，2006 年就有一个"懂法"的患者状告该院用非医务人员给他治病，索要 60 万元赔偿。

中医与西医不同，如前所述，中医属意会知识，师徒传承更合适。今天院校的培养方式不完全适合中医，而家传、师承、自学模式并不像有人说的那样是落后的。可以说，传承和自学方法是符合中医发展规律的，是先进的培养人才的方法之一（西医比较难以自学，起码实验室和解剖室是个人几乎无法拥有的）。因此，要允许几千年证明行之有效的中医传承方式存在。大医恽铁樵就是人到中年才弃文从医的，以后又办中医函授学校，培养了一大批中医人才。针灸大师承淡安自己办学，培养了上万名学生，山西侯马 80 多岁的谢锡亮老先生就师从承淡安，谢老先生对灸法满怀信心，前两年一再提出要和我们一起前往文楼村用灸法治疗艾滋病。清朝末年，师徒传承和自学方式培养了 80 万中医，今天 32 所中医院校又培养了多少中医呢？这还不值得我们反思医师法对中医的歧视、压制吗？

1999 年颁布的《传统医学师承和确有专长人员医师资格考核考试暂行办法》把考试门槛定位在"医师"水平上，大量的民族、民间医药人员既无高中学历及同等学历，过去的师带徒也无"教学合同"和"出师合格证书"，实际上这是一个不让中医人考试的文件。

而且，一个令人不解的"规定"是：中医退休就不能行医。上海一位在街道医院工作三十年的中医，退休后就没有了行医证，属非法行医，罚款 5 万元（解放日报，2007）。中医是越老越吃香，何以退休后就不准行医？

我们建议有关部门：真要想消灭中医就明说，不要用法律"说事"。请注意：任何法律都是滞后的，都是要不断修订完善的，滞后到一定程度都是要突破框框的，否则，社会就不能前进。康有为、梁启超等要"变法"，变法不成，孙中山只好革命！更何况，涉及中医药的法律法规都是在民族虚无主义思想的大潮下参照西医药制定的，都不是促进中医药事业发展的。我们究竟要为国家为民族为人民利益着想，还是坚决"依法办事"而抛弃国家、民族和人民利益，让更多的人"看病难、看病贵"？！

执业医师就是执业医师，似乎没有必要把他们分为三六九等，什么乡村医生、一技之长医生，中医师、主任中医师等，看似管理很细很严，实则是自找麻烦，或说是希望借此加大自己的权力。不少民间中医花钱去搞什么博士、某单位名誉研究员、什么博览会金奖银奖，总有人调查他们是不是冒充的。他们没有社会地位，没有文凭，只好去搞这些，是被逼无奈才这么做的，完全可以理解。

中医本来就是全科医生，历来不分科，我们中医院硬要仿照西医分成各种科。某著名中医院皮科一位年轻的主治医师，坚持使用中医药治疗，声名远播，癌症、心脑血管病人都到皮科找他看病，疗效还蛮不错。检查团批评他不该看其他病，他的回答很好：这些病人都是自己来找我看的，中医讲大医精诚，谁来我都应该给看，不能把病人推出去，我的行医证上写的是中医主治医师，不是写的中医皮科主治医师。

必须制定中医自己的医师法，且不能以学历为主，当以临床水平为主进行考核。

2.药品法是中医头上的紧箍

《药品法》是中医头上的紧箍，其扼杀中医的作用，尽人皆知，这里不拟多说，只强调以下几点：

中药不同于西药，《药品法》将二者混为一谈，硬要求中药申报内容与西药几无二致。而且这些年出台了187个法规，对中药之勒杀一扣紧似一扣，以至于医院的内部制剂必须由它来审批，否则即属违法。一个GMP不知害了多少中药厂，一个医院制剂室要达到什么标准的规定，致使许多无资金改建的中医院制剂室（如甘肃武都中医院）不能再行生产，耽误为患者治疗；药监局规定任何个人不得生产制剂，然而，中医历来是医生亲自炮制，亲自将汤剂制成丸散膏丹，不许他们自制，如何给人治病？！

GAP和药品制剂室的"标准化"浪费了无数的人力、财力和物力，仅仅成为他们的形象工程。任何制剂必须经过药监局审批的法律，不知多少个体行医的中医遭到查抄、没收和罚款，不知多少患者因此而耽误了最佳治疗时机！

在我们调研过程中，一些中医院和制剂室负责同志气愤地说，为什么把中药划归药监局管理，他们懂什么？谁家吃的米饭馒头是在GMP厨房做出来的？谁家做好了饭菜先让白鼠点头之后他才吃的？他们殷切希望国家中医局将中医、中药一块儿管起来。他们一再重复一个众所周知的例子：巴豆有毒，可以吃死人，白鼠越吃越肥，中药申报为什么还要求作白鼠实验？中药在活人身上用了几千年，为什么今天反倒要白鼠点头？中医中药历来不分家，不会制丸散膏丹的就不是合格的中医，为什么今天中医可以开汤剂就不许将汤剂改成丸散膏丹？

药监局规定"中药必须注明有效期"。陈皮、艾绒越陈越好，如何标明有效期？北京平心堂为救治一位妇女，将珍藏二十多年的一盒同仁堂生产的苏合香丸给她，她却控告诊所给她服用过期的中药，药监局马上前往查抄、罚款。邓老身体不适，平心堂专门为邓老制作了几丸"假药"，邓老说：我的病就是吃假药吃好的。秦皇岛有位中医给人治病，被判了七年，因为他自己做制剂：他是六世传人，一直用这个药，后来被人告发，马上被抓。

所以，用政体用国家机器来消灭中医非常容易（日本明治维新时期就轻而易举地做到了），合法却不合情理。那些想消灭中医的人完全可以用"依法办事"来堂而皇之地消灭中医。最近健康报记者刘燕玲同志就中医大夫张好良在河南某县用中医治疗艾滋病写了一份内参，高强、王国强部长都批示请当地政府予以支持。当地某局立即找张好良，说他卖假药，罚款 5 万（张好良已被逼离开该县），该局还对联名要求服用张好良中药的 135 人的组织者进行威胁。由此可以看出药品法以及所谓的执法对中医药的扼杀作用，也可看出我们的地方官员真是"执法模范"。

广西有个李之焕，在监狱中自学成才，治疗癌症、艾滋病等诸多疑难病症，效果甚好，中国中医药报曾用整版篇幅连载他的事迹。然而，有关部门以非法行医和制售假药为名抄没其家产和现金数百万元，因找不到其犯罪事实，予以劳教。既然他能治病，效果不错，何以非要说他是假医假药呢？

如此执法，束缚了中医的手脚，中医没有办法治病救人，药品法完全不适用于中药，必须重新制定中药药品法。

3. 中医高等教育严重西医化，培养不出中医人才

某中医院校校长告诉我：学生不学西医出来找不到工作！在我看来，学生出来能否找到工作，不是学不学西医的问题，而是国家政策问题，是国家信不信中医，要不要中医的问题，是国家给不给中医宽松环境的问题。

韩启德副委员长最近在广东省中医院二沙岛分院讲话中说："遇到

什么问题，就去破什么规矩。不要被这个规矩牵着跑。像我们广州中医药大学这样的牵头单位，就要引领政策，而不是跟着政策跑。要引领政策，去创造政策。"委员长的话表明，大学校长们应该就学生所学内容和就业问题向国家提出政策建议，如果不提，而是跟着已经落后的政策后面跑，是没有负起为官的起码责任。

某中医药大学 2004 年制定的五年本科教学计划中的中医药学专业，中医课时仅占 33.86%，西医课时却占到 39.38%，英语、计算机等公共课程占 26.76%。许多中医院校不注重经典学习，有的甚至把经典作为选修课，学生也不愿意花大量的时间去背诵经典。广西中医学院刘力红教授说："早上，在学校的药圃里，99% 的学生都在念英语，却没有听到诵读中医经典的声音。如果哪天看到一个学生在读《伤寒论》，我会十分感动。"一位广西中医学院 2005 届的研究生说，由于英语与学位证挂钩，所以有 60% 的研究生都要花上 1～2 年的时间攻读英语，肯定会对专业学习有影响。不熟练掌握经典中的精华，就不可能领略中医的真谛。中医药院校确实为我国培养了一大批中医药人员，但他们中真正能用中医思维方法治病的少得可怜。主要原因是中医高等教育追求中、西医兼顾，导致学生中医不精、西医不通，只是两个"中专生"（崔月犁语）。

我们可以简单计算一下：五年大学本科，其中一年实习（住院医，几乎全实习的西医），另四年中，学中医时间仅 1/3，即十六个月，再除去寒暑假，除去节假日，真正学习时间不足一年，能学好中医吗？ 过去跟师学习还要三年才出师，那可是天天学，没有节假日的！

韩启德副委员长在同一次讲话中还说："按照邓老说的，在我们中医药大学里面，如果将外语及其他的课程等全部算上，与中医的比例达到 2∶8，能不能实现？如果有困难的话，能不能在广州中医药大学里面先做一个试验，让两三百人专门学中医，不学西医。"如果真能按照委员长的话去做，中医就有救了，就能培养出一大批铁杆中医。

顺便提一句，中医院校学生不必学英语，他们出来是为中国人看病的，给中国人看病还要说英语吗？"将来他们要查阅外文资料！"西方国家有中医吗？它们有资料可查吗？前面已经说过，北中医某硕士英语达不到六级，不发硕士证；本硕连读的某学生四年级英语不过关不许继续读下去。有这种必要吗？！如果将来真需要他们给外国人治病，带翻译即可，或届时专攻一年英语也成，完全没有必要浪费青春去学英语。不要再培养所谓的"精英"了，英语充其量只能作为中医院校的选修课！英语不代表一个中医的临床水平，更不代表一个国家的科技水平和经济水平！也不代表一个国家的实力！培养一大批幼儿英语教师，让山沟里的幼儿园开始"双语学习"，这不是培养精英，是奴性的表现。

4. 其他一些政策和法规

其他一些政策和法规也多有不符合中医自身发展规律的情况，不可能一一分析。

比如《中医药条例》指出，中医医师资格认定按执业医师法，中药之审批按药品法。医师法、药品法既然不符合中医药发展规律，条例如此规定就阻碍了中医药的发展。

又比如，要让中医药走向规模化、规范化、标准化、科学化、国际化的轨道，也是没有考虑中医药的特殊性、核心本质或说特色。又比如，中医病历书写规则、医院规模、医院设备、医疗事故鉴定等都不符合中医实际。再比如，国外保险公司早已允许患者到中医、针灸诊所看病，我们却搞定点医院看病，中医个体诊所看病成了"当然"不能报销的了。

以中药现代化而言，基本上放弃了中药的性味、归经、炮制、方剂等中医药的基本路数，而是寻找化学单体、有效成分，讲多组分、多靶点，用生药学替代本草学，用植物化学替代中药学。（中医高等院校的中药系乃至中药学院，还有谁在教学生认药、教学生炮制？又有哪个中医学院教学生红升丹、白降丹的炼制？）以五个 P 为代表的有关政策实施以来，不但没有达到政策期望的标准化、国际化，反倒不知害了多少中药厂家。

中国市场是国际市场的一部分，占国际市场五分之一，中医药真正把中国市场占领了，就不得了了，再者，中医药在其发源地尚且受到歧视、压制、打击、排挤，让文化迥异的西方国家承认，有点天方夜谭。我们早已说过，中医肯定会很快走向世界，但不是今天，是等到我国真正强大以后，中医药真正成为保障中国人民健康的主流医学时，西方会来取中医药的真经的。

所以会出现这些政策，是政策制定者未能很好地研究，且心中认识不到中医的自身发展规律和特色。政策制定者不能总是迷信科学的标准只有一个——现代科学，不能总是高高在上，想当然地闭门造车了。

最近，北京又开始"依法"检查中医门诊和诊所，凡中医师人数不够或没有护士的一律关门了事，令人不解的是，中医诊所要护士何用？西医有护士，中医就必须有护士吗？

（四）"中西医结合"是埋葬中医之路

1840 年以后，不少国人产生民族虚无主义：加之帝国主义疯狂进行文化侵略，致使许多人崇洋媚外，特别是 20 世纪初和 20 世纪末两次大规模海归，带回了西方的科技，也带回了洋人的垃圾，全面否定中华文化。在西方国家的压力下，加上个别"海归"推波助澜，20 世纪初叶以来我国中医界受到的压力巨大，为了求生存，一些中医人士提倡"中西医汇通"。一方面以西医的知识来认识、理解、解释中医；另一方面企图仿照西医模式来发展中医，所谓"中学为体，西学为用"，形成了最初的"中西医结合"。

中华人民共和国成立不久，党和政府批判了王斌与贺诚打击、消灭中医的错误政策，撤了二人的部长职务。为了更好地继承和发展中医药学，毛泽东同志发出了"关键是西医学习中医"的指示。1954年10月20日人民日报《贯彻对待中医的正确政策》社论中"号召和组织西医学习中医药学"。中共中央在1954年11月23日批转中央文委关于改进中医工作问题的报告中也明确指出："当前最重要的事情，是要大力号召和组织西医学习中医，鼓励那些具有现代科学知识的西医，采取适当的态度同中医合作，向中医药学习，整理祖国的医学遗产。"

张效霞先生在《回归中医》（青岛出版社，2006：249）一书中引用了"西学中"出身的贾得道先生的话："1971年又提出在西医中普及中医知识的要求，并且提出不学中医就是半个医的口号，于是又掀起一个西医学习中医的高潮。……这样当然不能对中医有系统的、深刻的实质性理解，大都只是学到一些临床应用的基本知识，能开方看病就算满足了。但就是这部分人，他们既有西医的基础，又能用中医的方法看病，于是很快就成为中医机构中的骨干力量，有的甚至成为各级的领导。"事实是，我国今天的中医院校、中医医院、中医科研机构的领导人全是中西医结合人员担任，几乎没有例外。但是这些"学过西医的人，西医的知识与理论，在他们的头脑里已经形成相当牢固的基础，所以在接触到每个具体问题的时候，无论如何都会不知不觉地从西医的角度来考虑。"杨维益先生也说："'西学中'在医学方面的认识论和方法论与西医完全一致。他们以西医作为模板，在科研中采取让中医对号入座的方法进行研究。这种以西医学科特点强加于中医药学的削足适履的研究方法不大可能对中医发展带来好处。相反，中医的特色与优势却有可能在这种研究中化为乌有。"所以，我们中医药的医、教、研、药才全盘西化，跟在西医药后面爬行。借用崔月犁部长1982年讲话的精神，我们认为，中医的医、教、研、药机构的领导人不宜由中西医结合人才担任。

五十多年过去了，"中西医结合"变成了"中医西医化"。迄今，中西医结合未形成任何一个中西医结合理论，未拿出一个真正的学术意义上的中西医结合成果（所谓的成果仅仅是低层次的中西医配合治疗而已。），而所谓的"成果"解决不了中医临床问题，更没有一位中西医结合专家敢于提出"中西医结合学"的概念。实际上：五十多年来，中西医结合一直是以"想当然的"的漂亮的口号西化中医、改造中医、消灭中医，今天，真正的中医已经被消灭得所剩无几了，中医院不姓中了，目前的23万中医中，只有三两万人还会用中医思想看病，其他中医被改造得扔掉了中医的特色、只会开化验单看检查报告了。32所中医药院校天天都在培养"中西医结合"人才，不培养铁杆中医。科研都是西医思路，其"成果"对中医临床毫无指导意义。就连人大常委会责令国家中医药管理局起草并已呈报卫生部的《中医药法》（2006年9月5日草案）里，仍在要求"鼓励中医药院校开展高层次中西医结合教育，培养中西医结合人才"。"中西医结合"流毒之深可见一斑。鼓励培养中西医结合人才的这一《中医药法》一旦出台，中医药就将彻底完蛋，我们就是历史的罪人，消灭中华文化的罪人！

科技部拨款让中医界研究治疗 SARS，款还没有到，就开始高喊"我们要中西医结合治疗 SARS"；科技部一搞省部联动让中医研究治疗艾滋病，又开始高喊"我们要中西医结合治疗艾滋病"。怎么那么没有底气？！离开西医你就活不了了吗？！

既然要搞"中西医结合"，既然"中西医结合"好，为什么西医院校不搞？！为什么西医院校的中医课程只有几十个学时？说穿了，制定政策的同志心底深处就认为中医不科学，因此要"傍"西医这个"大款"，用中西医结合来改造中医，把中医"提高"到西医水平。这恐怕就是我们卫生部和中医主管部门的真实想法，所以才坚持中西医结合的提法不变！

钱学森老先生曾写信给崔月犁部长说："中西医结合，不是西医吃掉中医，就是中医吃掉西医，现在的情况是西医吃掉中医。"钱老的话真是一针见血。

1982年衡阳会议上提出中医、西医、中西医结合三支力量。到1985年以后，就没有人再说三支力量了。最近，又有人老调重弹，而且将之塞进了十几个部委的《纲要》。可见：真有人要用"中西医结合"来彻底埋葬中医了。

可以肯定地说，中、西医是并存的，中、西医只能配合治疗而不能结合为一体，起码在近百年里还结合不起来。中西医结合是埋葬中医之路，不应再提什么"中西医结合"了，让中医沿着自己的路走下去，让中医药用自己的标准衡量自己，让中医药用符合自身规律的方法管理自己，别再逼着和尚念"上帝保佑"了，个别西化的和尚也别再穿着袈裟念"阿门"了。

退一万步说，如果一定要搞什么中西医结合，那么，应该按照当年毛泽东说的"西医学习中医"的指示，由西医院校去培养，而且，中西医结合人员也应该由卫生部管，而不应该划归中医局管理。

（五）利益集团的既得利益阻碍中医振兴

我们在过去的研究报告中，不止一次讲过，卫生部是西医的一统天下，因而只发展西医，不发展中医，并没有一碗水端平地发展中、西医。这一点连傻瓜都能看出来。与卫生部关系密切的一位同志指责我们"骂政府"。其实我们从不骂政府，仅仅是批评一下卫生部、提出一些建议而已（这是软科学研究人员的责任，一味唱赞歌就不是合格的软科学研究人员）！卫生部也从不理睬我们的批评和建议，我们曾托人想见见卫生部部长，得到的答复是没时间。

卫生部只发展西医，不发展中医，是有其原因的：除了上面所说的思想与观念根源之外，另一个重要原因是几十年来卫生部已经培养扶植起了一个庞大的利益集团，今天绝不敢得罪它。如果让中医振兴起来，利益集团绝对不干。因为中医的振兴会挤占相当大一块西医的"市场"，这也是卫生部的两难之处。

上面已经说过，西方文化侵略的目的是对我们进行政治、文化控制，获取巨大的商业利益，而推销其西医药是其重要目的之一。今天，西方的西医药利益集团绝不允许中医药发展起来与之争夺早已被他们垄断的市场，不许中医药分他们一杯羹。他们为此采取的手段很多：指责中医药不科学，不可量化；中药中使用濒危动植物导致犀牛、老虎、香獐子等等灭绝，养熊引流熊胆汁是虐待熊；中药中含有有毒植物成分；中药含有重金属（安宫牛黄丸含有朱砂不许进口），中药农残过高，中药质量不可控，中药有效成分不明确，等等。然而，洋人心知肚明，中医药高明，是与他们的西医药完全不同的医学体系。于是他们组建研究机构，大量拨款，高价网罗我国中医药人才，希图弄清中药。在他们弄清之前，自然要千方百计贬低中医药，限制中医药，扼杀中医药。一旦弄清了，利用其强大的实力，迅速占领市场，届时，你们中国人再从我们这里引进中医药吧！（洋人算盘打得不错，但他们不了解的是：没有中华文化底蕴，很难弄懂弄清中医药。我们的学校正是扔掉了自己的文化，中医院校学生毕业后才看不了病。因此，可以这么说：中医自己救不了自己，中医振兴依赖于中华文化的复兴。）

我们粗略看一下近百年特别是近几十年我们培养起的医生队伍：到2005 年底，全国卫生技术人员共计 446 万人，其中中医药人员 25.4 万人（含执业中药师 2 万人），仅占全国卫生技术人员总数的 5.7%（且多数已成二流西医），而西医卫生技术人员占 94.3%；全国西药厂家远多于中药厂家，且其规模远大于中药厂；我们的医疗卫生官员中，90% 以上出身西医，而另 10% 几乎全是"中西医结合人才"……

所以，尽管中医对病毒性疾病具有绝对优势，SARS 期间不许中医上战场，艾滋病也不许中医介入。尽管民间中医解决艾滋病效果很好，你得有行医证，你的药得有批号。尽管用中药戒毒只要 33 个小时即可去除心瘾，15 天身体即可恢复到吸毒前的状况，利益集团却偏偏要吸毒者吸小毒（美沙酮）代替吸大毒，偏偏要把大笔研究经费拨给始终跟在洋人后面学走路的戒毒"权威"，这些"权威"千方百计压着民间中医的成果不许出头。一句话，我们的体制、我们的制度、我们的"权威"，压制创新。其实，历来重大的创造发明都来自民间（民科），而且多有受到官方压制之情事。尽管我们天天喊创新，那只是能为利益集团"创薪"而已。

众所周知，毛泽东当年批评卫生部是城市老爷卫生部，要求卫生部把医疗卫生工作的重点放到农村去：毛泽东当年的威望谁人可比，卫生部尚且不执行，今天谁又能改变这种状况？！所以，吕炳奎当年建议成立中医部，我们又提出同一问题，也有业内人士提出类似建议，卫生部是坚决反对。因为设立了中医部，卫生部就控制不了中医，中医就有可能腾飞而分去西医药一杯羹，甚至抢走西医药的饭碗了。

在这种情况下，中医要想进行任何改革都很难得到这个庞大利益集团的支持，只会遭到他们的反对与打击（他们的杀手锏就是：中医药不科学，不规范，不量化，不标准化，说不清有效成分，说不清机理，等等。）。只有党中央、国务院痛下决心，只有国家中医药管理局的官员决心为中华文化、为中华民族、为13亿国人健康奋斗而不怕丢掉乌纱帽，中医药方可振兴。要有谭嗣同为变法流血的精神，何况今日之改革尚不至于流血。

这里专门用一小节来谈利益集团，不是要让中医界或中医局与这个利益集团做殊死斗争。须知，这个利益集团主要还是我们自己同胞组成的，和我们一样，都是炎黄子孙，龙的传人，我们不能窝里斗。我们在2005年的研究报告中有一个小标题就是："亡国不可怕，可怕的是文化灭亡"。我希望我们大家都热爱祖国，热爱中华文化，认真看清中医代表了中华文化，代表了未来医学的发展方向，共同为弘扬中医而努力，共同来同化一切外来文化而不是异化我们自己。

八、中医的"娘家"要为中医自主发展创造政策

张功耀与王澄联名倡议网上签名消灭中医，遭到大家斥责和怒骂。

其实这场闹剧已非个人学术见解问题，他们代表一种思潮，甚至说代表了卫生界个别领导和学术权威的想法。与张功耀一起要消灭中医的美国人王澄先生原是我国新疆人，西医硕士。他于 2006 年 7 月 29 日《写给中医药学院和中医药大学青年学生的一封信》中道破了天机（在此，不得不再重复引用一次）："我和中国大陆的大学校长们，以及比他们更大的官都有过接触。……他们告诉我，他们在中国大陆只能做不能说，只能暗中给中医下绊子，不能公开反对中医，因为中国的旧文化势力太大。"换句话说，王澄不过是替这几个官员把话挑明了而已。如果作为中华人民共和国的官员，仍然停留在余云岫、汪大燮、梁启超们了解中医的水平，真的不懂什么是中华文化的精髓，那么，学术界不准展示中医药学术理论科学依据、管理部门不准中医上传染病一线临床治疗，自然也就是他们暗中给中医下绊子了！我们不排除王澄此话有挑拨离间的成分。卫生部某中心那位博士的"但更重要的是把中医基础理论搞扎实，整体的框架要更加科学化"的谈话实际上为王澄的话做了注解，因此，也不能排除王澄的话有一定的真实的成分。

国家中医药管理局作为中医药事业的主管局，是中医的娘家，应该成为中医的保护神。中医界都把中医药的医、教、研、药各方面发展的希望寄托在中医局身上，希望中医局设法在政策上、法规上、人才教育上，爱护中医、关心中医，支持中医、保护中医。大家也看到，由于国家体制问题，中医局是在卫生部领导之下，而卫生部是西医的一统天下，总是会用西医的思维做事，中医局处理事情有相当大的难度。更何况，迄今为止，全国并非每个省、每个地区、每个县都有中医局。所以，在这种为难情况下，国家中医局更要处处站在中医立场看问题，为中医力争有利于全面继承、在全面继承的基础上自主发展的政策法规。

广东省委书记张德江同志讲，广东要做中医药强省，就要做到三个思想转变：转变用西医药的管理方式管理中医药，转变用西医药的标准衡量中医药，转变用西医药的统计方法统计中医药。事实上，我们的医师法、药品法，以及也要把中药分成处方药和非处方药、标明中药有效期、中医与中药分开管理等规定都是以西医药的思路、方法、标准来管理中医药。不转变这些思想，不可能把中医药管好，只会把中医药管成西医药，只会使中医药消亡。

韩启德副委员长视察广州中医药大学第二附属医院即广东省中医院时讲"政策方面，捆绑你的东西应该是可以去除的""遇到什么问题，就去破什么规矩。不要被这个规矩牵着跑""不是跟着政策跑，而要引领政策，去创造政策"。

作为中医药的最高管理部门，更要引领政策、创造政策，为中医药创造符合自身发展规律的政策，促使中医药沿着自己的轨道前进，则中医事业幸甚，中华民族幸甚。

我们的官员应该有点"李云龙精神"，不瞻前，不顾后，只要是"打日本"的事就应该干。比如：七家民间中医治疗艾滋病的效果都不错，不可能有哪家中医院愿意接收他们进行临床治疗，因为他们绝大多数没有行医执照，那些药也都没有批准文号。按现行法规，这些民间中医也申请不到国家课题，他们的发明或家传秘方难以为艾滋病人服务。在此情况下，建议国家中医局特批一家中医院请这些民间中医前去治疗艾滋病，在专家严格监督之下进行，如证明某些药有较大普适性、效果较好，组织力量研究辨证加减，加以推广。如此，则患者幸甚，中医幸甚，中华文化幸甚，也向整个中医界表明：我们中医局确实是中医的娘家，我们就是要弘扬中医，振兴中医！

九、振兴中医的政策建议

在国家高层领导特别重视中医药的今天，我们认为，主管部门应尽快做的事情有五：一、向国务院建议成立国家中医部，起码中医局要独立于卫生部。在尚未独立之前，应该成立由老中医组成的国家中医药管理局顾问委员会，且要赋予其一定权力。二、向国务院建议在全国选择几个省市和地区作为中医药特区，特事特办，积累经验，再组织推广。三、向国务院建议将中药审批权、中医行医执照发放权收归中医局，以使中医都能把自己的汤药制成丸散膏丹，使民间中医都有行医权，这可马上增加 15 万铁杆中医。四、向国务院建议将中医药教育权收归中医局，并利用一切办法（中医带徒、卫校培养、民办中医学院等）尽快为农村和城市社区培养一大批能临床的中医，解决百姓"看病难、看病贵"问题，如此，用不了五年，中医队伍就可以翻一番。五、支持正规军和游击队上一线临床治疗重大疾病，如艾滋病、吸毒成瘾等，坚决不支持实验室研究。其实，说来说去，最主要的事情是组织中医药管理人员学习胡锦涛"和谐社会"的理论，学习"中医哲学"，并组织有关学者给有关部委的领导讲课，转变领导思想观念，提高管理人员对中医药的深刻认识，提高其民族自信心，提高其振兴中医的积极性和责任心。如此，则会有所作为，中医振兴有望。

根据十多年的研究，特别是近两年的调查研究，我们提出以下一些不成熟的建议，谨供领导参考：

（一）改革体制，完善体制

1. 按宪法办事，设立中医部

前面已经说过，国家中医药管理局设在国家卫生部之下，而卫生部是西医的一统天下，处处事事都会按西医药的思路办（这一点并不奇怪，因为先入为主嘛，因而也不要埋怨这些同志），所以，国家中医局办事十分为难。

《中华人民共和国宪法》第二十一条明确规定发展现代医药与传统医药。将中医局设在卫生部，由卫生部管辖，本身就是重西轻中的表现。

近几年，我们一直在呼吁设立中医部。作为中医原创国，体制原本应该是在以中医为主的卫生部或称中医部下设立西医局，而"在西医为主的卫生部下设中医局"应该是欧美国家的体制。

五十多年的历史证明，卫生部是西医的一统天下，中医局区区几个人只能服从卫生部的西医思路，中医人数越管越少，质量越管越差，背离中医科学越来越远。卫生部部务会上也是一个管中医的副部长面对诸多部长、副部长。到省部级卫生厅更是如此。卫生部几十年的做法是只发展西医不发展中医，从 SARS 到艾滋病到"禽流感"，什么时候卫生部相信过中医有效、想到过让中医上一线？何以疾控中心里面没有中医？何以传染病医院没有中医？怎能相信今后中医局不独立出来却能够发展中医，振兴中医，让中医真正能为 13 亿人的健康服务？

因此，应该尽快成立中医部，以便使中医药能够在全面继承的基础上按照自身规律自主发展，结束牧师管和尚的局面。

进入中医部的同志必须要有民族自信心、不坚持"科学主义"、热爱中医药事业、愿意为 13 亿国人特别是 9 亿农民的健康服务。

鉴于中医后继乏人，建议趁老中医健在，中医局组织名老中医以及哲学界、法学界的真正相信中医，有民族自信心的同志，成立中医药顾问委员会，在重大的政策上、法规上为中医把脉，为中医药的发展指明方向。当然，要赋予中医顾问委员会一定的权力，不能流于形式。

中医如果不独立，是不可能振兴的，因为他面对的是一个庞大的盘根错节的利益集团。

2. 完善中医管理体系，收回中药管理权，中、西医分业管理

迄今，个别省市和不少的地县没有中医局，中医管理体系不完善。应该尽快予以完善。西医的卫生系统十分完善，一竿子插到底，而中医是我国原创性医学，却没有完整的管理系统，如何能算是宪法规定的发展现代医药与传统医药？

中药现由国家药监局管理。自从药品法出台以来，药监局前后出台

了 187 个管理条例，用的是抽象肯定、具体否定的办法来扼杀中药。这是典型的按照西药的管理方法和标准来管理中药。中医与中药历来不分家，也决不能分家，因此中医药界普遍希望国家将中药的管理、审批权限仍旧收归国家中医局即将来的中医部管理。中药审批权收回后，应允许中医自制丸散膏丹使用，因为这是每一个合格中医必须具备的技能，也是保证疗效的必要手段。

中、西医是完全不同的两个体系，不能用同一种办法管理。因此，王永炎院士于 2005 年 6 月在天津会议上提出中、西医分业管理。也就是说，中医不得开西药，西医不得开中药，各管各的，除非一个人既考了中医执照又考了西医执照。其实，这已是韩国证明行之有效的做法。

（二）设立中医药特区

如上所述，现有的有关中医药的政策法规阻碍了中医药的发展。但是政策法规特别是法规都有惯性，很难一下就改变，无论为 13 亿人健康而从善意执法角度，还是从积累改革经验角度，都应该允许政策法规方面的创新，否则社会就没法发展。因此，在许多情况下，要允许地方政策存在，因为各地政府最了解当地情况。

1. 选择若干个省市和地区作为中医药特区

2004 年 3 月 25 日，广东省卫生厅彭炜副厅长按照张德江同志意见，召开了建设中医药强省专题座谈会。我在会上说，深圳原来不过是个渔村，小平同志给深圳画了一个圈，深圳采取了特殊政策，很快发展起来了。广东要成为中医药强省，要请国务院给广东省画一个圈，广东就可以不完全听卫生部的，就可以根据广东的情况制定自己的中医药政策。这样，用不了三五年，广东就会成为中医药强省。

要允许特区特事特办，不要全国一刀切。例如：当地政府完全可以根据当地医疗资源情况创办中医学院，毕业生拿不到教育部的毕业证没有关系，当地政府可以发给毕业证、学士证，当地政府承认就行。又如，某人行医多年，深得民众欢迎，虽然不识字，照样可以给他行医证，甚至评他为名医。双桥老太婆罗有明不认字，连名都没有，罗有明这个名字还是周总理给起的。要是放在今天，绝不允许她行医，可以天天去查抄她，而她，早已成为国内外的名医大家，徒子徒孙遍天下。像这样的人，特区政府完全可以给他们发证，让他们带徒弟，培养接班人，让他们的生活比一般人好一点，甚至好得多。

山西运城市卫生局几十年来一直支持当地中医药事业发展，虽然过去因执行卫生部政策走过弯路，但能很快根据实际情况调整过来，所以运城市中医专科医院占全国 20%，当地中医蓬勃发展。像这样的地区，应该划为特区，发挥他们支持中医药事业发展的创造性和积极性，然后，总结经验，总结出能促进中医振兴的政策法规，再向全国推广。

希望全国能有七八个省级特区，二三十个地级特区。

2. 自治区、自治州、自治县本身就是特区

按照我国宪法规定，自治区、自治州、自治县除了在国防和外交上必须与中央绝对保持一致之外，其他政策法规可以根据本民族实际情况自定。因此其在中医药（含民族医药）方面的法规可以与其他地区不同。

例如，广西壮族自治区在全国是比较贫困的，老百姓"看病难、看病贵"问题尤其严重，完全可以允许有实际经验的老中医行医，给他们发行医执照，而不必考虑他们是否上过中医学院。不幸的是，柳州某镇流器厂一位行医十多年的厂医（光明中医函授大学学习四年，有毕业证，普遍反映他医术不错，医德好）最近却因没有行医执照被罚款 3000元，不久又要求他缴滞纳金 13980 元。如此执法，已经不属于严格意义上的严格执法，而是不考虑人民利益的"恶意执法"。世上多几个这样的恶人，老百姓就多倒霉一天。由此可见，广西壮族自治区有点自己的

法规，给中医点宽松环境，有百利而无一弊。

（三）完善有关中医的法律

中医近百年日渐衰落，尽管主要是思想认识造成的，但在这种认识下制定的法律起了决定性的作用，所谓，法规政策决定一个学科的存亡，决定一个产业的存亡，甚至决定一种文化、一个民族的存亡。一个典型例子是，日本明治维新后，宪法中规定西医是日本唯一合法的医疗保健体系，从此，日本中医断线近百年，到 20 世纪 60 年代才又开始重新使用中药，近年才开始中医教学。日本的这一错误做法，被我国的"海归"带回，掀起了"废医存药"的恶流，近两年又出现了要彻底消灭中医的"逆流"。百年来中医日趋式微，是民族虚无主义以及在其思想指导下制定的政策法规造成的。因此，今天要对中医满怀信心并以此重新制定符合中医发展规律的法规政策，给中医以宽松环境，保障中医药自主发展。

1. 尽快出台中医药法

人大已经决定给中医药立法，这是中医界的大喜事。我们曾一再表示，中医药法制定的立足点既不能放在管理上，也不能放在保护上，也不能放在创新上，而要放在"在全面继承的基础上自主发展"上。

遗憾的是，在呈送卫生部的最终草稿中，仍然写入了"鼓励中医药院校开展高层次中西医结合教育，培养中西医结合人才"。建议把这一段删去，否则，最终会断送中医药。不仅中医药法中别提，在各种文件、政策、规定中，也要拿出中国人的志气，别再提中西医结合了。我们从不排斥西医，只能提中西医配合；事实上，几十年来，中西医从来没有结合过，只是进行过配合治疗。要从思想深处认识到：中医是先进的、成熟的甚至是超前的医学，犯不着去"傍大款"。

2.制定中医医师法，不拘一格降人才——解决后继乏人的问题

如上所述，现行的《中华人民共和国执业医师法》不适合对中医的管理，那只适合西医。按今天的医师法，考出来的都是"中西医结合"的"中医"，不是真正的中医，会将中医彻底消灭光，需要尽快组织制定中医的执业医师法。

中医医师法应该承认师承、家传和自学。这是中医的发展规律之一，是几千年证明行之有效的方法，绝非某些人说的是落后的方法。中医高等院校也必须让学生早跟师、早临床，否则，难以培养出高水平的临床中医。

中医行医证应由中医药管理局系统颁发，而不应该由卫生系统盖章。这不是争权，是因为卫生部、卫生局不懂中医，当然也不懂中医的发展规律和成才规律，会自觉不自觉地用西医的标准考虑问题。中医执业医师证的发放权应该尽快收归国家中医药管理局。

民间中医未受西化影响，保留了相当一部分中医精华，是振兴中医的主要力量之一。要看疗效而不是看文凭。只要是当地群众认可，当地中医局推荐，就应该给他们发行医证。当然，民间中医所学的理论可能不系统，也可能还有这样那样的缺点，但这是以后应该引导和组织他们进一步学习提高的问题，而不能成为不给他们发证的理由。恰好是，给他发了行医证，他就归你管了，你就可以组织他们学习，帮助他们提高了。

按清末民初的人口与中医比例，我们今天至少应有 260 万中医，实际只有 23 万（国家中医局数据），且绝大多数尚需进一步学习中医四大经典。俗话说"英雄不问出身"，当今中医后继乏人、后继乏术，更应不拘一格降人才。民间中医传承下来的种种中医精华，可以服务于民众健康，丰富中医理论。尤其是，当年民办的光明中医函授大学培养了近 11 万中医，他们临床好，有真本事，治好了不少现代医学治不了的疑难症；就临床水平而言，他们不亚于正规中医药院校的毕业生；退一步说，他们的水平至少比卫校学生高吧，卫校毕业生都可以行医，光明中医函授大学毕业生何以不能？应该尽快予以承认。医生的职责是治病救人，提高疗效，而不是讲清理论，更不是看文凭。尽快给他们发行医证，既方便群众医疗，又可使他们不必违规行医，更可以使群众看到我们的中医局真是中医的娘家，真为中医办事，真能解决民众疾苦，真是要振兴中医，真是要复兴中华文化，也可显示出当年批准成立光明中医函授大学的行政延续性，也为中医高等教育两条腿走路树立典范。

此外，就我们调研，在国家尚未来得及顾及艾滋病的 2001 年，七路民间中医主动前往文楼村，免费为患者治疗，且不说疗效甚佳，就这种精神也是了不起的。他们没有行医资格，责任不在他们，在于有关部门执行了错误的不适用于中医的《中华人民共和国执业医师法》。应该授予他们行医证，并把他们组织起来，一方面予以资助，继续艾滋病临床研究，以期从中筛选出较为普适的处方，并探索出什么情况下如何加减，如何综合治疗，从而解决世界迄今无法解决的艾滋病问题；另一方面组织他们学习理论，进一步提高，成为当今的名医。

从本研究的《分报告集》中雷京国、卢中华给科技部程部长的信以及其他民间中医来信可以看出，他们热爱中医，渴望用他们掌握的中医知识为人民健康服务。程部长在光明日报撰文指出："应该在思想上、制度上彻底解放中医。"程部长还说："尽快对执业医师法中不利于中医药发展的条文进行修订，改变有关管理政策，制定符合中医规律的准入考核标准和技术传承制度，加大职业培训力度，解放民间中医，量才使用，把长期游离于体制外的这支民间力量纳入正常渠道管理，变成国家的财富。"

总之，应该责成各县卫生局，对目前的 15 万民间中医进行全面调查，一一登记，发给行医证。正如四川省刘晓峰副省长所要求的那样。这是解决老百姓"看病贵、看病难"的有效措施之一，也是壮大已经濒临灭绝的中医队伍的捷径。只有如此，中医在此次医改中才能发挥重要作用。

不要瞧不起民间中医。中华人民共和国成立前，我国没有中医院校，没有正规军，蒲辅周、岳美中等在调入中国中医研究院之前都是民间中医。抗日时期我们八路军如何壮大的？还不是把民兵、游击队收编为正规军的？当时，为了壮大抗日队伍，甚至连土匪都收编过来，加以教育、整顿，使之成为英勇善战的八路军战士。我们今天怎么能连这点胸怀都没有？！今天我们需要大量中医来解决群众"看病难看病贵"的问题，他们既然能解决这个问题，我们为什么要将他们拒之千里之外呢？

3. 中医应该而且必须进入疾控中心

2003 年 SARS 的流行，给我国经济造成巨大损失：若非党中央、国务院及时让中医介入治疗，损失将更大。中医介入艾滋病治疗，马上取得很好疗效，说明治疗病毒性传染病是中医的绝对优势。

2004 年以来，"禽流感"闹得沸沸扬扬。目前，各国都在投入大量人、财、物力，寻找杀灭病毒的药物及预防的疫苗，希图解决"禽流感"问题，但都忽略了一个重要事实，各种致病病毒，尤其是流感病毒，不断发生变异，药物与疫苗研究几乎永远赶不上病毒的变异。而且，疫苗使用率不到 2%，如果"禽流感"大爆发，2% 的疫苗注射率也根本解决不了问题。

中医历来讲究"正气存内，邪不可干"，即特别注意人体的自康复能力，这才是防治流感等疾病的根本。然而，我国的卫生防疫工作、疾病控制中心的工作，几乎完全忽视或淡忘了中医的药物特别是中医非药物疗法提高自身免疫力的作用，仍然走西方已然淘汰的生物医学模式老路，忽视环境和社会因素，忽视人的能动性，把病人只当成被动治疗的对象。尤其是当前防治"禽流感"的理念与策略，只注重了病毒本身，而忽视了中医对人体在抗流感过程中自我保护的适应性反应和独立的主动性抗病能力的调动。

魏慧强主任医师系统提出了"防治流行性感冒保健新法——新世纪医学模式应用"等全新的应对"禽流感"的中医的理念、思路、措施与方法（如艾灸法、按摩法、火罐法、热盐包法、电吹风法和导引运动法等），并在全国各地开展了不少培训和推广实践，深受广大群众、专家与学者的欢迎与好评。

新世纪医学防治模式可以做到比当前采用的常规防治手段更加全面妥善、经济省钱、简便易行、安全可靠，而且人人可以学会，可操作性强。并能充分展现中国养生医学的以人为本、天人相应的理念与科学内涵。我们认为，在当前的"禽流感"等疾病的防治中，应采用与贯彻新世纪医学模式（生物—心理—社会和被动治疗与在医生指导下自我主动治疗相结合）来应对流感等病毒性疾病。国家中医局应该组织推广这样的非药物疗法，让所有的医生都能学会，让尽可能多的民众都能了解。

我们曾找过疾控中心的首席科学家，希望就中医介入"禽流感"问题与他谈谈，希望他能了解中医的药物和非药物疗法可以解决"禽流感"。然而，人家不感兴趣，让我们去找国家中医药管理局。

迄今为止，中医没有进入国家疾病控制中心。这是卫生部同志不懂中医所致，也是国家中医药管理局没有尽到自己为中医说话，为中医争取上前线机会的责任，也说明中医局并未真正认识中医的优势。

我们建议，中医局应该说服卫生部，应该而且必须让中医进入疾病控制中心，否则就是"对中医的无知和对中医现代疗效的抹杀"，更是对人民健康不负责任。

4. 允许中医自制丸散膏丹

2004 年 5 月 19 日，为民间中医到文楼村免费治疗艾滋病问题，我们课题组与国家药监局注册司的同志讨论了一天。我们认为，一个合格的中医，必须会把自己开的汤药制成丸散膏丹；治疗中，开始往往用汤剂，起效快；治到一定程度，改用丸散膏丹，方便。丸散膏丹是中医用药的一部分，应该允许中医自制丸散膏丹使用，只要不拿到市场销售，不能视为假药。药监局谢处长同意我们的意见，允诺我们，他们很快会发红头文件，允许中医自制丸散膏丹，遗憾的是红头文件再也没有发下来。

不仅要允许中医自制丸散膏丹，而且应该允许医院自制院内制剂，别搞那么复杂的报批程序了（许志仁司长 2007 年 11 月说，这一点已放宽），尤其不能再要求医院制剂室达到什么 GMP 标准。中药与食品一样，谁吃的汤药是在 GMP 车间熬制的？谁家的米饭、馒头是在 GMP 厨房做出来的？我们到甘肃武都调研，武都中医院过去几十种院内制剂效果都很好，后来都不能生产了，因为没有钱改装制剂室，达不到（其实不必达到）GMP 标准。这是置老百姓死活于不顾，只知自己按照死规定办事，实际是以"依法办事"掩盖自己的无能和官僚主义。

程津培部长说：要"允许乡村中医药技术人员自种、自采、自制、自用中草药；改革国家监督和管理的机制和办法，以道德机制和乡风民俗为基础，建立和谐的医患关系。"

5. 执业医师不应限制执业地点

《中华人民共和国执业医师法》规定，执业医师由县级以上卫生部门注册，医师经注册后，可以在注册的执业地点执业。但未对"执业地点"的含义进行界定，也未有条款明确规定禁止异地执业，可以推论《中华人民共和国执业医师法》是允许异地执业的，但《医师执业注册暂行办法》实质上是不允许医师跨省执业。

我国律师、注册会计师承揽业务不受地域限制。执业医师作为同样性质的专业人士，其承接诊疗业务也应不受地域限制。对待医师的管理可以借鉴教师尤其是大学教师的管理方式。

在北京召开的中国百名医学专家峰会上公布的一项调查显示，我国大约七成执业医师希望允许依法异地行医，即中国 2.10 万执业医师中，有 71.7% 呼吁"医师职业社会化"。

明确规定医师执业不受地域限制，可以激励医术精湛的专家医师更好地为人民健康服务。有助于医疗打破垄断，鼓励人才流动、人才竞争。目前根据医疗机构所在地确定管理部门级别的做法，容易导致大医院垄断人才，限制人员流动。允许中医师异地执业能够使中医药事业更好地为广大民众服务，尤其是为农村医疗和社区保健提供便利服务，有利于消除由于脱离实际的硬性人为规定打击面过宽的弊病，从而可以更加有效地孤立和打击真正的江湖骗子。

事实上，我国许多有名望的中医，不仅是正规军，就是出了名的民间中医，也经常被各地请去看病。例如：运城名医柴瑞霭、石家庄名医陈计存等，经常被请到北京和其他地方看病。这些名医被请来请去给人看病，是违法还是合法？他们是应社会需求做好事还是应该被查处？！更何况，手术大师的异地手术又有谁人过问过？

（四）中医教育必须全面改革

到 1966 年，我国中医高等院校共培养了 5600 名中医，尽管当时中医院校教育也过多地讲授了西医内容（任应秋等五老给卫生部上书反映这一问题，受到重视），这些毕业生还是相当不错的，大多数都是今日的骨干，可惜都已退休，垂垂老矣。

人才是关键，中医后继乏人后继乏术已经喊了几十年。近二十八年培养的中医毕业生，数量不够，质量不行，全是"中西医结合人才"，学生基本上不会以中医思维看病，且毕业后 90% 甚至 95% 以上不从事中医临床，或做医药代表或改行他业。因此，中医人才培养制度必须全面改革，中医高等教育也必须全面改革。

若不能尽快培养一大批铁杆中医，中医就真的彻底消亡了，届时，我们真的要从国外引进中医了。

1. 允许民间创办中医药学院

光明中医函授大学的成立，为我国中医高等教育两条腿走路首开先河；不少人反映，他们组编的中医高等教育的函授教材，比正规中医院校的教材要好，为中医教育做出了卓越的贡献，为中医事业培养了一大批高水平临床人才，办学方向正确，不花国家一分钱，办了大事。今后，不仅应该允许光明中医重新恢复，而且应该鼓励创办更多的民办中医药学院，以解决中医后继乏人、后继乏术的严重问题。如果我国不能在三五年内兴办三五十所中医民办中医药学院，光靠今天的 32 所中医高等院校，大约再有十年时间中医就彻底没有了。

有人会担心这样的学校拿不到国家承认的文凭，被称为"野鸡大学"。第一，国家没有必要把文凭卡得太紧，关键是看他是否学到了东西。光明中医的学生虽然没有教育部发的文凭，临床只有比正规院校的强，他们所以敢于"非法行医"，是因为他们医术高，有人找他们看病。第二，优胜劣汰，民办中医院校如果培养不出高水平中医，自然会被淘汰、何需多虑！

我们曾经在 2005 年的研究报告《走出误区，重铸中华医魂》中说："再过一段时间，我国足够强大了，中医药在国内也确立了自己的战略地位，成为国人健康保障的主要体系，世界各国会到我国取中医药的真经的。届时，我国将会在各国建立中医药连锁店，每个店有医有药，不仅给患者诊病给药，不仅施以各种非药物疗法，更会根据每个人的情况，教给'患者'如何自行养生保健、如何运动，那将不再是简单的治疗，而是新型的医学模式，不仅使人人享有健康，而且不会增加医疗保健费用。"换句话说，中医肯定要走向世界，解决世界人民健康问题。到那时，需要在世界建立 500 万家连锁店，以每家店两位中医计算，也需要 1000 万中医。再者，按清末民初标准，我国需要 260 万中医，不采用各种途径培养人才，将远远满足不了需求。

2. 要承认师承、家传、自学的成才之路，允许所有中医带徒

西学东渐之后，似乎什么都得办成西学的样子。卫生部下属单位就有博士说："师徒模式也是不可取的，只能作为补充，是落后的手段。"其实，历史经验证明，有些人才固然可以通过高等院校培养，更可以甚至最好是通过师承、家传、自学培养。京剧和中医就是如此。

邓铁涛老先生撰文说：蒲辅周先生，是杰出的医学家，他的学术水平，举国公认为一代宗师；他十五岁随父亲学医，三年独立应诊。岳美中先生是自学成才的典范，他不但没有学过西医，也不是中医院校毕业，只短期读过陆渊雷的中医函授，但他也是 20 世纪一代宗师。研究流行性出血热取得卓越成绩的南京名医周仲瑛和江西名医万有生，也没有学过多少西医课。双桥老太太不识字，但她的拨正疗法使世界医学解决不了的腰腿痛，一次手法而愈，军医冯天有学得后，震动一时，立成名医，但只学得罗老太太一招耳。

邓老的这段话表明，中医人才并非只有院校才能培养。自学、家传、师承，均可培养出名医。中医属意会知识范畴，更适于师徒传承和自学，这已为几千年历史所证实。我们何必要把这一条中医成才之路堵死呢？何必要把西方的教育模式奉为样板呢？

国家中医药管理局也已经意识到这一点，这些年为培养中医人才费尽了心机，想了许多办法。如：几次从全国挑选几百位名老中医，让他们带徒弟。想法很好，也取得了很大成绩。但步伐太小，只能培养数量有限的人才，或者说"把中医保护起来了"，但没有发展起来。我们认为，包括民间中医在内的临床五年以上的中医，都应该可以带徒弟。中医讲究跟师，并非只跟一个老师。往往出师之后，还要游学，到处拜师。犹如九纹龙史进的第一个师父打虎将李忠武艺不强，又多次拜师，直至最后拜了八十万禁军教头王进为师一样。广东省中医院有个欧阳卫

权，除做好本职工作之外，利用业余时间到处拜师，这种精神值得中医界学习。

我们还记得，日本明治维新时宪法明确规定，西医是唯一合法的医疗保健体系，但也规定原有的中医仍可行医，只是不许带徒。当时的日本中医只是考虑自己可以行医，没有多想，故没有坚决反对。几年后才意识到这会断子绝孙，再反对也没用了。今天，我们已发文件对有一技之长者发给一技之长证，使之能合法行医。然而，如果不许他们以及所有中医带徒弟，光靠32所中医院校，中医还是要消亡的。日本的教训值得我们认真考虑，我们不能重蹈日本覆辙。

3. 中医高等院校教育必须彻底改革

一百年来，先是不准中医办学，后来虽然不反对了，一直没有官办的中医高等院校。中华人民共和国成立后，终于各省都有一所国家办的中医学院。中医高等教育走过了一条艰难曲折的道路。今天的问题在于：中医院校只许按照现代医学规范办中医院校来培养人才，并用现代医学基础理论替换了中医基础理论。教材一版不如一版，六版中医教材的编写，将原本精炼简略的内容编得烦琐重复，将原本系统的整体割裂得支离破碎，内容唯恐不杂，种数唯恐不多，划分唯恐不细，其结果无非是版权页上的编写人数增加了，印刷用的纸张油墨增加了，系统科学的联系打乱了，中医药学术被西医内容与编写者的私欲严重扭曲、扼杀了。教材中把许多中医精华删去了，经典都变成了选修课；号称学的中医，多半内容是西医知识，学生头脑都搅浑了；外语占用了学生大量时间，博士读不懂《本草纲目》的序。所以，李今庸李老早在几年前就提出中医高等院校培养的是中医的掘墓人，崔月犁部长说毕业生是两个中专生。

韩启德副委员长在广州讲："按照邓老说的，在我们中医药大学里面，如果将外语及其他的课程等全部算上，与中医的比例达到2∶8，能不能实现？如果有困难的话，能不能在广州中医药大学里面先做一个试验，让两三百人专门学中医，不学西医。”

其实，中医院校都可以试着做起来，诚如韩启德副委员长所说，应该引领政策，而不是跟着政策跑。事实上，山东中医药大学近两年已经举办了传统中医班，初见成效。

教育部是管教育的，不懂中医，并不清楚中医院校应该教些什么内容。建议：趁老中医们健在，组织中医大家，尤其是没有西化的大家，并吸收民间中医参加，共同拟定教育内容，重新修订教材，让我们的学生学到中医的真谛，不要成为二把刀，更不要成为西医的医佐。

国家中医局应该在中医高等教育上引领政策，而不是跟在不符合中医教育规律的、应该修订完善的政策后面跑，中医教育应该走自己的路：

中医高等院校的学生应该早临床，早跟师；

学生进校首先要学习中华传统文化，借以陶冶情操，修身养性，招收学生应该重悟性而非理科知识之多寡；

对中医院校学生而言，外语应是选修课，基本不开西医课，应该试验从初中和小学毕业生中挑选学生，因为他们没有受到过多的现代科学的逻辑思维教育，易于接受中医为代表的东方的形象思维，易于学好中医，易于出名家大师。

中医教育之管理应该从教育部收归中医局。

4. 应向中医药院校学生提供 20 世纪 50 年代师范学生同等待遇

我国急需大量高水平中医，一则解决“看病难、看病贵”问题，二则全面继承中医药学术精华，三则为中医走向世界建立全球性中医药诊所连锁店准备人才。为了吸引学生读中医，应该像 20 世纪 50 年代师范学院培养中学教师一样，让中医院校学生免费上学，免费吃住，并发给一定的生活费。

为鼓励年轻人上师范，当教师，当年但凡师范院校的学生，一律享受助学金，吃住等一切费用全由国家负担，为国家培养了一大批中学教师，保障了九年制义务教育的实施和高中教育。1985 年，我国只有中学教师 296.7 万人，国家一重视，到 2003 年，增加到 502.5 万人，不到二十年时间，一下增加了 200 余万人。只要重视中医人才培养，国家的中医院校、民办中医院校，加上允许行医五年以上中医带徒，允许家传，允许自学，用不了二十年，中医人才也会达到二三百万甚至更多。中医队伍马上就会壮大起来，就会解决后继乏人、后继乏术的问题。

5. 不应取消中医的中专学校

西医要从初中生中招生，由于卫校条件所限，学三年难能成为好大夫。中医与西医不同，十五六岁学中医，三年就可学成。蒲辅周 15 岁随父学医，三年独立应诊；陆广莘 18 岁从师学医，三年自己开诊所。其实，只要有好教师，教材得当，中专一样可以培养出名医。岳美中不就是短期读过陆渊雷的中医函授课吗？由此可见，卫校完全可以为农村多快好省地培养一大批不错的中医，不知为什么卫生部突然决定不许卫校再培养中医？建议卫生部收回成命，允许各地利用卫校为当地培养中医，尽快解决群众"看病难、看病贵"问题。

6. 西医高等院校应让学生学习中医非药物疗法

毛泽东当年号召西医学习中医，尽管其目的在于让这些西医整理中医理论，提高中医水平，但没有号召中医学习西医。而当今我们的中医院校一多半时间在学西医知识，西医院校基本不学中医知识，毛泽东的号召使不少西医成为中医大家。

20 世纪 60 年代，响应毛泽东号召，西医院校师生下乡送医，发现农村更喜欢中医，更喜欢中医的非药物疗法。山西运城焦顺发教授是西医出身，到农村后发现农民就喜欢伸出胳膊让你号脉，就自学了中医，并发明了头针，成为当时卫生部向世界推荐的运城三位中医大师之一（另两位是用红升丹治骨髓炎的杨文水，治痔疮的长效麻醉药发明人任全保）。俞云在安徽医学院学习时下乡，发现针灸很有用，自学针灸，受到农民欢迎，并为当地培养了数十名赤脚医生，毕业后分配到上海肿瘤医院，一直钻研切脉针刺治癌，后到西班牙，用切脉针刺治疗癌症、艾滋病等各种疾病，遂成大家，被广东省中医院请回带10位徒弟。

2006年6月，我们赴朝鲜开会，看到朝鲜各级医院的中、西医都会中医的非药物疗法，来了患者，首先采用针灸、按摩、点穴等非药物疗法。朝鲜看病是免费的，如此大大减轻了医疗费用开支，尽管朝鲜很穷，但基本上解决了人民看病难、看病贵的问题。

我们建议：不仅中医院校的每个学生都应该学会中医非药物疗法，西医院校每个学生也都应该学会中医非药物疗法，可以避免我国医疗费用指数式上升。

（五）中医医疗必须坚持中医特色

上面已经说过，中医有诸多优势，但必须坚持中医特色才能发挥中医优势。无论是中医院还是个体中医，都必须姓中，坚持中医特色。借现代化之名，大量购买、采用所谓先进的仪器设备，叫喊西医确诊疾病中医再分型治疗，必将把中医引向消亡之路，这些人中绝大多数是被"把医疗推向市场"的错误政策逼迫而为的。

一句话，中医医疗必须坚持中医特色。

1. 组织中医重温四大经典，坚定中医信念

数年前，邓铁涛老先生就建议广东省中医院组织所有中医重温四大经典。吕玉波院长精心组织，不仅组织学习、研讨四大经典，而且开研讨会出论文集，遂使广东省中医院在SARS肆虐期间敢以中医为主向SARS宣战，取得重大胜利。重温四大经典，坚定中医信念，培养铁杆

中医，广东省中医院做出了表率，这也是他们对中医发展的一大贡献。今天，深圳市中医处也已开始组织全市中医轮流参加培训班，重新学习四大经典。如此，广东省很快会成为中医药强省。

中医后继乏人，已由百年前的 80 万人锐减为今天的 23 万人，且由于教育的问题，大多数不太相信中医，不太会用中医思路看病。尽管如此，这 20 多万中医毕竟都有相当深厚的中医功底，效仿广东省中医院，组织中医重温四大经典，用不了三两年，都会成为相当好的中医，成为中医继承发展的骨干。

2. 中医大夫晋升要以临床水平为主

当今我们处处学习西方，升职称、加工资，都依据论文数量和承担课题的级别及其"科学性"。这并非好办法。中医四大经典之所以可信，一个重要原因就是：那时人们写文章并不是为了提职称挣稿费。今日论文数量可谓多矣，评职称、申请课题、报奖等全靠论文数量，全靠在外国杂志发表过多少论文，全靠 SCI 收录了几篇文章，但是，这些文章有多少能流传二三十年？美国三十年花 2000 亿美元研究癌症，发表 175 万篇论文，解决了什么问题？追求论文数量已经成了一种普遍恶习，也严重影响到中医界，甚至屡屡出现论文造假、修改数据之情事。

实践是检验真理的唯一标准，就医疗而言，临床疗效是检验真理的唯一标准。更何况，中医的科研历来源自临床，从来与实验室无关。

一个中医大夫的职责就是看病，不能要求他承担过几项什么等级的课题，不能要求他发表多少论文，尤其不能要求他的论文在国外发表，被 SCI 收录，因为外国没有中医、不懂中医，怎么会发表和收录你的中医论文呢？！如果一篇中医药论文被外国杂志发表，那往往就是将一味中药进行植物化学分析的文章，其实与中医药无涉。一位好的中医临床家主要是能够用最简单的方法、最少的费用、最短的时间治好患者的病，特别是急重症和疑难杂症，而不在于他发表了几篇论文。

建议国家中医药管理局制定政策，迅速扭转这种怪现象，以疗效评价大夫的水平，以患者的意见评价大夫水平。我国历史上从来就是以疗效评定大夫的。

3. 中医院管理条例应该废止

众所周知，西医认门，中医认人。也就是说，西医院的门越大越好，因其设备齐全，科室多，技术先进，各科室相互配合才能诊断。几千年来，中医从不搞大型医院，且从不搞病床，都是家庭病床，中医遍布全国，十里八乡，病人一叫就去，即使太医院为嫔妃看病亦是如此。中医不必好多医生联合诊断，每位医生都是全科医生，一位医生就是一个医院，关键在于医生水平要高，所以认人。

医院管理条例按西医院要求，将医院分为三六九等，每一等都有设备要求，人员要求，占地面积要求，等等，与中医实际需要相差甚远。中医不需要西医的各种设备仪器，那些东西对中医的诊断和治疗几乎毫无用处。有人认为那些先进，那是对西医先进，对西医有用，对中医则不然。在特殊情况下仪器设备对中医也许会有点用，但望、闻、问、切实际上解决了绝大多数的问题，这是我们的特色。李致重先生提出，中医见瘤不治瘤，仍是要辨证论治。要求某等级的中医院要有什么仪器设备，实际上是邯郸学步，引导中医院丢弃自己的特色，邯郸步没学会，忘记了自己怎么走路，最后只能爬着回家。中医院不姓中，这是重要原因之一。

最近，又抬高了中医师开设门诊部的资格，已停止批准新设个人门诊部，旧有门诊必须大于300平方米，这增加了民间中医的注册难度，这实际上又是要限制中医，中医门诊要那么大的面积干什么？

中医院就是中医院，不是西医院，应有自己的标准；中医门诊就是中医门诊，无须仪器设备，要降低中医门诊准入条件。给中医点宽松环境，尤其应该鼓励中医师，特别是已从医院退休的老中医自行开业，以方便群众看病。而且医保应该允许到所有中医院，甚至个体中医那里看病。就是在澳大利亚等西方国家，保险公司也为到中医诊所、针灸诊所看病付费。

国家近来特别重视中医的振兴，特为中医院建设拨出巨款，但我们调研发现，中医更适宜办诊所，或诊所连锁。一拨款加强中医院建设，就会进设备，搞基建，设科室，增病床，使之更加失去中医的特色，加速中医的灭亡。在我们看来，不如将这些资金用于保障中医大夫的公务员待遇，将中医院建成全区、全县中医诊所连锁的牵头单位、培训组织单位。

4. 中医院应组织医生拜师学艺

在邓老建议下，广东省中医院邀请全国名老中医前去带徒授艺，每位老中医带两位徒弟，有的甚至带十几个徒弟，并举行了盛大的拜师会，广为宣传，培养了大批人才，明显提高了临床水平。最近又聘请一些有一技之长的和有绝招的民间中医前去讲课，带徒，开创了从民间吸取营养之先河，创造了要让中医院姓中的榜样。

我们发现，不少中医院组织其中医外出进修西医，或鼓励他们读西医博士。例如：河北省赵县中医院近些年共分配去20多个中医院校毕业的大学生。但是，这些原来学中医的学生现在大多数都能上手术台了。由于中医看病的收入实在太低，这些大学生都改行考了西医的执业医师，并到省里或者京城的大医院参加培训，成了西医外科、内科都看的"中西医结合大夫"，他们中的很多人甚至都能做开颅手术了。这种情况与广东省中医院适成鲜明对比。

建议鼓励中医院派人跟随名老中医学艺，而不要管他们是否有行医证，或请他们到中医院讲课和指导。"三人行，必有我师"，只要有一技之长，就值得向他们学习，就会集各家之长于一身。他们能把祖宗留下的中医精髓继承下来，这种继承本身就应该得到鼓励。

5. 中医的病历只应该写中医的诊断

按照有关部门规定，中医写病历时要用中西医两种说法写病历，既要按中医说法写明脉象、诊断，又必须按西医思路写清病名等。有领导对我们说：这是对中医要求高，是好事。这哪里是好事，是引导中医西化，同样是一种歧视。西医为什么不写两种病历？这种做法是要说明我们中医正在向西医水平努力！还是认为中医"不科学"！

建议明确规定中医不再书写西医格式的病历。

6. 中医医疗事故只能由中医鉴定

中、西医是截然不同的两种医疗保健体系，西医不懂中医的思路与理论。西医的医疗事故从来是由西医鉴定的，从来不让中医介入。然而，中医方面的"医疗事故"可以说全部是由西医按照西医的标准去鉴定的，这是对中医的歧视。如果不算是一种霸权的话，也是越俎代庖。在西方，从来也没有把西医学划入科学范畴，中国有些人硬要说西医是科学。科学就科学吧，我们有些人硬要把"科学"当成真理的代名词，于是产生"科学主义"，于是要求中医的"医疗事故"必须由"科学的西医"来鉴定，于是中医只好瞻前顾后、小心翼翼，不敢运用自己的特长，不敢运用自己的方法和药物，不敢用中医中药治疗急症病人，只得跟西医一样去搞各种检查化验以保护自己，导致中医全盘西化，导致中医院不姓中，导致老百姓看不起病，导致中医超前的防治急性病的理论和技术退出了急症阵地。这是中医的奇耻大辱！所以，李可老先生"呼吁老中青三代中医起而雪耻，不要自卑，不要妄自菲薄、自甘附庸"。

任何医学都有治不好的病人，中医也不例外，但中医失误甚少。我们绝不应该让所谓科学的、根本不懂中医的专家来鉴定中医"医疗事故"。我们建议，中医的医疗事故只能由中医专家进行鉴定，也只有中医专家才有资格鉴定中医的医疗事故。

7. 允许坐堂医存在，允许老中医行医

中药与西药不同，中药必须辨证使用。西药可以划分为处方药和非处方药，现在我们也跟在人家后面把中药划分为处方药和非处方药，这是漠视甚至抹杀中医药特色。比如，感冒了，应该买什么中药？今天有些二把刀的中医尚且分不清风寒感冒和风热感冒，叫一般百姓如何区分？如何去购买那些 OTC"感冒"中药？把中药划分为处方药和非处方药是扼杀中医药的举措之一。几千年来我们解决诸如此类问题靠的就是中药店的坐堂医。望、闻、问、切之后，开一剂汤药，或者开点成药（包括膏药），方便群众。坐堂医不能取消。如此，抹杀了中医特色，限制了中医优势的发挥。

今天，北京一些大的中药店依然有"坐堂医"，但一部分是假的，是为药厂推销其诸如治疗癌症的医药产品。这是以推销为目的的行为，自当取缔，不能与真正的坐堂医相提并论。

有些老中医退休了，如果回老家治病，因为执业医师证两年一换，两年以后没有工作单位了，你回到自己家乡就不给换，不给换你再行医，就是非法行医，马上抓起来。老中医临床经验丰富，是国家宝贝，充分发挥老中医余热是缓解后继乏人的措施之一。所以，要改变一些规定，如退休年龄、定点注册、退休后行医等。

（六）中医科研必须走自己的路

中医的科研几乎全是跟在西医后面爬行，完全忘记了中医药是我国的原创性医学，只是千方百计用西医药的思路、方法、设备来验证中医的科学性。因此，在科研思路、招标思想、评审体系等各方面都需要进一步完善。

1. 中医科研要走自己的路

几十年来，中医科研是模仿西医紧跟西医做法来"发展"中医，"验证"中医，丢了中医特色，所以，没有出现什么大的成果。例如：西医有抗生素，我们就千方百计要从中药中找出能杀死病菌的中药。折腾了几年，从清热解毒的中药中没有找到杀病菌的中药，倒是没有清热解毒作用的五味子有一点作用，也不是很强。

西医要找抗病毒药，我们也要从中药中寻找抗病毒中药。SARS 来了，开的是抗病毒的预防方子，说其中一味药——贯众有抗病毒作用。这还是中医吗？中医治 SARS 是这个原理吗？当然不是。

西医要搞白鼠实验，我们也赶快搞动物模型，迄今也未见真正的模型搞出来；

西医研究到了细胞水平、分子水平，我们也要求我们的中医研究生做到细胞水平、分子水平；

西方提出基因组，我们马上提出基因组是中医发展的突破口；

西方提出循证概念，我们拼命鼓吹，认为中医必须采用循证医学，据不少老专家说，循证方法并不一定适合中医，尤其不能将之称为"循证医学"。

我们不能再邯郸学步了。

我们中医的科研应该搞出中医自己的评价体系和评价标准，例如中医诊断标准、疗效标准，中药审评标准。我们不仅没有这么做，反倒几乎全面采用西医的诊断标准，按西药标准评判中药。中医的科研应该以临床为主，临床实践是检验真理的唯一标准。

正是这些年中医科研以实验为主，忘记了中医是临床科学，所以科研成果对中医的临床没有什么指导意义，就是获得国家科技进步一等奖的成果也只能误导临床。

建议中医科研改变思路，但凡西医思路的，实验的，不要资助。也建议换一换评审专家，不要老是那么几个人，尤其是，中医药的科研，千万别请西医药专家评审，找几个真懂中医没有西化的人当评审专家，免得把中医药科研引向西医药化，免得大家说我们的专家是学霸。

我们觉得，这一点我们要向苏联学习：李森科事件出来后，苏联反思了，对所有590个学派都予以支持，而不仅仅支持领导认为对的那一部分。苏联解体后，俄罗斯科技竞争力依然很强，盖源于此。

战国时期百家争鸣，百花齐放，因而学术大发展。

如果不能改变这样的研究思路，为了不浪费纳税人的钱，为了不耽误研究人员的青春，为了不让中医药更快地灭亡，可以停止一切中医中药的科研。

2. 改变目前的科研支持思路

我们的专家评审委员会对中医项目能否立项，往往只看"先进的"生化指标、时髦的标题和大胆的假说，而不考虑是否合乎中医自身规律以及能否提高中医临床疗效。个别人的学霸作风已经影响了对SARS、艾滋病、戒毒、癌症、"禽流感"等课题的评审公平性。一个例子是：有人以"中医治虚劳研究"为标题投标，未果，后把标题改为"中医治疗疲劳综合征的机理研究"，中了市级课题，次年再以"中医药对CFS的作用机理"为标题，竟又中了更高层次的标。内容一样，三易标题，中标级别依次上升，成了"以西审中"的典型事例。

不应只根据专家意见决定是否立项，主管部门应有自己的主见和原则，应有自己的科研支持思路，而且对于民间中医、民办机构同样应该支持。建议对民间的课题申请以及不符合主流思想的申请，特别予以支持，哪怕资助经费少一点也行。因为真理往往掌握在少数人手里，从日心说到联共布尔什维克（少数派）都是如此。

例如，共有七路民间中医主动到文楼村为患者免费治疗，效果甚好，吴仪同志也有批示，我们以及民间中医两次向有关领导汇报，原本应该肯定他们的成绩，组织人员到他们的治疗点去考察，将他们组织起来，予以资助，极有可能筛选出较为普适的处方及辨证加减的方法，有千百万元就可产生重大成果，既为中华民族争光，又可解除患者之苦，却不去花这个钱。其实不是舍不得花钱，而是瞧不起民间中医，犹如当年国民党军队看不起共产党的民兵、游击队一样："你们老百姓都能打日本，还要我们军人干什么？"说穿了，蒲辅周、岳美中等中医大家在调入中医研究院之前也是民间中医，也没有中医大学文凭。

又如，魏慧强教授提出新世纪医学模式，专家认为，完全可用以解决"禽流感"问题，可以作为防治现代医学没有有效防治途径的"禽流感"的重要防治措施，自 2005 年 10 月我们就这一方法召开研讨会以来，在社会上引起强烈反响，不少地方邀请前往讲课，然而有关部门的人员踢皮球，至今不予支持推广。2006 年，我国为"禽流感"防治花费了 20 亿元人民币，并没有找到好的方法。我们为此找过疾控中心，人家说，你们应该找中医局。

因此，建议主管部门，改变中医科研支持思路，中医大有作为。不改变思路，好的东西会被掩盖，中医难以发展，人民健康难以保障。建议中医局深入调查，发现苗头，以中华民族利益为重，以振兴中医为重，以群众健康为重，予以支持，而不论其出身和地位，更不要仅仅强调"按程序办事"。

3. 中药研究不要变成植物化学研究

十年前开始大力推行中药现代化。提出现代化的原意也许很好，因为人们普遍认为，各行各业都要现代化，关键在于现代化的路径和目的，是按中医药自身规律发展，还是跟在西医药后面"现代化"。目前中药研究已不再研究中药的药性，而是研究其化学成分，寻找"有效成分"，分离提取，走到了西药和西方植物药的路上。这些问题早已在 2002 年我们的《中药现代化国际化反思》一文中说清楚了。

中医中药历来不分家，硬按西医药方式分家，分家不说，中医院校的中药系或中药学院，所学课程完全是西方植物化学那一套：第一，不认药；第二，不会炮制；第三，所学全是有效成分分离提取。这样的学生将来能当执业中药师吗？能承担中药的科研工作吗？能把中药传承下去吗？

我们搞出了青蒿素，有关大专家猛吹"中药现代化就是要搞像青蒿素这样的一类新中药"。其实他就没有弄清什么是中药，什么是西药，他的学生自然更弄不清了。青蒿是中药，青蒿素是西药。中药就没有Ⅰ类新药，Ⅰ类新药就不是中药！

洋人从我们的八角茴香中提取出抗病毒的有效成分"达菲"，成了预防"禽流感"的"香饽饽"，我国也竞相购买储存，不少人后悔我们自己没有研究出"达菲"——我们的中药让人家研究出来了。

其实，我们不必后悔。"达菲"不是中药。中药只要搞成单体，就不再是中药，必然产生不良反应，导致病毒产生耐药性，药品寿命也不会太长。自2005年8月29日至2006年7月6日，全世界一共报告了103起与"达菲"有关的不良反应案例。无独有偶，英国《观察家报》2007年1月7日罗宾·麦基报道（标题："禽流感"药物具有致命威胁），发现服食"达菲"后的排泄物会污染水源，导致生态灾难，而且十分厉害。

中药的提取物不再是中药。自从化学分析方法传入我国的近百年来，从植物中提取出了麻黄素、黄连素、青蒿素等六七十种"素"，没有一种是中药。中药应用几千年，没有因其不良反应而被淘汰者（只有关木通被药监局错误地淘汰了），也没有导致病毒产生耐药性，也不污染环境。八角无毒而"达菲"有毒正说明中药与西药不同，不能走人家的路。我们的科研必须研究中药的四性五味、升降沉浮与归经，必须要把祖宗的认药、炮制全面继承下来。不要把中药研究变成植化研究。

最近有人提出要全面改写李时珍的《本草纲目》，要用现代科学技术把每味主要本草的成分都搞清楚，这一提议居然得到某些院士的支持！这哪里还是中医的《本草纲目》？！不懂中药就别装懂，或说，要想消火中医药就明说，不要糟蹋纳税人的金钱来消灭中医药了！

化学分析有用，但不能说明中药的好坏与效能，正如对酒和茶的化学分析无法确定其优劣一样，也正如研究人参近百年而说不出其功效一样。

因此不要把植化当成中药现代化。

最好不要再提现代化了，第一，现代化易于使人误以为中医药太古老、太传统、不科学，否定了中医药的先进性；第二，现代化以西方科学为标准，以西医药为科学，事实上中、西医药是完全不同的体系，中医药不可能向西医药靠拢。

如果一定要说现代化，我们认为，简单地说，现代化就是要让全国13亿人都能得到简便廉验的中医药服务，而绝不是把中医药"提高"到西医药水平。

4. 不要再提"去粗取精，去伪存真"了

过去，领导讲话，乃至有的文件，总是强调中医药要"去粗取精，去伪存真""去其糟粕，取其精华"，要"科学化""现代化""标准化""规范化""数字化"，中医是"传统医学"，译成英文则称 Traditional Chinese Medicine（TCM）。也许其心甚好，结果适得其反，使人们认为中医糟粕太多。其实，世界上任何学问都在不断发展，都在不断否定自己过去的一些东西，中医也不例外。但是，与世界其他医学相比，中医药学最完整，最系统，最先进，最能化繁为简地解决人们健康问题。我们应该感到骄傲而非喊叫我们有糟粕，喊叫我们要"现代化""科学化"。试想，现代医学的糟粕比我们中医多多了，百年来上市的化学合成药品绝大多数已被淘汰，我们为什么不喊叫现代医药学应该"去其糟粕，取其精华"呢？因为我们一些同志认为人家科学，人家现代，"就是治错了，治死了，人家能说清道理，也是科学"。再试想，五

运六气、子午流注、灵龟八法等中医精华不是都已经被当作糟粕抛弃了吗？不是有人喊叫四大经典要作为选修课吗？我们应该认识到，诸如此类的提法是一种民族虚无主义在作怪，是一种没有民族自信心的表现！

众所周知，"传统"一词作为名词用时，如发扬革命传统，是个正面词，而作为修饰词用，则有贬义。国内如此，国际如此。澳大利亚林子强先生早就提出，中医是中国医学，不要说是中国传统医学。由于他的提倡，澳大利亚说 Chinese Medicine，不说 Traditional Chinese Medicine。因此，我们不要动不动就自我贬低，中医不仅是传统的，而且是现代的，更是将来的，中医代表了未来医学发展方向。

标准化、规范化，这是对的，问题在于我们要有中医药自己的标准，自己的规范，而不是套人家的标准规范，不是亦步亦趋。医师法、药品法够标准了吧，那是人家的标准规范，不是我们中医的。又如，西医治疗艾滋病的标准是看 CD_4^+ 细胞是否上升，病毒载量是否下降，但一停药就反弹。我们这些中医门外汉提出的中医治疗艾滋病的标准是：患者"能吃能睡能劳动，能上养老下养小，不要国家照顾，而不管其 CD_4^+ 细胞和病毒载量如何。"我们的管理部门只认西医标准，因此对中医治疗艾滋病的成绩视而不见。如此，越是强调标准、规范，中医越完蛋。要时刻不忘的是，中医是我国的原创性医学，我们要在原创性上做文章，要在方法论上做文章，要有自己的标准，绝不能与西医的接轨！

（七）转变价值观念，振兴中医

中医的日渐消亡，首先是两次"海归"带回来的崇洋观念和鸦片战争失败后产生的民族虚无主义思想作祟，以及帝国主义的文化侵略，但价值观念的错位也是重要原因之一。我们物价局总觉得中医这么简单，三个指头摸摸就看了病，太不值钱了，因此对中西医治疗的定价明显不当，显示出我们价值观念有问题。

众所周知，西医全凭仪器设备诊断，离开了仪器设备，可以说无法诊断。所以，西医的诊断费是挂号费加上各种检查化验费，少则几十，多则几千。中医则不然，诊断全凭望、闻、问、切，四诊合参，全凭自己的知识，费用就那么几块钱的挂号费（农村地区还不收挂号费），中医知识真是不值钱啊！也难怪中医改行做西医，要生活不能没有钱呐！这也是逼迫中医院改姓西的重要原因之一。

1. 提高中医诊断收费标准

简便廉验本是中医一大优势，今天却变成了劣势——养活不了自己！因此，建议提高中医的诊断费用，或曰开方费。有些人会认为老百姓接受不了。当年肉类提价时不少人也这么认为，但群众都接受了。而且大部分中医诊断费（挂号费）应该予以报销，因为它等同于西医的各种检查化验费。

在提高中医诊断费的同时，重要的是坚持中医特色，提高诊疗水平。河南中医学院有一位毕业生到平顶山中医院工作，后又回学院念了"传统中医班"，一回医院，就在诊室门口贴了张条子："本人不懂西医，不开西药"。由于坚持了中医特色，疗效卓著，患者天不亮就排队挂他的号，最多时挂到170人。

提高中医诊断收费标准，坚持中医特色，就能发挥中医优势。建议国家中医药管理局组织专家深入研究卫生经济学，比较中西医治疗的成本以及各自的知识价值，与物价局商量重新定价，让中医大夫也能够像西医大夫那样生活。

2. 给中医以公务员待遇

我国卫生系统中，计生人员、疾控人员是享受公务员待遇的，无论什么情况，工资照发。只有医务人员工资只发60%，其余由自己"创收"。地县以下医院，这60%远远不能保证。西医院没关系，大量的检查化验和手术费用使他们能够生活得很好。中医院可惨了，简便廉验，不需要检查化验，不用吊针不做手术，实际收入往往远低于档案工资，远低于西医院。乡村医生连几十元的补助费都发不到手。

建议公益性中医医院职工均享受公务员待遇。医务人员生活有了保障，自然全心全意为患者服务，他们会坚持中医特色，从而会充分发挥中医的优势。同样，乡村医生也应予以生活补助。

这同样是一个价值观念问题。中医按公务员待遇，可以发挥中医优势，为国家节约大量医疗费，同时又可保障 13 亿人的健康。

我们现在只有 23 万中医，按平均年薪 5 万元计算，为 115 亿元。就算几年后我们有了 200 万中医，工资总共不过 1000 亿元。即使按年薪 10 万元计算，也不过 2000 亿元。我国年医疗费 6000 亿元，中医按公务员待遇后所节省下来的医疗费用将远远超过其工资总数。

3. 到个体诊所看病应该允许报销

个体诊所遍及全国各地，方便群众看病，到个体诊所看病应该允许报销或部分报销。在澳大利亚等国，患者到针灸和中医诊所看病，保险公司是可以为其付款的，何以在中医的发源地反倒不行了？

（八）做好中医科普宣传

1. 在中央电视台设立中医频道势在必行

中医药是中华文化的重要组成部分，也是中华文化的集大成者。复兴中华文化，振兴中医，重新树立和打造中医药的新形象，需要政策的大力支持，也需要新闻媒体的配合。借助电视和网络的宣传力量，将中医药的理论、技术、效果及其魅力展现出来，让国人了解中医药与中华民族生生不息之间的关系，了解中医的养生保健知识，从而通过相关教育与学习，使人们对健康的需求发生从自发到自觉的转变。只有这样，中医药才能获得广大群众的广泛而积极地参与和支持，并为中医药走向世界铺垫坚实的基础。因此，在中央台设立中医药频道势在必行。

中央电视台的海外频道开设的《中华医药》栏目已深受海外观众欢迎，有很高的收视率。为什么不能面向国人，再开设一个涉及面更宽、节目更普及更深入的中医专门频道呢？！

2. 组建讲师团，推广非药物疗法，宣传中医养生知识

前面已经说过，中医不仅用药，还用各种非药物疗法。这些方法非常有效，也为普通百姓所掌握，然而百年来的压制、打击，大多数人已经忘记了。这些方法简便易学，疗效显著，只需短期培训，几乎人人可以掌握一招半式，且可互教互学，相互治疗。

2005 年我们即申请课题，拟组织中医非药物疗法讲师团到全国各地宣讲、推广中医非药物疗法，可惜"专家"评审通不过，因为他们不懂中医非药物疗法，更不了解其意义。

建议国家中医药管理局组建讲师团，征求志愿者，到农村推广非药物疗法，亦即推广魏慧强的新世纪医学模式，为农村培养一批懂得并熟练掌握非药物疗法的医生。

建议在中小学推广中医的养生体育，如五禽戏、八段锦、养生十三法，以及祝总骧教授提出的"三一二经络锻炼法"，等等。这有助于提高国民的身体素质。

中医养生本是中医的优势，人们反倒不了解，只知道什么"营养"，什么"补钙"，结果，一些人补钙补得内脏钙化。所以，中医养生知识要通过各种媒体予以宣传，让全国人民都知道。如此，可使人们不害病，健康长寿，这对于已经进入老龄化的中国尤其重要。

（九）建立战略研究中心，编纂中医医藏

1. 在中医局下设立中医药战略研究中心

我们在 2001 年就曾建议国家中医药管理局组建"中医药战略研究中

心"，当时告诉我们，已经建立了，后来才知道是在信息所内成立了一个政策研究室，两个人，这是远远不够的。

中医药战略研究中心的任务并非仅仅给领导提供一些绝对数字，更不是报喜不报忧，那用处不大。应该将一些数字纵向比较、横向比较，并通过实地调研，得出结论，提出建议。应该组织中医的战略研讨、政策研讨，站在国务院的高度、为民族利益、为百姓健康提出中医如何发展。

中医药战略研究中心应该研究中西医疗效、诊断、经济学、方法论、知识产权保护方法途径以及中医先进性、中医哲学原理等诸多方面的研究，从而坚定我们的自信心，为领导提供战略性决策建议。

2. 设立专门机构收集研究民间中医的绝招

建议设立一家专门机构或一家中医院，专门负责收集、研究民间中医保存下来的精华和绝招。如在试用中有效，加以开发，并给予提供者以重奖或能形成产业时予以股份，如若试用效果不佳，则他以后不必再提。在这里要强调的是，从事此项工作的同志必须道德良好，能够保密，谁泄漏谁负责，谨防有人剽窃他人成果。

不要不信民间中医的疗效。艾滋病、"禽流感"、吸毒成瘾、癌症、心脏病等疑难杂症方面，具有很多事例，可惜我们没有认真调查，只听信几个"权威"意见，致使许多人报国无门，含恨离世，精华失传，或被迫离开祖国，为他国服务。有人在电话中泣不成声，诉说他备受欺辱，只好背井离乡去投靠洋人的情况。

3. 编纂中医医藏，建立中医医史博物馆

我国道学、佛学均已建立了道藏、佛藏，中医药学是我国独有的医学，是我国原创性医学，代表了未来医学的发展方向，应该尽快组织力量编纂中医医藏，不使其精华失传。编纂过程中，要尽可能搜集散落在

海内外的文献资料，甚至不惜重金收购。中国中医科学院医史文献所收集了相当一部分中医文物，各中医院校也都有所收藏，然而与博大精深的中医文化相比，实在微不足道。据我们所知，民间尚有相当一批极为珍贵的中医文物（例如，张雅宗先生收藏了几百件中医文物，据李经纬老师估计，价值上亿，甚至比中医科学院收藏的文物价值还高），国家应该鼓励民间捐献（给以重奖）或向民间收购，建立国家级中医博物馆，向国人及全世界展示中医的博大精深及中医的悠久历史。

贾 谦　杜艳艳　周立华　欧阳卫权　李仲良　张晓彤　张建芳

"文章合为时而著，歌诗合为事而作"，这是新乐府运动倡导者白居易的感悟。在中唐佛教鼎盛之际，韩愈置生死于度外，作《谏迎佛骨表》，为此被贬潮州。因为工作关系，我曾经两次去潮州调研，也两次登临韩文公祠拜谒凭吊。"文起八代之衰，道济天下之溺"，这是苏东坡对韩文公的赞誉，世允定论。故道统或时有不彰，而复兴必赖"斯人"。对确立中医药的重大战略地位而言，贾谦先生真可谓"道不虚行"者。

2005 年 3 月，我有幸加入中国科学技术信息研究所中医药战略研究课题组，在贾谦、金吾伦和赵志付三位先生的联合指导下开展博士后研究，得以深切感受到"命运共同体"的实在性。当时的课题组影响很大，在国家、行业和社会有关方面的支持下所取得的研究成果，为中医药的振弊起衰发挥了关键性的作用。如今中医药发展已经上升为国家战略，回头来看，在中华民族复兴发展的历史转折时期，超越感性，吹散迷雾，破除偏见，促进全社会实现对中医药的理性认知，贾谦先生和他领衔的课题组功莫大焉。在贾谦先生去世十周年之际，重读他的文章，正曹丕所论"经国之大业，不朽之盛事"也。尽管他在生前尚不为人理解者甚多，但他的见识和勇气都留在了文章中，或"知"或"罪"，惟在诸君耳！

贾谦先生在大学时代的专业是物理学，最后却以中医药发展战略研究成名，成为当代中医药战略思想的"集大成"者，这与他在退休后被重新起用有关。有感于此，他抱着"士为知己者死"的信念，矢志报国，并成为很多中医药界名医蓍宿、世传子弟、乡村医生以及"江湖游医"的"代言人"。因此，有关研究报告和文章虽由他执笔，但其性质却属于一个志同道合的集体的共同创作。正如钱穆先生所指出的那样，这个集体不是几个人，几十个人，而是一个"民族文化的命运共同体"。人在其中，顿觉永恒，又何幸哉！

贾谦先生去世之后，有关社会组织和民间中医自发的纪念活动年年不断，让人感动不已。今年初，宗教文化出版社史原朋君，从国家中医药发展和文化建设的层面出发，建议修订再版《中医战略》，此事得到中医古籍出版社李淳社长的大力支持，并让张欢、吴迪两位女士具体负责编务事宜。经与原课题组同仁杜艳艳、仲海亮、傅俊英等商议，确定了编次顺序，使得篇目首尾相应。崔扣狮、冷崇怀、潘宝健、肖格格等贾谦先生的生前好友，以及张延德、周兰等中医药义士，感其精神，参赞功德，使得该书顺利再版，以新貌惠及社会。可以说，是中医药的魅力使大家紧密联系在了一起，成为"共时性"的存在。因此，请允许我以中医药战略研究课题组的名义，对所有的支持者和参与课题研究者，对本书的其他作者，一并表示最诚挚的感谢！

张超中

岁次壬寅小雪前夜